U0303073

本书基于的MSDE干预模式研究受国家自然科学基金委员会资助

PSYCHOTHERAPY OPERATION MANUAL
FOR DRUG ADDICTION
MSDE-based Intervention Model

戒毒心理治疗
操作手册

基于 MSDE 干预模式

主 编◎王增珍 赵 敏

主 审◎崔伊薇

顾 问◎陆 林

科学出版社

北 京

内 容 简 介

　　戒毒复吸的因素是多方面的，因此需要从多个因素出发构建干预策略和措施。笔者根据复吸的主要影响因素，通过对戒毒心理干预策略与措施的探索与实践，逐步构建了"动机-技能-脱敏-心理能量"（MSDE）干预模式，本书主要介绍其相关理论、方法与心理干预操作步骤。

　　本书包括6篇38章。第一篇为戒毒心理治疗基础篇，介绍了国内外成瘾及其心理治疗的基本理论、模式与方法。第二篇为戒毒动机篇，介绍了六阶段提高和强化患者戒断信心与动机的方法。第三篇为戒毒技能篇，介绍了如何让患者对认知行为疗法感兴趣，学会正确应对诱惑、借口、危险情景、压力与情绪，以及有效沟通和解决问题。第四篇为脱敏篇，介绍了如何采用相关理论、模式及心理疗法，让患者淡化吸毒记忆和脱敏。第五篇为心理能量篇，介绍如何帮助患者释放负能量，促进心理成长，提高自尊、自信、责任心和积极心理品质。第六篇为家庭治疗与社会支持篇，介绍如何理解家庭矛盾与修复家庭关系，帮助患者亲属正确认识成瘾与戒断，科学支持和接纳患者，使其远离毒品，开始新生活。

　　本书既可以作为心理咨询师、临床医师和戒毒康复工作者等的工具书，也可以作为对物质使用障碍感兴趣的研究生专业用书，吸毒患者及亲属通过阅读本书也会获得自助或助人的方法。

图书在版编目（CIP）数据

戒毒心理治疗操作手册：基于 MSDE 干预模式 / 王增珍，赵敏主编.
北京：科学出版社，2024.6. — ISBN 978-7-03-078901-3

Ⅰ. R163；R749.055

中国国家版本馆 CIP 数据核字第 2024DM7209 号

责任编辑：孙文影　高丽丽 / 责任校对：王晓茜
责任印制：赵　博 / 封面设计：润一文化

科 学 出 版 社 出版
北京东黄城根北街 16 号
邮政编码：100717
http://www.sciencep.com

天津市新科印刷有限公司印刷
科学出版社发行　各地新华书店经销

*

2024 年 6 月第 一 版　开本：720×1000　1/16
2025 年 1 月第二次印刷　印张：22
字数：403 000

定价：139.00 元

（如有印装质量问题，我社负责调换）

本书编委会

主　　编：王增珍　赵　敏

主　　审：崔伊薇

顾　　问：陆　林

委　　员（按姓氏笔画排序）：

序　言

　　药物成瘾（毒品成瘾）是威胁人类生命健康和社会安全的重大公共卫生问题与世界性难题，其发病和复吸机制复杂不清，涉及躯体、心理、家庭、社会等诸多因素，因此戒毒治疗不能仅采用药物治疗，心理干预也必不可少。尤其是近年来我国吸毒人群构成和吸毒种类发生了重要变化，以甲基苯丙胺、氯胺酮为代表的新型合成毒品滥用形势日益严峻，目前新型毒品的戒毒治疗多为对症处理，尚无有效的治疗方法，心理干预成为戒治新型毒品的重要手段。

　　心理治疗是戒毒治疗的一个重要组成部分。毒品使成瘾者产生强烈的心理渴求，并导致一系列心理行为异常表现，成瘾者在戒断中和戒断后会出现很多心理问题，并且很大一部分成瘾者同时伴有抑郁、焦虑或人格障碍，采用心理治疗可以纠正和改变吸毒者的成瘾记忆，降低成瘾者的心理渴求，有效预防复吸，并解决成瘾者的心理问题，使其早日回归社会。

　　《戒毒心理治疗操作手册：基于 MSDE 干预模式》是王增珍教授在《成瘾行为心理治疗操作指南与案例》的基础上，与赵敏教授合作编写的。王增珍教授连续 20 多年从事戒毒心理干预和吸毒预防研究，在戒毒的心理治疗方面具有丰富的经验，承担了多项国家自然科学基金委员会支持的戒毒心理干预与青少年禁毒教育项目，开发了"吸毒患者综合信息评价与心理指导系统"，建立了预防戒毒后复吸的"动机－技能－脱敏－心理能量"（motivation-skill-desensitization-mental energy，MSDE）干预模式，出版了《成瘾行为心理治疗操作指南与案例》《毒品与艾滋病预防教育》（学生用书、教师用书）等著作。赵敏教授长期从事物质滥用的临床、科研和教学工作，具有较丰富的临床诊治经验，擅长运用现代各种心理、行为、家庭治疗来诊治各种焦虑、抑郁、恐惧、冲动、愤怒、攻击、强迫、人际关系、家庭关系等心理行为问题，专攻物质成瘾、网络成瘾等的心理行为治疗。多年来，两位教授在严谨治学的同时心系患者，致力于促进成瘾者的全面康复。该书是两位教授多年来经验与智慧的结晶，必将为我国戒毒治疗的发展做出积极贡献。

该书内容分为 6 篇——戒毒心理治疗基础、戒毒动机、戒毒技能、脱敏、心理能量、家庭治疗与社会支持，共 38 章，从第五章起，每章分为目标、主要理念、计划、操作方案 4 个部分，详尽地描述了戒毒心理治疗的理论基础和具体方法，旨在提供系统、专业、规范的戒毒心理治疗策略，既可以作为临床医师和戒毒康复工作者等专业人员的工具书，也可以作为对物质使用障碍感兴趣的研究生的专业用书，符合学科发展和从业人员的需要。

医学博士，博士生导师

中国科学院院士

北京大学第六医院院长

北京大学精神卫生研究所所长

国家精神心理疾病临床医学研究中心主任

中国疾病预防控制中心精神卫生中心主任

前　言

　　药物依赖（毒品成瘾）是反复发作性脑病，不但严重危害个人的身心健康，而且深深地伤害着家庭和社会。大量研究资料显示，戒毒复吸的因素是多方面的，因此需要从多个因素出发构建预防复吸的干预策略和措施。

　　在对心理治疗理论与方法广泛学习和实践的基础上，根据吸毒患者复吸的主要影响因素及对戒毒心理干预策略与措施的多年探索，我们逐步构建了 MSDE 干预模式，自 2010 年开始在湖北省多家戒毒机构对海洛因及新型毒品依赖患者进行干预研究，发现 MSDE 干预模式能有效增强患者的戒毒动机与提高戒毒技能、淡化吸毒记忆、降低患者对毒品线索的敏感性与渴求，提升他们的自尊水平、改善情绪和提升操守率。2014 年以来，我们与亚洲药物滥用研究学会、中国药物滥用防治协会、湖北省戒毒矫治研究会、北京市戒毒管理局、武汉市司法局戒毒管理局、武汉中德心理研究院、广东联众戒毒社会工作服务中心等单位合作举办了 MSDE 戒毒心理干预方法培训班 33 期，学员对培训内容的总体认可度高。其中，北京市戒毒管理局连续 3 年举办 14 期培训班，被培训的民警评估认为 MSDE 干预模式培训可以帮助他们提高戒毒心理干预技能，增强信心、热情和兴趣，实践表明可以帮助患者。应司法部戒毒管理局对戒毒新方法新技术的征集，他们将 MSDE 干预模式上报，经司法行政戒毒工作专家咨询委员会的评审，2018 年，MSDE 干预模式被司法部戒毒管理局纳入第一批戒毒新技术新方法应用与推广项目。为了满足广大戒毒民警、心理咨询师和社工的工作需要，我们以 MSDE 干预模式为主线，在《成瘾行为心理治疗操作指南与案例》的基础上，通过新的探索，对 MSDE 干预模式进行了完善，将多年来形成的戒毒患者心理干预理论、方法和具体操作方案编制成这本操作手册，与戒毒一线的心理咨询师、民警、社工及教育工作者分享，希望本手册在帮助戒毒患者、家庭和社会的过程中尽一份绵薄之力。

　　感谢国家自然科学基金委员会、国务院防治艾滋病工作委员会办公室、司法部对我们的戒毒禁毒研究项目的长期资助；感谢司法部戒毒管理局及司法行政戒毒工作专家咨询委员会对 MSDE 干预模式的认可；感谢北京大学药物依赖性研究所、北大六医院院长陆林院士一直以来对我们的戒毒心理治疗研究给予的亲切关怀和鼎力支持；感谢时杰教授、翟海峰博士、孟适秋博士多年来给予的大力支持；感谢上海市精神卫生中心的赵敏教授连续多年举办中美物质依赖心理咨询与治疗培训班，让我们在理论、知识和技能方面得到提升；感谢郝伟教授、Walter Ling、Jeanne Obert、Richard A. Rawson、Robert Ali、David Powell 国内外知名戒毒心理专家给我们传授动机访谈、认知行为疗法、戒毒患者家庭治疗等技术；感谢武汉大学与武汉市心理医院的多位专家传授心理咨询与治疗基本理论与方法；感谢施琪嘉教授、朱建军教授、盛晓春教授、童俊教授、马向真教授、约翰·贝曼博士、Kate Donohue 博士、Mary Swaine 博士、Adriana Paredes 博士、杰夫·艾伦博士、李中莹老师、赵小明老师、王光老师、吴英惠老师等多位专家传授创伤心理治疗、意象对话技术、系统式家庭治疗、萨提亚家庭治疗、家庭系统排列、表达性艺术治疗、内观疗法、心理剧、音乐治疗、神经语言模式等疗法；感谢 Tal Ben-Shahar 博士、盖笑松教授的积极心理学系列网络课程与 MOOC 课程；感谢施琪嘉教授连续 5 年给予的团体督导；感谢武汉市公安局强制隔离戒毒所 1994 年在任领导给我们提出的预防复吸的课题及该所后续多年给予的大力支持；感谢武汉市司法局戒毒管理局及其下属的汉阳强戒所、柏泉强戒所、女子强戒所、何湾强戒所 2005 年以来对我们课题组提供的全力支持；感谢湖北省戒毒管理局及其下属的襄阳强戒所、狮子山强戒所、女子强戒所、未成年强戒所 2011 年以来给予的科研协助；感谢武汉市心理医院、武汉华佑精神病医院、武汉武中精神病医院、武汉武南戒毒医院近年来为我们的戒毒心理干预提供的支持；感谢北京市戒毒管理局对 MSDE 干预模式的整体引进及将 MSDE 干预模式呈报给司法部戒毒管理局；感谢北京市戒毒管理局的罗桂伶、王静等领导对 14 期 MSDE 干预模式培训班的精心组织；感谢刘艳梅、刘翼飞、李莉、李杰、张微、张志娟、张艳、南曦、高家兴、温昕桦等多位心理咨询师贡献实践 MSDE 干预模式的宝贵经验；感谢崔伊薇教授、梁勋厂教授、顾红老师、钟瑞琳老师与丁晓莉老师多年来参与戒毒研究项目实施及给予的大力支持；感谢亚洲药物滥用研究学会会长李德教授、华中师范大学心理学院郑晓边教授、广州医科大学附属脑科医院范妮教授、广州大学心理系曾红教授、华中科技大学同济医学院心理卫生研究中心余毅震教授对本书出版的大力支持！感谢历届博士、硕士研究生参与实施戒毒禁毒课题；感谢大批的戒毒患者及其亲属对项目实施的密切配合。没有众多专家授予的心理理论与方法，没有上述这些单位的领导、专家、老师、干警、医生、研究生、患者及其亲属的大力支持，MSDE 干预模式的构建、验证以及本手册的完成和分享是完全不可能的，再次向他们表示深深的谢意！

　　由于作者的理论基础与知识水平有限，本书中难免存在不足之处，敬请各位专家、同道和读者提出宝贵意见，联系方式：zzhwang@hust.edu.cn。

王增珍

目　录

第三篇　戒　毒　技　能

第四篇　脱　　敏

第五篇　心　理　能　量

第六篇　家庭治疗与社会支持

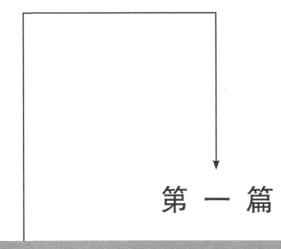

第一篇

戒毒心理治疗基础

第一篇

第一章　物质成瘾基本知识[①]

　　成瘾物质的出现伴随着人类社会的发展，从最早苏美尔人使用罂粟治疗小儿夜啼、腹泻，到如今研究人员尝试使用氯胺酮来治疗重症抑郁，成瘾物质和人类社会的进步密不可分。但是，成瘾物质本身具有成瘾特性，如果不能做到合理使用，就会给使用者自身、家庭、社会带来一系列危害。

一、物质成瘾的基本概念

　　精神活性物质（psychoactive substance）：来源于体外、能够影响人类精神活动（如思维、情绪、行为、意识状态），并能让使用者产生依赖的化学物质。使用者使用这些物质的目的在于获得或保持药物使用时带来的某些特殊的心理和生理状态。常见的精神活性物质根据药理性质主要分为以下几类：中枢神经系统抑制剂；中枢神经系统兴奋剂；阿片类物质；大麻；致幻剂；挥发性溶剂；烟草；等等。

　　依赖综合征（dependence syndrome）：一组认知、行为、生理症状群，表现为个体尽管明白使用成瘾物质会导致不良后果，但仍然继续使用。自我用药的后果是耐受性增强、出现戒断症状及强迫性觅药行为。强迫性觅药行为是指使用者不顾一切后果地使用药物，是自我失控的一种行为表现。

　　传统上将依赖分为躯体依赖（physical dependence）和心理依赖（psychological dependence）。躯体依赖是指反复用药导致的一种适应状态，以至于需要药物持续存在于体内才能维持正常的功能，中断药物则会产生戒断综合征。心理依赖是指对成瘾物质强烈的渴求，以期获得用药后的特殊快感，呈现强迫性的觅药

---

① 本章作者：赵敏，杜江。

行为。

戒断症状（withdrawal symptom）：停止使用药物或减少使用剂量，或拮抗剂占据受体后出现的特殊心理、生理症候群，其机制是长期用药后突然停药所引起的适应性反跳。不同药物的戒断综合征表现各异，一般表现为与使用药物的药理作用相反的症状和体征。中枢神经系统抑制剂戒断后出现的是兴奋、不眠，相反，中枢神经系统兴奋剂戒断后的表现通常是抑制，如嗜睡等。

耐受性（tolerance）：在反复使用精神活性物质后，使用者须增加剂量或改变使用途径方能获得既往效果，也就是说按原来的剂量使用达不到既往效果。例如，海洛因使用者由最初的烫吸改为肌内注射，继而改成静脉注射，就是产生耐受性的具体表现。交叉耐受性（cross tolerance）是指对某种药物产生了耐受性，往往对药理作用机制相同的药物的敏感度也降低。例如，阿片类物质之间、巴比妥类药物之间、苯二氮䓬类药物之间以及苯二氮䓬类药物和酒精之间也存在交叉耐受的现象。

强化（reinforcement）：分为正性强化和负性强化。正性强化是指增强正性情绪作用，例如吸毒后的快感以及社会性强化作用；负性强化表现为对抗负性情绪的作用，例如所谓的"一醉解千愁"。

渴求与敏化（craving & sensitization）：对精神活性物质的渴求（期望再次获得精神活性物质的效用）与强迫性、持续性用药关系密切，即使在长期戒断后依然持续存在。目前，研究者认为是与渴求及线索刺激相关的敏化机制导致成瘾的典型特征——强迫性觅药行为。

敏化是指在反复使用精神活性物质过程中，药物的某些作用效果增强。换言之，敏化与耐受性的方向相反。因为药物对不同神经通路产生的中介效应不同，在反复使用药物之后，对某些效应出现耐受，而对另一些效应出现敏化，也有一些效应无明显变化。被成瘾物质敏化的现象有两类：行为反应增加、激励性动机增强。

复吸（relapse）：在戒断一段时间后，重新给予药物，或提供与药物相关的某些线索、应激性刺激，均能重新诱发个体的觅药行为。

二、物质成瘾所致相关障碍

物质成瘾是一种慢性、复发性脑疾病，一旦成瘾行为形成，就会对个体的生理、心理健康以及家庭、社会关系产生一系列影响。

（一）精神和心理障碍

物质成瘾和个体的心理健康状态密切相关。成瘾者在使用成瘾物质前后，人格或心理方面往往存在不同程度的障碍。吸食毒品前不良的人格特点可能是导致毒品滥用的原因，而吸食毒品又会加重原有的精神障碍或人格障碍。毒品吸食者通常表现为敏感、多思、缺乏自信、人际交往不良，吸食毒品可以让他们自我感觉良好，解决内心冲突，长期使用成瘾物质会导致其对外界事物及家庭成员漠不关心，对工作或学习失去兴趣、丧失责任感。不同的成瘾物质导致的精神或心理障碍各异，例如，使用海洛因的患者可能出现欣快感，然后变得情感淡漠、困乏、认知与判断能力下降，而使用苯丙胺类物质、酒精或大麻等成瘾物质的患者可能出现幻觉、妄想等精神病性症状。

（二）生理损害

物质成瘾还会对躯体产生一系列影响，除上一节提到的耐受性、戒断症状之外，长期或大量服用还可能导致健康受损、急性及慢性中毒。

一次性大量摄入成瘾物质会导致个体出现急性中毒症状。不同成瘾物质的作用机制各异，所表现出的中毒症状也不尽相同。例如，影视剧中出现的吞食鸦片自尽（《胭脂扣》），是阿片类物质过量而导致的呼吸抑制。其他中枢神经抑制剂，如酒精、苯二氮䓬类药物中毒表现为意识清晰度下降及行为紊乱等，比如，酒精可引发恶心、头晕、谵妄等症状；苯丙胺类中枢神经兴奋剂则会促使心跳加快、少睡，甚至出现幻觉和妄想。不少成瘾者会滥用多种药物，例如，阿片类、镇静类药物与酒精同时使用，这样会出现协同抑制作用，导致呼吸抑制甚至死亡。

长期使用成瘾物质可能使个体慢性中毒，并使体内诸多系统受损。例如，对于酒精成瘾患者来说，急性酒精中毒与长期的酒瘾都可能导致营养不良、维生素B1缺乏，进而导致科萨科夫综合征（Korsakoff syndrome），主要表现为长期而持久的记忆丧失、时间判断障碍，常伴有神经末梢炎、韦尼克脑病（Wernicke encephalopathy），长此以往，这些情况也会继续加重慢性酒精中毒。

（三）躯体损害

长期使用成瘾物质会导致全身各个系统受损。成瘾物质种类不同，其所导致的不良后果也有所不同。

长期使用以阿片类物质为主的传统毒品，会对全身各个系统造成不同程度的损害。中枢神经系统损害包括脑损伤、脑水肿、脑部炎症、局灶性脑梗死等。呼吸系统损害包括支气管炎、哮喘、肺栓塞、肺脓肿等。其他还包括心血管系统、消化系统、免疫系统、内分泌系统等系统的疾病。此外，注射毒品的患者可能因共用注射器而感染人类免疫缺陷病毒（human immunodeficiency virus，HIV）、乙型肝炎病毒（hepatitis B virus，HBV）以及其他性传播疾病。

大量使用以苯丙胺类物质为主的合成毒品后，个体会出现血压升高、心动过速、心率加快，有些患者会出现头疼、心悸、疲倦、睡眠障碍等症状；有些患者可能会出现不自主磨牙以及手部的细微颤动。初次使用苯丙胺后，个体还可能会体验到欣快和焦虑不安，判断力受损，行为上表现为活动增多、话多、容易激惹，思维联想障碍以及幻觉、妄想等精神病性症状。使用氯胺酮的患者还可能会出现典型的泌尿系统症状，包括尿频、尿急以及镜下血尿等。

（四）家庭和社会关系受损

物质使用通常会导致家庭关系及社会关系受损，不论是合法的物质还是非法物质，都会引起这样的后果。目前，烟草已在诸多城市被限制使用，部分城市治安管理条例规定，对在公共场所吸烟者给予罚款处罚；在家庭中，不吸烟的一方可能会因为担心配偶的健康以及二手烟对其他家庭成员的危害而发生夫妻争吵。酒精亦是如此，饮酒可能会使个体在短时间内出现认知功能受限、判断能力下降、工作能力受损，同时还会出现由酒后驾驶而导致的危害自身及公共安全的问题。

虽然各国处理非法物质滥用的具体措施不一，但毋庸置疑的是，它是一种违法或犯罪行为。吸食毒品影响了吸食者的家庭及社会功能。对于吸毒者来说，吸食非法物质的行为一旦曝光，那么其工作、家庭、社会关系都会受到很大影响。有些非法物质使用者甚至为了筹措毒资而走上违法犯罪的道路，从而导致家庭关系进一步恶化。

三、物质成瘾的诊断评估

（一）物质成瘾的诊断思路

对物质成瘾的诊断一般采取病因诊断与症状诊断相结合的思路，主要包括以下步骤：①全面评估及确定症状，明确患者存在物质滥用史及成瘾物质种类与性质，并确定患者是否存在与物质使用障碍相关的临床症状及精神症状；②诊断分析，根据物质滥用史和相关的临床症状确定相关综合征，并根据综合征的特点，结合成瘾物质的药理学特点、症状转归、社会功能等资料进行总结分析；③提出诊断假设，根据诊断分析结果提出可能的诊断（臆断）；④鉴别诊断及明确诊断，提出所有可能的诊断，结合患者的临床特征进一步分析，根据可能性大小逐一排除，得出结论性诊断（确诊）；⑤随访及验证诊断，临床确诊后，继续观察随访，通过观察验证诊断的正确性。

评估物质成瘾的具体内容包括病史采集（个人一般情况、药物滥用史、精神疾病史）、躯体和精神检查、实验室检查、相关量表的评估（药物成瘾相关量表、精神症状相关量表、认知功能相关量表、人格评估量表）。病史内容的采集不仅来源于患者本人，还应从其家属、同事（学）、邻居以及其他关系比较密切的人中获取相关信息、互相验证，以确保信息的准确性。

由于物质使用的严重程度和使用时间不同，使用者具体的临床表现也不尽相同。此外，不同的成瘾物质具有不同的临床特征，诊断分析时需要参考以下内容。

1）物质使用模式及其相关的不良后果。成瘾行为的形成是一个逐渐演变、加重的过程，通常从首次尝试性使用开始，然后是偶然使用、间断使用，接下来是有害使用，最终发展到物质成瘾状态。物质成瘾行为的形成与物质使用的时间、使用频率、使用量有一定的关系，也与个体的遗传素质相关。相对而言，在使用时间长、频率高、使用剂量较大的情况下，个体更容易形成成瘾行为。

2）成瘾物质的种类。不同的成瘾物质因其药理作用不同，可能导致的精神症状也不相同。同一种成瘾物质在成瘾行为发展的不同阶段也可能有不同的症状表现，而不同的成瘾物质又可能有类似的症状表现，例如，酒精、苯丙胺、大麻等物质都可能导致精神病性症状的出现。

3）精神障碍与物质使用之间的关系。对于存在精神症状的成瘾患者，应该分析精神症状与使用成瘾物质之间的关系。首先要根据病史与精神状况检查，明确是否有精神疾病，以及精神症状的性质与持续时间。分析患者使用的成瘾物质是否有可能导致这些精神症状，如果可能，则可进一步分析精神症状和物质使用之间的关系，确定是物质使用所致精神障碍，还是物质使用与精神障碍的共病。分析两者的关系时，可从以下几个方面进行综合考虑。①使用成瘾物质与相关精神障碍出现时间的关系。如果相关精神障碍是使用成瘾物质直接所致，则成瘾物质可以解释相应的精神症状。从时间顺序来看，精神症状应该在使用成瘾物质以后发生。②物质使用障碍与精神疾病为共病。大致而言，物质成瘾与精神疾病的共病率较高。共病是指物质使用相关障碍与其他精神障碍共同存在，即个体至少患有一种物质使用障碍和一种其他精神障碍。不同诊断之间可能相互影响，但至少有一种物质使用障碍与一种其他精神障碍之间是相互独立的，换句话说，物质使用障碍不是继发于另一种疾病。③精神症状与成瘾物质使用之间的关系。主要从以下几个方面进行分析：精神症状是否发生在物质中毒或戒断期间？两者是否存在消长关系？停止使用成瘾物质后精神症状是否依然存在？物质使用是否导致精神障碍的复发和恶化？当物质使用障碍得到治疗后，精神障碍是否有所减轻？

（二）物质成瘾的诊断标准

目前，临床上使用的物质成瘾的诊断分类系统主要包括《精神障碍诊断与统计手册（第五版）》(The Diagnostic and Statistical Manual of Mental Disorders，DSM-5)、《国际疾病分类（第 11 版）》(International Classification of Diseases，ICD-11)、《中国精神障碍分类与诊断标准（第 3 版）》(Chinese Classification of Mental Disorders Version 3，CCMD-3)。CCMD-3 的分类排列次序服从 ICD-11 的分类原则，并且沿用了 ICD-11 的名词解释，仅做了必要的修改和补充。目前，临床上以 ICD-11 和 DSM-5 系统为主，因此下文对这两套系统进行介绍。

1. DSM-5 物质相关及成瘾障碍诊断标准

一种有问题的成瘾物质的使用模式导致具有显著临床意义的损害或痛苦，在12 个月内表现出至少下述症状中的 2 项（美国精神医学学会，2015）。

1）成瘾物质的摄入经常比意图的量更大或使用时间更长。

2）有持续的欲望或失败的努力试图减少或控制成瘾药物的使用。

3）将大量的时间花在获取成瘾物质，或从其作用中恢复的必要活动上。

4）对使用成瘾物质有强烈的渴求或欲望。

5）反复使用成瘾物质导致不能履行在学校、工作或家庭中主要角色的义务。

6）尽管使用成瘾物质引起或加重了持续的或反复的社会和人际交往问题，却仍在继续使用。

7）由于使用成瘾物质而放弃或减少重要的社交、职业和娱乐活动。

8）在对躯体有害的情况下，反复使用成瘾物质。

9）意识到使用该物质可能会引起或加重持续的或反复的生理、心理问题，但仍然继续使用。

10）耐受，通过下列两项之一来定义：①需要显著增加成瘾物质的使用量以达到过瘾或预期效果；②继续使用同量的成瘾物质会显著降低效果。

11）戒断，表现为下列两项之一：①特征性的戒断症状；②使用原来物质可以缓解或避免戒断症状。

具有上述症状中的 2—3 项的为轻度物质成瘾；有 4—5 项的为中度物质成瘾；有 6 项及以上的为重度物质成瘾。

2. ICD-11 物质依赖诊断标准

间断或连续地使用某种精神活性物质，并且有证据表明使用者对其物质使用的控制力受损，并具备下列 2 种或更多特征（世界卫生组织，2023）。

1）对物质使用行为的控制能力受损（如何时开始使用物质、使用频率、使用强度、持续时间、何时结束使用、在何种情境下使用）。

2）物质使用逐渐优先于生活中的其他方面，包括维持健康、日常活动和责任等方面，即使出现了损害或不良后果，如反复的人际关系恶化、工作或学业的不良后果、对健康的负面影响等，仍然继续或加剧使用。

3）个体对该物质产生了神经适应性的生理学特征，包括：①对物质效应的耐受，或需要增加物质使用量才能达到之前同等的效应；②停止或减少物质使用后出现戒断症状；③重复使用此物质或类似药理作用的物质可避免或减轻戒断症状。仅某些种类物质存在这些生理学特征。

4）物质依赖表现一般需要持续至少 12 个月，但连续使用超过 1 个月（每日或几乎每日）也可作出该诊断。

四、物质成瘾的防治原则和方法

物质成瘾是一种慢性复发性的脑疾病，成因非常复杂。物质成瘾行为的发生不仅与个体的生理、心理、遗传因素有关，还与社会因素密切相关。因此，针对成瘾行为的治疗必须通过医学、心理、社会等干预手段进行，才能帮助患者在躯体、心理上逐渐减轻或消除对毒品的依赖，恢复社会功能。

（一）物质成瘾的防治架构

物质成瘾的治疗与慢病治疗原则相类似，应采取三级预防策略及预防为主的原则，做到早发现、早治疗。当发展到物质成瘾状态时，临床特点复杂，患者除了对成瘾物质依赖外，还会出现一系列由使用成瘾物质所致的生理、心理、社会不良后果。因此，应当采取医学、心理、社会综合干预，以降低成瘾程度、预防复发，恢复躯体、心理、社会功能，减少毒品对个体和社会的危害。

1. 物质成瘾的三级预防

物质成瘾的三级预防内容如下。

1）一级预防。通过授课、媒体等宣传教育方式和手段，对青少年、社会与公众进行预防成瘾的宣教工作，目的是增强社会公众尤其是青少年对成瘾物质滥用的识别与抵制力，提醒大众切莫误用或尝试成瘾物质。

2）二级预防。通过药物滥用防治机构、戒毒所、禁毒部门、社区居委会等，由专业人员对物质滥用严重的社区和高危人群进行有针对性的专业宣传教育。特别是对错用、误用和尝试过成瘾物质的人群重点进行早期干预，防止进一步滥用而成为成瘾者。

3）三级预防。禁毒与戒毒机构的专业人员（医护人员、心理工作者、社会工作者）对已经被诊断为物质成瘾的患者进行系统治疗，针对患者的生理、心理、社会学特点进行医学、心理、社会综合干预，帮助患者降低成瘾程度及恢复躯体、心理与社会功能，降低复吸率。

2. 物质成瘾治疗的主要目标

对于成瘾患者，应根据其个体化评估结果及其本人与家庭、社会的资源情况而明确治疗目标。成瘾治疗的主要目标应包括以下几个方面。

1）帮助成瘾患者控制或停止使用成瘾物质、减轻毒品对成瘾患者的伤害是成瘾治疗的首要目标。

2）治疗躯体和心理、生理障碍，促进躯体和精神健康。治疗成瘾物质使用导致的各种心理、精神障碍以及躯体合并症，是成瘾治疗的重要目标。

3）改善家庭和社会功能。物质成瘾可严重损害成瘾者的生活，损害家庭、社会及职业功能，并影响家庭成员的身心健康。因此，帮助成瘾患者恢复正常生活模式、恢复正常的家庭和社会功能、恢复职业功能回归社会，也是治疗的重要目标。

4）减少成瘾的相关危害。成瘾行为的特征是不可控制地强迫性觅药，为获取成瘾物质，患者往往不顾后果而从事一些毒品、性交易行为，以及一些其他违法犯罪行为。因此，如何减少高危性行为、减少违法犯罪是成瘾治疗的重要目标。

3. 物质成瘾治疗的基本原则

美国国家药物滥用研究所（National Institute on Drug Abuse，NIDA）组织相关专家讨论并提出了 13 条关于成瘾治疗的基本原则，可以作为参考。

1）个体化原则。成瘾患者可能具有不同的临床特点，因此需要根据个体存在的问题和治疗需求选择个体化的治疗方案。

2）治疗的方便性与可及性。有些物质成瘾患者对是否参加治疗存在矛盾心理。对于有潜在治疗需求的成瘾患者，如果治疗需求不能立即得到满足，很可能会失去治疗机会。

3）采取综合性治疗措施。物质成瘾患者不仅有成瘾问题，还可能面临心理、社会、职业、法律等一系列问题。为了提高治疗效果，治疗本身不仅仅关注成瘾行为，还需要关注与成瘾相关的其他问题。

4）治疗方案的灵活性。治疗过程中，需要定期对治疗效果进行评估，并根据疗效及患者的需求修改治疗计划，确保治疗计划满足患者的治疗需求。

5）足够的治疗时间。对多数成瘾者而言，一般至少需要 3 个月的治疗时间，超过 3 个月的治疗效果会更持久。有些患者会因过早脱离治疗而治疗失败，故确保足够的治疗时间是治疗成功的关键。

6）重视心理行为治疗。在治疗过程中，辅以心理行为治疗可以帮助成瘾患者保持或提高治疗动机，学习相关的心理行为技巧以应对渴求，能够帮助成瘾患者提高解决问题的能力。

7）积极采取药物治疗。根据成瘾物质的特点，采取不同的药物治疗。针对阿片类物质成瘾，可以选择美沙酮维持治疗或选择纳曲酮进行治疗，对于苯丙胺类物质所致的精神障碍可以选择抗精神病药物对症治疗。药物治疗和心理治疗相结合可以更有效地发挥治疗效应。

8）积极治疗共病。物质成瘾者共患精神疾病或其他心理问题的情况较多，对于并发精神障碍或其他躯体疾病的患者，要对二者同时进行整体治疗。

9）全阶段的成瘾治疗。完整的成瘾治疗包括急性脱毒治疗、康复治疗、预防复吸与回归社会三个阶段。成瘾患者应该在专业人员的指导下完成整个康复治疗过程。

10）并非只有自愿参加治疗才有效。虽然成瘾患者的治疗动机是决定戒断是否成功的主要因素，但研究显示，通过家庭、司法系统施加压力，也能显著提高患者的治疗参与率，并增强治疗效果。

11）定期监测复吸情况。在治疗过程中，定期监测成瘾患者的毒品使用情况，可以帮助成瘾患者保持戒断状态，也可以为医生调整方案提供依据。

12）艾滋病和其他传染病的评估与咨询。物质成瘾者是感染艾滋病以及其他性传播疾病的高危人群，成瘾治疗应包括降低上述风险的策略，帮助已感染者积极应对，同时帮助未感染者有效预防。

13）治疗的长期性。物质成瘾的康复是一个漫长的过程，需要经历多次治疗。与其他慢病的复发一样，成瘾患者在治疗过程中也会有复吸的可能。治疗期间和治疗完成之后，成瘾患者应积极参加自助项目训练，这有助于维持操守。

（二）物质成瘾治疗的三个阶段

1. 脱毒治疗

在有效隔绝成瘾物质的前提下，使用药物或其他方法缓解和消除成瘾者的其他戒断症状，帮助他们停止使用成瘾物质并安全度过急性戒断期。脱毒阶段通常需要 1 个月的时间。此阶段的主要目标是接受脱毒治疗，消除对成瘾物质的躯体依赖，与此同时治疗躯体合并症。若躯体情况达到稳定状态，可为进入康复治疗阶段打下基础。

2. 康复治疗

在停止使用成瘾物质的基础上，采用医学、心理、社会干预模式的理论与方法对成瘾患者进行矫正、心理干预治疗、相关躯体和精神疾病的治疗，帮助成瘾者恢复个人、家庭及社会功能。康复阶段通常需要 3—12 个月，在此阶段让患者接受不同形式的康复治疗，目的是帮助患者恢复躯体及心理行为、人格、家庭等方面的功能，为保持长期戒断、回归社会创造条件。

3. 预防复吸与回归社会

经过成瘾治疗的患者回归社会后可能会因种种原因而复吸。这一阶段的任务是帮助患者在回归社会后应对可能遇到的一些可导致复吸的高危因素，学习应对和处理现实生活中的各种困难，预防复吸，使患者恢复职业与社会功能，保持戒断状态。

第二章　心理咨询和治疗目标及基本原则①

成瘾治疗的最终目标是帮助物质成瘾者停止成瘾物质的使用，减轻乃至消除成瘾物质滥用所致的各种生理、心理、社会问题，帮助成瘾者恢复正常的家庭和社会功能。成瘾治疗是一个漫长的过程，应针对不同的成瘾物质戒断制定相应的目标。

一、心理咨询和治疗的目标

（一）治疗的早期目标

1. 激发成瘾患者的改变动机

患者内在的改变动机是改变成瘾行为的关键。因此，心理行为治疗的首要目标是帮助成瘾患者认识到物质滥用对自己生活造成的影响，以及戒断后给生活带来的积极意义，帮助患者解决矛盾心理，激发其内在的改变动机，从而使其积极主动参与戒断治疗。

2. 提高成瘾患者的自信与自我效能

药物滥用给自身、家庭与社会都带来了许多危害和不良影响，社会及家人的歧视和排斥态度会导致患者自我评价下降、缺乏自信心。因此，增强成瘾患者的自信及自我效能感，使其内心充满希望，能够使患者在戒断的路上不断前进。

3. 增强治疗的依从性

在任何疾病治疗过程中，均需要患者遵从医生的建议，否则难以达到治疗目的。心理行为治疗可以通过纠正患者对治疗态度不正确的认知，来达到提高其治疗依从性的目的。

---

① 本章作者：赵敏，杜江。

（二）治疗的中后期目标

1）心理行为矫正。物质成瘾者因长期药物滥用而出现一系列心理行为问题，例如情绪不稳、悲观、自卑、冲动易怒等，均应采取相应的心理行为治疗予以纠正，使成瘾者逐步走向康复的正轨。

2）改善家庭关系。患者的物质成瘾行为严重影响了家庭关系，家庭成员受患者物质滥用不良后果的影响，会对其失去信任和信心，其如果与家庭成员之间缺乏交流和沟通会导致矛盾出现，相互抱怨、彼此伤害，如此的家庭环境情况均不利于患者的康复。因此，改善患者的家庭关系，提升家庭支持系统的作用，与家庭成员重建信任、合作与理解的关系，是心理行为干预的重要目标。

3）提升解决问题的能力。患者在戒断后会面临各种问题和危机，包括外在的应激事件、负性情绪、家庭关系、就业问题等。如果不能很好地应对，可能会导致复吸。因此，心理行为治疗的目标是提高戒断者解决与应对这些问题和危机的能力，使其有效抵抗毒品的诱惑，降低复吸的可能性。

4）提高心理技能。物质成瘾者因缺乏应对挫折与压力、自我情绪调节、决策制定与解决问题、自我认识等多方面的技能而滥用成瘾物质，戒断后由于仍缺乏上述心理技能而再次使用成瘾物质，因此应对戒断者进行心理技能训练，提高其对成瘾物质的抵制能力。

5）预防复吸。戒断后有许多因素可以导致复吸，心理行为治疗的主要目标是针对影响复吸的心理、社会因素进行干预，降低复吸的可能性。

6）建立社会支持系统。动员家庭成员和社会力量积极参与康复计划、建立社会支持网络，使成瘾者有相对良好的康复环境和氛围。

7）建立健康的生活方式。物质成瘾者以往的生活方式多数是以毒品为中心，昼夜颠倒、饮食无规律、孤僻懒散、对家庭和社会无责任心，可能伴有反社会行为，与药物滥用者或毒贩交往，缺乏健康的社交圈子。因此，心理行为干预也应将重建健康生活方式作为重要目标之一。

8）重塑人格。物质成瘾者因长期滥用成瘾物质而使人格发生改变，除了成瘾物质外几乎别无他求，人格衰退，缺乏正确的道德观，无责任心，不愿意与周围的人交往。上述情况对患者的康复极其不利，因此应对其进行心理行为治疗，重塑其健康人格。

二、心理咨询和治疗的基本原则与技术

心理咨询和治疗应由接受过专业训练的医护人员、社会工作者、心理咨询师

和心理治疗师（有时统称治疗师）付诸实施，通常应遵循一定的基本原则、步骤，采用一定的技术。

（一）心理咨询和治疗的基本原则

1）基本态度。物质成瘾是一种慢性复发性疾病，治疗师应有共情能力，即设身处地地从患者的角度出发，理解患者，接纳患者，绝对不能表现出厌恶或鄙视的态度；在治疗过程中患者表达观点时，治疗师应持中立、接纳的态度，不加以评判或争论。另一种基本态度是对患者的改变持乐观态度，相信患者是可以改变的，帮助其建立戒断的信心。在治疗过程中，专业心理干预人员需要有耐心，态度和蔼，方法灵活。

2）基本角色与定位。物质成瘾行为治疗师的角色非常具有挑战性。治疗师在不同的心埋行为干预方法中可能扮演着不同的角色，如教育者、激发者、建议者、指导者、对质者等，但成瘾行为改变的主体是患者本人，治疗师与患者是合作关系。治疗的主要任务是激发、指导、支持和教育患者，并使他们坚持治疗，尊重患者的选择权利，激发他们内在的改变动机，灌注希望。治疗师应采用以患者为中心技术、问题解决与鼓动技巧，强调患者的长处而非缺点；理解阻抗而不是挑战阻抗；避免攻击性对质与权利对抗；提供非评判性对质与反馈；与患者商讨，共同制定治疗目标，而不是提出规定的治疗目标；让患者明确个人在改变中的责任。

3）保密原则与尊重隐私原则。心理行为治疗过程会涉及患者的一些隐私，治疗师必须予以保密。除非存在影响到患者本人与公共安全的情况，否则在治疗前需要向患者保证治疗内容的保密性，让患者在治疗过程中有充分的安全感。

4）建立良好的治疗关系。良好的治疗关系在心理行为治疗中起着非常关键的作用。建立良好的治疗关系是心理行为治疗的第一步，也是良好治疗效果的基本保证。因此，治疗师取得患者的信任、让患者觉得治疗师可以帮助他至关重要。治疗师需要对患者在戒断过程中的艰辛付出表示理解，这样做能让成瘾者感到被人理解、有人支持，有利于让患者配合治疗。但要注意的是，应避免让患者感觉自己处于一种操纵性或评判性的治疗关系中。

（二）心理咨询与治疗的基本步骤

成瘾者通常会面临成瘾以及与成瘾行为相关的一系列个人、家庭、社会问题，因此治疗师应该带着职业敏感性倾听、收集并分析患者提供的信息，如家庭状况、情绪状态、社会关系、人际关系、自尊心等。评估的信息可来源于访谈记录、体格检查、心理测验或亲戚朋友提供的信息。治疗师按照一定的逻辑关系和患者共同制定有效的治疗计划，计划制定通常按以下几个步骤进行。

1）问题选取。尽管在评估过程中患者可能会谈及许多问题，但是治疗师必须根据自己的经验搜索出关键性问题进行处理，避免治疗失去方向性。治疗师明确患者的问题后，应进一步征求患者的意见，即患者是否认同治疗师对问题的优先排序，并最终达成一致。患者参与治疗的动机强弱，以及能否较好地配合治疗，在很大程度上取决于治疗是否针对患者本人认为最急需解决的问题。

2）制定目标。目标包括长期目标和短期目标。长期目标不必精确量化，但应该是清晰、明确的，能够表明治疗所期望得到的正性结果。短期目标也应该是清晰、明确的，并且是可以量化评估的。每个短期目标的实现都是最终达到长期目标的必需步骤。随着治疗的进展，根据患者的实际情况，治疗师可以将新的目标及时添加到治疗计划中。

3）设定干预措施。干预措施是治疗师帮助患者达到目标所采取的措施。针对每一目标，都应该有相应的干预措施。如果实施过程中未能达到既定目标，则应和患者沟通，积极寻找问题所在，并对干预措施或既定目标进行相应的调整，以达到相应的干预效果。

（三）心理咨询和治疗的基本技术

心理咨询和治疗是在治疗师与患者之间建立良好关系的基础上，运用专业理论和技术对患者进行治疗的过程。因此，治疗师掌握相应的专业理论知识和基本技术，是保证治疗顺利进行的前提。心理咨询/治疗过程中常用的基本技术如下。

1）倾听。倾听是建立咨询关系的基础。倾听患者的诉述，体现了治疗师的真诚态度及其对患者的尊重与重视，可以帮助治疗师准确了解患者的想法与问题。治疗师可以通过眼神、躯体姿势、言语等表示自己对患者的关心。

2）共情。共情是指治疗师接纳和理解患者在叙述过程中的看法、感受和情绪反应，设身处地地站在患者的角度去理解他所面临的问题，感受患者的感受。

3）提问与澄清。治疗师要对自己关注和感兴趣的问题进行深入了解，主要靠倾听和提问来完成。在治疗中，通常把开放式提问和封闭式提问结合起来使用，以理清问题的来龙去脉。这样既能更好地了解患者心理问题发生的原因、背景和发展过程，以便采取针对性治疗方案，又能帮助患者更好地理清思路，提高其认识问题和解决问题的能力。

4）鼓励和重复。鼓励是对患者所说的话予以积极反应，如可以用"嗯""讲下去""后来呢""好的"等词句来鼓励对方继续交谈。重复是指治疗师对患者倾诉的核心内容的复述，目的是让患者感到自己被倾听和理解。

5）沉默。沉默也是治疗过程中的常用技巧之一。患者在治疗过程中可能会表现出沉默，如果是由于对某一事物或某一观点有了新的想法和领悟，治疗师也应该以沉默的方式给患者更多的时间来思考，可以在等待中注视患者，观察患者言语或非言语信息的变化，这也表明治疗师了解患者正在进行思考；如果沉默是因为患者不知道自己该说什么好，也不知道治疗师希望自己说什么，治疗师略等片刻后，可用提问的方式来打破这种沉默，或者以总结的方式提示患者目前谈论的话题，从而引导其继续说下去。

6）简述或反馈。治疗师把患者的主要言谈内容加以综合整理后再反馈给患者，目的是表示治疗师对患者所谈问题的理解程度，把患者零散讲出来的问题联系起来，最好能引用患者言谈中最有代表性、最敏感、最重要的词语，如果治疗师能以自己的词语对患者的话进行复述，而关键性词语仍然使用患者的原话，则效果会更好，说明治疗师认真倾听并理解了患者的问题与感受。

7）指导。指导就是告诉患者应该做什么、说什么、进行哪些训练等，一般应该在建立良好的治疗关系之后进行。

8）解释。对患者的思想、情感、行为提供可能的解释是治疗计划的重要一环，它有助于患者从新的角度出发，更全面地看问题和重新面对问题、环境及自己，深化认识，促进变化。治疗师的解释要简明、通俗、准确，避免概念化。

9）重构。治疗师根据患者谈话的信息，从另外一个角度提供可能促进其行为改变的不同的解释或意义，帮助患者将可能没有考虑到的一些行为与后果联系起来。例如，某人称自己喝很多酒不会醉而感到自豪，治疗师可以用重构的方法回应："饮酒早期，你的身体对酒精的耐受性较低，身体比较敏感而容易醉，而长期饮酒，身体会产生耐受性。喝很多酒而不醉是身体耐受性的表现，表示饮酒问题更加严重。"通过对这种"自吹行为"的重构，治疗师能帮助对方意识到这是他长期酗酒所致的有害结果。

10）总结。总结是心理行为治疗中最常用的技巧之一，可以体现治疗师在认真倾听，并表示理解和重视对方的谈话，有助于澄清治疗的目的和意义，常用于治疗结束时对患者的观点、感受与行为等进行小结，能起到升华的作用，使患者更了解自己的问题及努力的目标。总结还可以用于治疗的开始，治疗开始时总结前一次的治疗内容，重述治疗目标，能起到承上启下的作用，顺利、平稳地过渡到本次治疗。

11）面质。治疗师通过表述或提出疑问的方式指出患者言行中自相矛盾或不适合的地方，引导患者明了其目前的行为与目标之间的差距，从而让患者认识到应该做出哪些改变，或者引导患者勇于面对其正在回避的问题。

12）自我暴露。有时为了促使、鼓励患者改变，治疗师可与患者分享自己的个人经历、情感、态度与观点。请注意，治疗师的自我暴露应对治疗过程起到积极作用，应谨慎使用。

（四）心理咨询和治疗的伦理守则问题

心理咨询师和心理治疗师（本部分合称"治疗师"）应按照专业的伦理规范与患者建立良好的专业工作关系，以促进患者的成长和发展为最终目的。心理咨询/治疗关系中，治疗师应遵守相应的基本伦理原则和工作规范。

1. 心理咨询和治疗伦理学的基本原则

1）尊重原则。尊重原则要求双方在交往时尊重对方的人格，强调治疗师要尊重患者独立而平等的人格与尊严。广义的尊重原则，除尊重患者的人格以外，还应包括尊重患者的自主性。

2）自主原则。要保证患者自己做主，理性地选择相应的策略。自主原则的实质是对患者自主权利（自主知情、自主同意、自主选择等）的尊重和维护。

3）不伤害原则。不伤害原则强调培养为患者高度负责、保护患者身心健康和生命的医学伦理理念和作风，正确对待医疗伤害现象，在实践中避免使患者受到不应有的伤害。对治疗师的具体要求是：强化以患者为中心的动机和意识，坚决杜绝有意伤害；恪尽职守，防范无意但却可知的伤害以及意外伤害的出现。

4）公正原则。公正原则是指公平、正直地对待每一位患者。公正原则是现代医学服务高度社会化的集中反映和体现，其价值主要在于合理协调与解决日趋紧张、复杂的医患关系，合理解决日趋尖锐的健康利益分配的基本矛盾。公正原则体现在两个方面，即人际交往公正和资源分配公正，前者是指平等对待患者，后者是指优化配置和利用医疗卫生资源。

2. 心理治疗伦理守则

1）专业关系。治疗师应该按照专业的伦理规范寻求与患者建立良好的工作关系。这种工作关系应以促进患者的成长和发展、增进其利益为目的。

2）知情同意。患者可以自由选择是否开始或维持一段专业关系，且有充分了解关于专业工作的过程、治疗师的专业资质和理论取向的权利。

3）隐私权和保密性。治疗师有责任保护患者的隐私权，同时意识到隐私权在内容和范围上受到国家法律和专业伦理规范的约束。

4）专业胜任力和专业责任。治疗师应遵守法律法规和专业伦理规范，以科学研究为依据，在专业界限和个人能力范围内以负责任的态度开展评估、咨询、治疗、转介、同行督导、实习生指导及研究等工作。

5）心理测量和评估。治疗师应正确理解心理测量与评估手段在临床服务中的意义和作用，考虑患者的个人特征和文化背景，恰当使用测量与评估工具，增进患者的福祉。

6）教学、培训、督导。从事教学、培训、督导的治疗师应努力发展有意义的、值得尊重的专业关系，对教学、培训和督导持真诚、认真、负责的态度。

7）研究和发表。治疗师应以科学的态度研究并增进对专业领域相关现象的了解，为促进专业领域的发展做贡献，以人类为被试的科学研究应遵守相应的研究规范和伦理原则。

8）媒体沟通与合作。治疗师通过公众媒体和自媒体从事专业活动，或以专业身份提供心理服务，与媒体相关人员合作与沟通时应遵守相应的规范。

第三章　心理咨询和治疗的常见模式[①]

一、团体心理治疗

团体是两个或两个以上独立的个体通过彼此互动形成的相互影响的个人集合体。心理学研究证明，团体对一个人的成长与发展有着重要的影响。人是社会性动物，只有作为团体的一分子，人的需要和期待才能被满足，即每个人的成长都离不开团体。个人成长在各个不同阶段，需要不同团体的支持，尤其是当遇到困难感到彷徨无助的时候，团体扮演着重要的角色，发挥着助人的功能。

一个有意义或有功能的团体，必须具备4个要素：①有一定规模，即由两个或两个以上的人组成；②彼此有共识，即有共同的目标、理想、兴趣、价值观，共识水平越高，团体的凝聚力越强；③互相影响，成员间能彼此互动，彼此了解、关怀和支持；④形成规范，通过共识与互动，形成团体规范，且被大家所遵守，规范越明确，团体越健全，否则团体会处于"无序"状态。

为了发挥团体的心理治疗作用，完成相应的目标，团体治疗应遵循下列基本原则。

1）专业原则。团体治疗是一种有组织的活动，也是一项有计划的工作，应当由接受过专业培训的人员负责，事先应制定周详的实施计划。团体领导者应具有足够的能力与丰富的经验来引导团体，对团体的效果要有客观的评价与记录。

2）民主原则。民主的原则有助于促使团体保持轻松有序的气氛，增强团队的凝聚力。为此，领导者应以团体普通一员的身份，尊重每一个参与者，并参加团体活动，鼓励成员发挥自己的创见，与他人和谐相处。

---

① 本章作者：赵敏，杜江。

3）共同原则。团体治疗是针对成员共有的问题而进行的，因此领导者在团体治疗进展过程中要始终注意成员共同的志趣和面临的共同问题，使个人与团体互相关注，保持共同信念、共同利益和共同目标。

4）启导原则。治疗的根本任务是助人自助，因此团体治疗过程中应本着鼓励、启发、引导的原则，尊重成员的个性，鼓励他们发表个人意见，重视团体内的交流与各种反应，适时提出问题，培养大家分析问题和解决问题的能力。

5）发展原则。在团体治疗过程中，领导者要以发展变化的观点来看待团体成员的问题、把握团体的变化过程。

6）综合原则。团体治疗的理论、方法和技术种类繁多，只局限于某种理论和方法往往难以使团体咨询获得满意的效果。因此，领导者应了解各种理论和方法，根据团体治疗的任务和性质，综合选用有效的技术，以达到集体治疗的目的。

7）保密原则。尊重每一个成员的权利和隐私是团体治疗过程中必须遵守的基本原则。在团体治疗过程中，参与者出于对团队成员的信任会将个人的隐私暴露出来。如果领导者或者团队成员在团体之外有意无意地讨论他人的隐私，就会给暴露者带来伤害。但保密也不是绝对的，如果当事人的情况显示其本人或者其他人处在危险的境况中，则应及时采取紧急、合理的措施通知有关人员和组织。

团体治疗有其相应的适应证和禁忌证，因此在甄选参加团体治疗的成员时，领导者需要考虑参与者是否具备相应的条件，要求参与者有改变自我的愿望，并且愿意与他人进行交流，能够坚持参加集体活动。对于急性期严重抑郁的患者、具有频繁自杀企图或严重自杀倾向的参与者，以及冲动控制能力差的参与者，应谨慎考虑是否让其加入团体治疗。

二、家庭治疗

个体的物质成瘾问题在原生家庭中主要受到两个方面的影响，一个是个体成长的家庭氛围，另一个是家庭成员物质滥用的状况及其对成瘾物质的态度。家庭的组成、家庭成员的互动模式、家庭的分歧与冲突等家庭氛围变量，都会影响患者的物质滥用情况。物质成瘾患者表现出较低的亲属关系满意度，存在家庭成员关系疏远和沟通缺乏等问题，同时在治疗过程中，不少患者希望能够得到来自家庭成员更多的关注与支持。

在针对非法物质（毒品）成瘾患者的治疗中，家庭治疗在患者戒毒一段时间后开始进行，它涉及成瘾患者的配偶（婚姻治疗）、父母等核心家庭成员或主要社会支持人员。治疗师指导他们如何面对成瘾患者以帮助成瘾患者康复，包括鼓励和支持成瘾患者；向家人转达成瘾患者对毒品的态度；要求家人督促成瘾患者积极参加治疗或自助集体，支持成瘾患者适应社会和工作；指导他们如何保持婚姻关系和夫妻间如何交流；如何解决分歧，改善人际关系，如何与成瘾患者的同伴进行接触等。

物质成瘾患者家庭治疗目标包括以下三个：①让患者参与治疗，并且最终让患者达到对成瘾物质的戒断。首先要建立近期目标，包括减少使用成瘾物质的风险，降低摄入成瘾物质的频率和减少成瘾物质用量。②改善心理、社会和适应功能，消除由使用成瘾物质引起的个体损害或损伤；帮助患者掌握有效的人际交往技能和职业技能，建立具有支持功能的家庭关系和人际关系。③成瘾患者的家庭治疗与传统意义上的家庭治疗不同，不是以家庭为本位，而是以成瘾患者为本位进行分析，发现其家庭问题，对导致其成瘾的家庭问题或家庭关系进行治疗。

三、心理行为治疗主要方法

针对物质成瘾患者的特征性行为表现及心理特点，依据不同的理论基础，目前已经发展出许多有效的心理行为治疗措施，并且在实践工作中得到广泛应用。

（一）动机强化

动机强化治疗又称为"动机访谈"（motivational interview，MI），1983 年由米勒提出，继而米勒和罗尔尼克将其发展为系统理论并用于临床实践过程（Miller & Rollnick，2013）。动机访谈被定义为是一种具有指导性的、以患者为中心的、帮助患者解决、改变行为冲突，旨在推动患者自主决定改变自己已存在的或潜在的有害行为的治疗模式。动机访谈有其独特的原则和操作方法。

美国心理学家迪克莱门特（DiClemente，1985）根据成瘾者内在动机的强弱将其分为 6 个阶段，并根据不同阶段有针对性地实施相应的干预措施（表 3-1）。

表3-1　不同戒断阶段及相应的简短咨询方案

戒断阶段	具体表现	干预重点
沉思前期（precontemplation）	患者没有意识到当前成瘾行为对个体健康造成的实际或潜在的不良后果，不考虑近期改变其成瘾行为	反馈患者物质滥用筛查结果，对其提供物质滥用相关危害的科普知识
沉思期（contemplation）	患者意识到使用成瘾物质所导致的一系列危害，但对是否做出改变尚处在矛盾阶段	强调改变成瘾行为的益处，以及延迟改变所致的风险；激发患者改变当前行为的内在动机

续表

戒断阶段	具体表现	干预重点
准备期 （preparation）	患者经过考虑决定改变当前的成瘾行为，并做出具体行动计划，例如，收集相关治疗信息，为治疗做准备	和患者讨论如何制定合理的目标，并提出建议，给予鼓励
行动期（action）	患者开始求助于专业机构或通过自身努力来减少或停止使用成瘾物质，但行为改变尚不持久	帮助患者回顾停止使用成瘾物质后所带来的益处，并进一步给予支持、鼓励
保持期 （maintenance）	患者经过努力已经相对较长时间停止使用成瘾物质	对患者当前行为给予鼓励，同时告知患者可能导致复吸的风险因素及如何应对
复吸期（relapse）	患者经过一段时间戒断，又重新出现复吸行为	接受当前复吸行为，并针对导致本次复吸的高危行为进行分析，避免今后在遇到同类高危因素时出现复吸行为

动机促进性访谈的基本原则是：①表达共情和反应式倾听；②尊重和接纳；③非评判性的合作关系；④支持性的咨询方式；⑤积极关注；⑥是否改变取决于患者自身，避免对质；⑦支持治疗为主；⑧帮助患者意识到预定目标和目前行为之间的差异；⑨妥善处理患者的阻抗；⑩帮助患者增强自我效能。具体内容将在后续章节中予以详细介绍。

（二）简短干预

简短干预（brief intervention，BI）是一种旨在促进患者行为发生改变的治疗技术。该方法最早在 1983 年被克里斯滕森（Kristenson）等用于酒精滥用问题的干预。在物质滥用领域，简短干预技术通常与物质滥用筛查问卷相结合，包括酒精使用障碍筛查量表（Alcohol Use Disorder Identification Test，AUDIT），或者酒精、烟草和精神活性物质筛查量表（Alcohol，Smoking，and Substance Use Involvement Screening Test，ASSIST），根据患者物质滥用的严重程度进行相应的干预。简短干预主要通过反馈、责任、建议、提供改变清单、共情、增强自我效能感等干预步骤来帮助物质成瘾患者认识自己的问题，做出决定改变自己物质滥用行为的过程。

以简短干预内容为基础，世界卫生组织将筛查、干预、转诊三者合一，开发了"筛查-简短干预-转诊综合干预技术"（screening，brief intervention，and referral to treatment，SBIRT）。SBIRT 作为一项针对成瘾行为的综合干预模式，可有效地对物质成瘾行为进行筛查，达到早发现、早干预、早治疗、最终降低成瘾相关危害的目的。目前，SBIRT 综合干预模式已经在许多国家的初级医疗机构得到应用，并被美国国家药物滥用研究所作为具有循证依据的干预措施在全美范围内推广。

（三）列联管理

列联管理（contingency management，CM）是根据操作性条件反射理论，通过奖励患者出现所期望的行为（如表现出依从于治疗）和惩罚患者所表现出的不期望行为（如与复吸相关的行为），以强化目标行为，帮助成瘾者减少成瘾物质的使用，促进其保持戒断与康复。例如，用奖票（一种内部流通的、有一定面值的"货币"、代用券或筹码，也可为用红旗或红星式样的印章符号）奖励尿检阴性者，或者通过家庭成员或同伴强化（即"社区强化"）促使患者戒断。

列联管理的两个基本要素是目标行为与强化物的设定，需遵循以下四个基本原则：①目标行为必须明确，具有可测量性；②及时呈现强化物，即当患者达到目标行为后应立即呈现强化物，此外还必须针对个体需求选择合适的强化物；③"责任代价"原则，即患者如未达到目标行为时，需付出一定的代价与承担一定的责任，或给予适当的处罚；④激发患者内在改变动机，重建行为模式。

（四）正念防复吸治疗

"正念"是指专注于当下，将注意力集中在体验自身的思想、情绪、身体感觉上，以好奇、开放的心态接纳内心的每一个念头，即强调正视当下和正面思考。自 20 世纪 70 年代卡巴·金（Kabat-Zinn）创建正念减压治疗开始，基于正念的干预方法在成瘾领域得到越来越多的认可，并快速发展。

正念防复吸治疗（mindfulness-based relapse prevention，MBRP）主要从以下三个心理层面对复吸行为进行预防。①觉知能力。成瘾者对此时此刻的想法、情绪和躯体等的觉察可以使其更好地识别渴求及高危情境中自身的反应，从而有意识地选择更合理的方式解决自身的问题。②注意控制能力。帮助成瘾者从行动思维模式转向存在思维模式，将注意力集中在当下的感受和体验上，提高成瘾者的执行控制力，减少自动化的觅药行为。③接纳态度。开放地接纳当下所有体验，减少成瘾者的负性情绪，接纳不舒服的状况，更好地管理自我，减少对成瘾相关线索的反应。

（五）线索诱发治疗

近年来国外一些学者根据巴甫洛夫条件反射消退抑制理论提出线索暴露治疗（cue-exposure therapy），即将物质依赖者反复置于原依赖药物的相关环境中而不让其接触原依赖的药物，可以起到降低心理渴求的作用。其理论依据为物质依赖者与物质相关环境已建立了条件反射，当物质依赖者置于药物相关环境线索下可以激发其强烈的心理渴求。但若将物质依赖者反复置于原依赖物质的相关环境中而不让其接触原依赖的物质，由于缺乏物质的强化效应，物质依赖者对相关环境线索的反应性逐渐降低甚至消失，心理渴求也会逐渐降低，该过程也称消退抑制。

四、其他心理行为干预技术和社会干预

（一）个案管理

个案管理（case management，CM）是指由社会工作者为一群或某一案主的利益而制定工作计划，向不同的机构寻找有益于案主的服务内容，并监督服务过程与效果。通常是由某一固定机构对案主负责，并指定一位个案管理人员协调不同机构为案主提供服务。在社区戒毒中，戒毒社工将个案管理运用于社区的戒毒工作过程中，帮助吸毒者链接社会资源，构建良好的社会支持网络，帮助吸毒人员完成生理、心理脱毒。此外，还应帮助成瘾者树立良好的自信心，积极融入社会，回归正常生活。个案管理在成瘾领域开展得较晚，但现有研究证实其在社区戒毒中呈现出三大优势：资源整合、同时解决多个复杂问题、降低服务成本。个案管理被看作现今社区戒毒工作的主要康复模式。

（二）认知康复训练

长期使用精神活性物质所致认知功能障碍亦是成瘾者面临的健康问题之一，主要表现为注意、记忆、抑制、执行功能、社会及情感认知等多个认知维度的功能减退。目前，针对成瘾物质所致的认知功能障碍，尚缺乏公认的有效治疗药物，因此，认知康复训练就成为改善患者认知功能的主要措施。

认知康复训练是基于一定的训练策略，以个体的认知功能（如记忆、注意、计划、抑制功能等）为靶标，以促进个体受损脑功能的恢复为主要目标，通过一系列标准化的操作和任务开展干预和强化训练，以增强患者相应的认知功能的一类非药物干预手段。目前，常采用基于过程的训练（process-based training）模式，指导个体通过持续地练习和强化一种或多种认知维度的任务，来提高相应的认知能力，如工作记忆、注意功能、抑制功能以及执行控制功能等，目前，针对物质成瘾患者的认知干预主要侧重于工作记忆训练方面。

（三）社会管理及社会服务

社会管理是以法律为依据，由政府通过行政手段和专业方法对物质成瘾人群进行管理，包括国家和社区层面的社会管理，如目前我国公安部的吸毒人员网上

动态管控预警系统就属于国家层面的社会管理；社区层面的社会管理包括社区戒毒和社区康复管理，由各乡（镇）人民政府、城市街道办事处的社区戒毒（康复）工作领导小组以及街道办事处、社区居委会、派出所和社区司法所等部门负责对社区吸毒人员的具体管控。

社会服务是在一定的社会福利制度框架中，根据专业价值观念、运用专业方法帮助有困难的人或群体走出困境，属于非营利性的、服务他人和社会的专业化或职业化的活动，由开展各种戒毒社会工作的机构提供，如上海市自强社会服务总社、香港戒毒会等各种非政府组织。社会服务方法包括个体、小组、社区帮教等，以非法物质成瘾患者为对象，针对其问题和需求，发掘社区资源，帮助患者恢复正常的生活和工作。

政府可以通过购买服务，或者由社会、民间组织等通过慈善渠道为物质滥用人群提供经费支持，帮助他们解决生活困难、完成戒毒治疗和进行职业技能培训等，帮助其康复及回归社会。社会支持的来源是多方面的，包括各类志愿者或社会服务组织提供的支持，目前我国的各级妇联、共青团和工会组织及各类慈善机构和志愿者组织均属此类，可为物质成瘾人群提供社会支持，帮助他们解决生活与工作中的困难。

（四）自助互助组织

自助互助组织是由戒毒康复者或正在接受治疗的药物依赖患者组成的自助与互助组织，旨在通过成员的自助和相互支持，共同走向康复之路。戒毒自助与互助组织的形式有很多，诸如匿名戒毒互助会（Narcotics Anonymous，NA）、匿名美沙酮（Methadone Anonymous，MA）维持互助协会和各类治疗社区等。戒毒自助互助组织在国际上非常普遍，是戒毒康复的主要措施。研究表明，此类机构对促进非法物质成瘾患者的康复发挥着积极作用，并具有较好效果，而我国这类组织尚不多见，应该积极探索和积累相关经验。

第四章　MSDE 干预模式[①]

一、MSDE 干预模式的产生依据及理念

调查研究及文献分析发现，戒毒后常见的复吸心理原因和危险因素如下：①戒毒信心和动机不足，部分患者愿意继续使用毒品，觉得毒品对自己打发时间、逃避痛苦等有一些用，不想戒毒；部分人想戒，但认为戒掉困难，在戒与不戒之间徘徊或放任自己。②戒毒技能缺乏，很多患者对毒品有吸食借口与渴求、受到他人诱惑、感到空虚无聊、苦闷烦恼时、失眠时，不知如何应对或采用消极应对方式；有了开心的事情，也采用吸食毒品来庆祝，有了人际冲突或为难的事情，会借助毒品逃避现实。③对吸毒相关情境敏感，对吸毒的环境、毒品、毒具等容易产生过敏反应，出现心动、心慌、强烈渴求等症状。④心理正能量不足，自卑、情绪低落或消极情绪泛滥，常常抱怨；来自家庭和社会的支持不足，部分患者遭遇家庭或单位的不信任、冷落歧视或过度关注而感到压抑，找毒品来排解；常感到前途暗淡、无望，想破罐子破摔。

患者返回社会后面对的问题错综复杂，就好像一条小船在大海里行驶，需要面对多次风浪的冲击。他们的心灵好比"船底"（图 4-1），各个板块都必须非常坚固。任何一个板块缺损或腐烂都会导致船漏水或下沉。戒毒返回社会的人员如大病初愈的患者，心灵的"板块"相对脆弱，若有一个板块被生活的风浪磨蚀（如毒友诱惑、对毒品线索产生过敏反应、情绪糟糕等），都有可能引发复吸。因此，必须从生理、心理、社会功能、意识和潜意识等多层面全方位地矫治，才能帮助他们驾驭生命的航船，不断前进。

---

① 本章作者：王增珍，陈家言，王云翠。

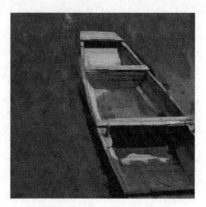

图 4-1 船底理念示意图

基于上述戒毒后复发的因素和船底理念，我们在戒毒心理干预的过程中不断学习与探索快速有效的方法，对国内外心理理论和方法进行了精选、提炼和创新，整合多种理论与心理技术，构建了 MSDE 干预模式（图 4-2），采用多种心理理论和方法，从四个方面有针对性地帮助患者康复。2010 年以来，我们在湖北省多类戒毒人员中进行了干预验证，对心理咨询师、社工、民警进行了培训和评估，用户认为 MSDE 干预模式是一套有效的戒毒心理干预策略与措施。

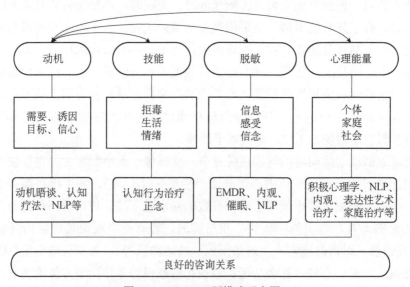

图 4-2 MSDE 干预模式示意图

注：NLP，神经语言模式，neuro-linguistic programming；EMDR，眼动脱敏与再处理，eye movement desensitization and reprocessing

二、MSDE 干预模式内容和方法

（一）建立良好的咨询关系

咨询关系是心理干预的基础。在进行心理干预之前，咨询师首先应和戒毒患者及其家庭建立良好的咨询关系。无论是进行个体咨询还是团体辅导，咨询师都要以扎实的理论、娴熟的心理技术和良好的心态与患者建立信任关系。在团体咨询过程中，咨询师要通过开展"破冰"等活动，让患者之间从认识到熟悉，缩短心理距离，提高彼此的信任度；开展以增强团队意识、发扬团队精神为目的的活动，形成有负责人，有队名、口号、目标、规则，充满正能量的心理治疗团队。咨询师和患者之间、队友与队友之间建立起互信合作的关系，成为 MSDE 干预模式成功实施的有力保证。

（二）动机干预

1. 沉思前期

处于沉思前期的患者对毒品危害的认识是模糊的，他们没有想过戒毒。故应通过动机访谈让患者充分认识到毒品对身心健康、家庭和社会功能的危害及其对实现个人目标的负面影响。咨询师通过提供图文并茂的资料和进行结构化、开放式的提问，引导患者对吸毒的短期与长期利弊进行分析，展开触及心灵的活动与讨论，让患者了解毒品成瘾的机理与危害，激发其为自己、家人和社会而戒毒的动机。

2. 沉思期

处于沉思期的患者会想到戒毒，但是内心仍处于矛盾状态，在"想戒"与"不想戒"之间徘徊。他们知道吸毒的危害和戒毒的好处，希望戒毒，但也意识到了戒毒过程中会出现的一些困难和阻碍（例如，想到复吸的经历，对成功戒毒缺乏自信；想到社会的不接纳和家人的不信任，低估戒毒的价值等）。因此，对于处于沉思期的患者，干预策略是将其矛盾心理正常化，通过对戒毒和复吸的利弊进行分析，引导患者由矛盾的心理状态转变为倾向于戒毒；通过皮格马利翁效应、替代学习理论和榜样的力量等理论和方法，增强患者的戒毒信心；通过高峰体验等活动，增强患者的自我效能。总之，对处于沉思期的患者，需进一步帮助其进行思考，权衡戒断的利弊，增强戒毒动机，促使其下定决心戒毒。

3. 准备期

患者一旦决定戒毒，便进入了戒毒的准备期。在这一阶段，咨询师应引导患者设定切实可行的戒断目标和生活目标，通过 NLP 技术进行目标实现过程的心理预演，让患者获得面对困难和战胜困难的心理体验及成功达成目标的意象，进一步增强其戒毒信心。在增强信心的基础上，引导患者制定戒毒计划，并引导其做出公开的承诺，以坚定戒毒决心，强化戒毒动机。

4. 行动期

患者自行减量、丢掉毒品或吸毒用具、自觉远离吸毒群体等，则意味着他们进入了戒毒的行动期。此时，咨询师需要协助患者将戒毒计划细化为更便于操作的行动方案和每日行动计划，让患者了解咨询机构的联系方式，以便患者随时得到支持。患者出院（所）后的最初几周，是考验患者是否戒断的关键时期。在出院（所）后，患者会重新面临来自毒友、毒品的诱惑或其他危险因素，部分患者可能在出院（所）后的一个月内发生复吸。如果患者能够在这一关键时期内保持操守，则复吸的概率会明显下降。因此，在这一阶段，咨询师要和患者保持密切的联系，鼓励患者与家人沟通，增进相互理解，改善彼此间的关系，营造和谐与有利于保持操守的家庭环境。咨询师还应注意了解患者在保持操守过程中所面临的困难，协助患者端正态度和想法，及时调整行动方案，应及时对患者的努力予以认可，对其操守行为给予及时的肯定和鼓励，帮助患者巩固戒毒动机，坚持操守。

5. 维持期

坚持远离毒品达 6 周以上，则意味着患者进入了维持期。这一阶段，患者已经形成了新的生活方式和行为，对保持操守有了较强的自信，不会轻易受诱惑而导致复吸。因此，帮助患者巩固操守就成为这一阶段工作的关键。在此阶段，咨询师和患者共同讨论心理调节与自我管控等方案；通过对处理家庭关系及其他人际关系的指导，帮助患者建立并巩固支持性的社会网络，预防和正确应对外界诱惑。同时，咨询师还应对患者的戒毒成绩给予肯定和鼓励，提升患者的成就感，稳固患者坚持戒毒的动机和行为。

6. 复吸期

操守行为的形成并非易事，患者很可能通过多次尝试才能成功戒断。在戒毒过程中，即便是处于行动期或维持期，也可能会倒退到更早的阶段，出现复吸，即进入复吸期。咨询师应及时帮助患者回顾和总结之前成功戒断的经验，鼓励并协助患者总结偶吸或复吸的教训，指导其调整行动计划，激励患者重新回到戒毒的正道上来。

在上述六个不同阶段中，咨询师均应从患者所处阶段的特点及其实际需要出发，采取相应的干预策略与措施，激发和强化患者的戒毒动机。

（三）技能干预

根据对大量患者的深度访谈和功能分析得知，复吸并不是一个孤立的结局事件，而是一种连续发展的过程。也就是说，复吸的发生不仅是指患者出现再次使用毒品的行为，也包括患者在再次使用毒品之前出现的各种危险因素。由此可见，复吸的发生发展过程是一个事件链（图4-3），打破其中任何一环，均有助于预防复吸。由复吸过程事件链可知，患者常常因负性生活事件（如离婚、失恋、与家人发生冲突、失业等）而导致出现情绪和压力问题；由于情绪或压力问题，患者会做出与复吸貌似无关的决定（如找毒友来缓解情绪），但又不可避免地与触发因素相遇（如受到毒友的诱惑、唆使），进而在脑子里冒出复吸的借口（"最后再吸一次""只吸一次没关系"），从而出现毒品渴求的症状；在这些触发因素的影响下，患者会继而采取寻求毒品的行动（如与毒贩联系以获取毒品），如此则复吸在所难免。

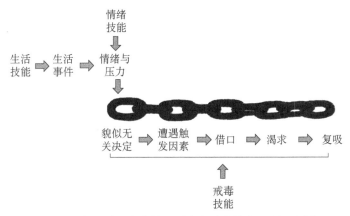

图 4-3　复吸过程事件链及预防复吸的技能干预示意图

由此可知，为了避免患者出现复吸的不良后果，戒毒心理工作者应致力于帮助患者掌握复吸事件链条上各个风险环节的预防和应对技能。①生活技能。在实际工作中，可从源头抓起，通过促使患者提高生活应对技能（如沟通技能、问题解决技能、时间和金钱管理技能），对生活进行合理规划，预防负性生活事件的发生。②情绪技能。通过情绪调节及压力应对的技能训练，帮助患者预防不良情绪的产生，学会应对压力和进行情绪调节。③戒毒技能。通过一系列戒毒技能的训练，帮助患者学会做出安全决策，避免与触发因素相遇；掌握科学的拒绝技能，拒绝毒品及他人的诱惑，远离危险及敏感场所；回顾自己的生活目标和戒毒目标，思考吸毒的危害和戒毒的好处，预防和应对复吸借口；掌握对渴求的应对技能，战胜渴求。

对患者进行技能训练时，主要运用认知行为治疗（cognitive behavior therapy，CBT）、正念防复发治疗、失落循环模型和心理调节等理论与方法，让患者学习和掌握生活、情绪和戒毒的技能。在实际操作中，咨询师可以通过活动激发患者学习上述三大技能的兴趣；通过结构化的开放式提问、讨论、活动、理论讲授、技能演练、分享、交流、布置作业等方式，让患者了解技能训练的基本理论，掌握常见风险的预防和应对技能。此外，咨询师还可运用本书所提供的若干工具表，与患者共同分析、演练，并可作为患者在现实环境中参考和应用的有效工具。需要注意的是，技能干预应该在处于戒毒准备期的患者中进行。

（四）脱敏干预

曾经有毒品使用经历的患者往往会对毒品、毒具、吸毒环境、毒友等相关线索敏感，遇到这些线索的刺激可诱发复吸借口。如果患者不能从心理上压倒借口、正确应对接踵而来的渴求，就会出现复吸。这种现象的本质是患者过往的吸毒经历在神经系统里积累了大量吸毒记忆，包括信息、感受、感觉和信念，使患者处于敏感状态（被敏化），遇到敏感的线索即可导致过敏反应。如果患者不能淡化或擦除这些记忆，则会经常性地隐隐地想毒品，这种现象被称为慢性渴求。一旦遇到致敏线索则会激发急性渴求，包括激烈的心理和生理反应、身心不适等。患者感觉到如果不使用毒品，自己难以熬过去。因此，咨询师需要采用心理学技术帮助患者淡化或擦除这些记忆，以降低对线索的敏感程度。

在 MSDE 干预模式中，根据记忆再巩固理论与提取-消退模式，咨询师可以采用改编的 EMDR（眼动脱敏与再处理）技术、内观、催眠疗法以及 NLP 中改变经验元素的技术，编制成团体干预方案，激活患者的吸毒记忆，并在记忆再巩固时间窗内进行干预，使患者对过往吸毒记忆的信息量与感受强度得以消退。在实际操作方案中，咨询师既可以单独应用 EMDR 技术，也可以将其与内观疗法结合使用，在引导患者进行内观来觉察身体记忆的同时进行双向刺激。此外，咨询师也可以单独应用催眠疗法和 NLP 中改变经验元素的疗法。多年来，在使用不同类型毒品的患者中开展脱敏干预的实践表明，单独采用一种疗法脱敏，患者可能会感觉单调乏味，容易出现疲劳，综合运用上述四种方法则可以提高患者的治疗参与度，改善脱敏干预的效果。

（五）心理能量干预

在 MSDE 干预方案中，心理能量干预的主要内容包括增强戒毒患者个体心理正能量、家庭支持的正能量和社会支持的正能量。

1.增强个体心理正能量

戒毒患者往往对自己和外界持有许多负面观念与情绪。因此，首先需要通过情绪处理方法，帮助他们释放负面情绪。咨询师可通过多种方法转变他们的信念和价值观，使其免于自暴自弃，找到努力的方向；通过积极心理学的理论和方法，让患者认识到自己的优点、优势、能力、潜能、美德等值得肯定的方面，改换他们对自己的负面标签，使他们接纳自我，提高自尊和自信，增强向正确方向迈进的动力；通过幸福学的理论和方法，让他们转变幸福观，认识到什么是真正的幸福，促进他们步入真正幸福的轨道。此外，大多数患者在吸毒前有情绪问题或人格问题，有积累多年的心理创伤，咨询师可以通过表达性艺术治疗等综合性治疗技术，让患者用艺术、叙事等方法释放内心对于负面事件的信息、情绪和感觉；通过 NLP 中改变经验元素的方法，帮助患者淡化对负面事件的感受与记忆；通过内观疗法帮助其觉察和释放负面的情绪感受与躯体感觉。总之，咨询师可从多个方面出发，采用多种心理治疗技术，帮助患者修复心理创伤，促进其心理成长，增强心理正能量。

2.增强家庭支持的正能量

多数患者在吸毒前家庭关系就出现了问题，吸毒则会导致家庭问题恶化。这些家庭问题与家庭成员的成长经历有关，如果家庭成员的自我价值感和自尊水平不高或有较多的心理障碍，就可能采用消极的防御机制和非一致性的生存姿态，不能进行一致性沟通，不能准确感知对方的需要和感受，不能对其他家庭成员传递的信息予以正确反应（如不能理解对方的感受和想法，不能做出恰当回应）。如此这般，就会导致沟通障碍、家庭矛盾、情绪障碍、负面观念（如"他不在乎我"），久而久之，便会加剧家庭矛盾，最后导致家庭结构出问题（如非平衡的三角关系）。在这样的家庭中，患者难以获得安全感和被支持感，也难以感受到温暖和爱；患者的吸毒或复吸行为会对家人造成伤害，常见的有家人出现愤怒、恐惧、紧张、失望、悲伤、绝望、无助等负性情绪；家人可能开始对患者采取唠叨、严加看管、责骂、过度关注等手段，在言语、态度、眼神中可能流露出对患者的不信任。在这样的家庭环境中，患者可能会失去戒毒的动力，最后甚至自暴自弃。因此，可以通过家庭治疗帮助家庭成员提高自尊水平，让他们了解彼此的内心需要和内在"冰山"，勇于、善于沟通，消除心理障碍或隔阂，进而提高患者戒毒的家庭支持度。在实际操作中，第一，咨询师可通过萨提亚家庭治疗模式中的曼陀罗活动增强患者与家庭成员的自尊；第二，通过需求层次理论、萨提亚的内在"冰山"理论与活动，使患者了解家庭成员的内心需要、渴望、期待、感觉和感受，增进他们与家人之间的相互理解；第三，通过萨提亚的六大成分（看到听到了什么？产生什么信念？感觉到什么？有什么感受？采用了什么规则？启用了什么防御机制？）分析，引导患者找到产生家庭矛盾的根源，让患者意识到如何减少矛盾的产生；第四，通过生存姿态（或模式）的活动，帮助患者了解不同的生存姿态所产生的效果，学习和练习表里一致的沟通方式；第五，通过小物件家庭系统排列，引导患者找到家庭问题和吸毒的症结，化解家庭矛盾，修复其与亲人之间的关系，提升其家庭、家族亲密度和主观家庭支持度。总之，其目的在于通过一系列家庭治疗，修复或加固患者与家人之间的心理纽带，提高其连接感和家庭支持感，增强来自家庭及家族支持的正能量。

3.增强社会支持的正能量

社会的关注和肯定可使患者渴望被接纳、被认可的心理需求得到满足，对于患者坚持操守具有促进作用。因此，咨询师须通过连续性激励和列联管理的方法，增强患者的社会支持感，进而增强促使其坚持戒断的正能量。

三、MSDE 干预模式的操作流程

MSDE 干预模式中的四个部分是相互联系、相互影响的。患者的戒毒动机若得到激发和强化，将有助于增强其接受技能干预、脱敏干预和心理能量干预的动力。这三种干预又能增强他们的戒毒信心，强化戒毒动机。因此，MSDE 干预模式的四个部分应切实有序地进行。

大量实践经验证明，戒毒患者常常会有很多负面的信念和情绪。这些负面信念和情绪往往会使患者抱怨或抵触管理，阻碍患者接受正面的教育。咨询师在操作过程中如果首先进行心理能量干预，将有利于后续的动机、技能和脱敏干预的实施。为此，建议咨询师在实际工作中按以下步骤实施。

1）开展个体或团体心理能量干预，增强患者的正能量。

2）开展动机干预，激发、强化患者的戒毒动机，帮助患者制定戒断和生活目标，通过相关干预活动引导患者进行应对困难和挑战的心理演练，从而坚定其戒断的信心、决心和动力，使其做好戒断的心理准备。

3）开展技能干预，让患者掌握预防和应对负面事件与情绪的生活技能、情绪管理技能；掌握应对毒品诱惑、复吸借口和渴求的戒毒技能，以及进行安全决策和制定通用戒断计划的技能。

4）开展脱敏干预，使患者对过往吸毒记忆的信息量和强度减弱或消退，从而降低对毒品相关线索的敏感程度，降低对毒品的渴求水平。

5）开展家庭治疗，对患者家属开展戒毒患者管理和帮教方法教育，改善患者与家人之间的关系，改善管教方式，加强患者与家人之间的相互理解和相互支持。

6）开展融入社会的心理干预，采用连续性激励、列联管理或技能训练，提高患者的社会支持度。

除患者需要接受医学戒毒之外，患者及其家庭成员还需要接受中、长期的深度心理治疗，促进患者和家庭成员的心理成长，进一步增强患者及其家庭的正能量，帮助患者早日步入奋发向上的正道，在家庭和社会里发挥积极作用，获得应有的成就感、价值感和幸福感，并促使其长期保持操守。

第五章　咨询关系的建立①

一、目标

1）心理咨询师与患者之间建立良好的治疗关系。

2）构建治疗团体，形成良好的治疗氛围。

3）明确治疗目标。

4）强化团队关系，增强团队凝聚力。

二、主要理念

咨询关系是心理咨询师与患者之间形成的一种独特的、有建设性的，相互理解、相互信赖与接纳、彼此坦诚相待的帮助关系或合作伙伴关系。咨询关系建立在信任、理解、情感交流和理智的基础上。良好的咨询关系是心理咨询工作开展的基础，是进行讨论、解释和指导的背景。良好的咨询关系本身具有治疗作用，同时也有利于提高沟通质量，减少咨询阻抗。

咨询关系的建立是咨询师和患者相互作用的结果。这种关系既与咨询师有关，亦与患者有关。咨询师的理念、态度、方法、人格特征以及患者的咨询动机、合作态度、期望程度、行为方式等，均与咨询关系的质量有密切关联。咨询师应有扎实的心理理论基础，掌握多种心理治疗方法和技术，尤其是要掌握成瘾患者的心理特点和戒瘾心理治疗理论与方法。除此之外，还应具备理念正确、自信、谦和、乐观、善于沟通、敏锐灵活、对人有基本的信任、充满关切与爱护、有识他人长处的慧眼等特质。在咨询关系的建立中，给患者以温暖、尊重、真

---

① 本章作者：王增珍。

诚、积极关注、共情等基本心理技术（特别是共情）的展现，是建立良好咨询与治疗关系的必要条件。在团体心理治疗中开展活动，引导互动、互助关系的形成，必将有利于形成安全、信任的治疗氛围。

三、计划

1）相互熟悉，建立信任感。
2）团队建设。
3）讨论治疗目标与期待。
4）强化团队关系。

四、操作方案

（一）相互熟悉，建立信任感

目标：让咨询师和患者、患者和患者之间彼此认识与熟悉，形成团队，提高团队成员相互接纳和信任的程度。

活动一："破冰"

方式：①咨询师自我介绍，并介绍本阶段进行的心理治疗内容；②要求各团队成员之间相互打招呼、握手（或一起听音乐、舞动身体，同时相互打招呼）。

引导语：大家好，我先向大家做自我介绍。我叫××，是××单位的一名心理咨询师，主要负责这次心理治疗活动。本阶段的心理治疗内容是关于……现在，请大家相互打招呼、握手（或一起听音乐、或舞动身体，咨询师走到每位成员面前打招呼）。

活动二：相互熟悉，加深印象

方式：①制作简易桌签。每人拿到一张 A4 大小的白纸，将纸折叠成三折，在中间写上自己的名字，作为简易的桌签。②"滚雪球"。可从某一位团队成员开始进行自我介绍（包括自己的名字或昵称、爱好、优点、特长等）。自我介绍完毕后，由下一位成员重复前一位成员的自我介绍内容，然后继续进行自我介绍，依此类推，并引导组员表示欢迎。

引导语：请每人拿一张 A4 白纸，将这张纸折叠成三折，在中间的部分写上自己的名字，作为简易的桌签。请从×××开始进行自我介绍。请你向大家介绍自己的名字（或昵称）、爱好、优点或特长等。例如，"大家好，我叫×××，来自××。我的爱好是×××，我的优点是×××，我的特长是×××"。在×××自我介绍后，请下一位成员重复他（她）的名字、优点或特长等，然后继续往下进行自我介绍。每一位成员介绍完毕之后，请大家以鼓掌或摇手的方式向他（她）表示欢迎、感谢和欣赏。

小结要点：归纳患者的优点或特长，肯定患者的良好本质和表现，对患者选择参与心理治疗的行动表示肯定和赞赏。

活动三：提升信任度

方式：1）通过"导盲"的方式增强团队成员之间的信任感。具体方式如下：①两人为一组，自由组合。一人蒙上眼罩，另一人负责保护，带领他（她）行走和穿越障碍。②在活动过程中，穿越障碍或上下台阶时只能用肢体语言进行提醒，即事先约定提醒的方式，如上台阶前拍拍大腿，下台阶拍拍小腿等（可以直接利用室外场地作为活动场所，也可以在较为宽敞的室内摆放一定的障碍物作为活动场所）。

2）活动结束后，请每位成员分享感受。

引导语：下面我们要进行一个"导盲"的活动，具体方法是……（介绍活动流程）。现在，请大家自由结组找好自己的伙伴。请注意，扮演"盲人"的朋友要真正融入这个角色，体验自己得到帮助的感受；扮演"导盲人"的朋友要高度负责，体验自己帮助别人的感受。强调一下，大家在活动的过程中不能说话，只能用肢体语言进行交流。

现在由我在前面领队，大家跟着我向前走。

（活动结束后）请大家分享对这次活动的感受。（感受分享）

小结要点：归纳患者分享的感受，指出"盲人"在活动中逐步进入放松状态，感受到安全和温暖，提升了对他人的信任度；"导盲人"不但感受到被信任的快乐，自我的价值感也得到提升。这说明帮助他人，成为有用、有价值的人是快乐的。

（二）团队建设

目标：构建治疗团队，形成共同信念和正面的心理期待，增强凝聚力和提高正能量，营造良好的治疗氛围。

基本思想：进行心理治疗之前，必须营造一个正向的心理氛围。请团队成员群策群力为团队制定积极向上的名称和口号，可以凝聚正能量，增强团队的凝聚力，形成正面的共同信念和心理期待。在每次心理治疗开始前，重温团队名称、口号和形象展示，可以迅速形成良好的治疗氛围，使患者能够很快地进入接受治疗的状态。制定相应的团体活动规则，让患者体验到被尊重和拥有安全感，集中精力和咨询师一起按计划开展各项活动，使患者在不知不觉中找回自信，形成融洽的关系，从而获得归属感。同时，要让患者了解整个治疗计划，包括各种活动的内容、时间、地点等具体安排，便于患者做到心中有数，积极参与。

活动一：选举组长

方式： 发动团队成员，通过民主的方式选举组长。

引导语： 让我们通过民主的方式选出自己信任的组长，协助老师为大家服务。首先请大家看看团队中的每位成员，然后请大家举起手。我会从"3"开始倒数，当我数到"1"的时候，请大家把手指向你自己信任的那个人。如果你觉得自己能胜任，可以承担组长的职责，那么你也可以指向自己。

现在请大家举起手。3，2，1！（组员选举）请大家保持手的姿势，不要放下，我来清点票数。（清点票数）×××的票数最多，×××，你愿意为大家服务吗？（组员回应表示同意）让我们为×××鼓掌，感谢他愿意为团队服务。

活动二：团队命名

方式： 发动团队成员提出备选方案，通过民主的方式（如举手表决）为治疗团队命名。

引导语： 请大家共同为我们的团队起一个积极向上的名字，作为大家共同的标志。（组员讨论队名，适当引导使确定的团队名称积极向上）

活动三：确定团队口号

方式： 仍然采用民主的方式。

引导语： 请大家共同为我们的团队确定一个响亮的口号，作为鼓舞士气、提升正能量的工具。（组员讨论口号，咨询师适当引导，保证口号与队名匹配）

活动四：设计团队形象

方式： 发动团队成员设计团队形象展示方案，通过民主的方式（如举手表决）确定团队形象的展示方式。

引导语： 请大家在组长的带领下设计一套和队名、口号相匹配的动作，以此展示团队形象，提升团队士气。（组员进行形象设计）

请各组在组长的带领下，呼喊队名、口号，进行形象展示。（形象展示）

活动五：制定团队规则

方式： 动员团队成员集思广益，制定团队活动的规则和奖惩办法。

引导语：大家都知道，"没有规矩不成方圆"，如果我们每一位团队成员都希望能在心理治疗活动中有所收获，就需要制定一些规则（如保密等）。现在请大家集思广益，制定团队活动规则和奖惩办法。（组员制定规则，咨询师适当引导，尽量让规则全面）

活动六：介绍治疗设置

方式：咨询师介绍心理治疗总体安排（包括治疗的目的、意义、内容、方法、时间与地点等）。

引导语：现在向大家介绍治疗的总体安排。本次治疗的目的是×××，有×××意义，内容包括×××，主要方式有×××，治疗时间为×周，每周×次，每次×小时。治疗地点在×××。

（三）讨论治疗目标与期待

目标：了解患者的治疗目标和期待，咨询师即可根据患者的目标与期待对治疗方案进行适当的调整，以便获得良好的治疗效果。

基本思想：治疗目标是心理治疗的航向标，是由团队成员共同制定的治疗目标，因此它必然会产生一种引导大家走向目标的力量。同时，治疗目标也是检查心理治疗是否出现偏差的标尺。因此，共同制定目标是一个必不可少的过程。此外，每位参加心理治疗的患者都会有各自的期待（如希望发生或不发生什么事情、获得解决问题的方法等），了解每位患者的期待或愿望，能使咨询师更好地引导和帮助他们，获得双方满意的治疗效果。

方式：共同探讨。

引导语：大家参加本次心理治疗，希望达到什么目标？有什么期待？请大家都谈一谈。（讨论）

小结要点：对患者提出的戒毒目标与生活目标表示肯定和欣赏。如果某些患者设置的目标不够明确或不太切合实际，咨询师首先应该表示充分理解，然后鼓励和引导患者设想较具体的目标。

（四）强化团队关系

目标：通过团体的互助性活动，进一步缩短患者彼此之间的心理距离，强化患者之间的心理联结，形成关系密切的治疗团体。

活动："互助互爱"

方式：①全体成员排成一队或围成一圈，后面的成员给前面的成员揉肩和背部的腧穴（主要在脊柱两侧），交替拍打两肩和肩胛骨。3 分钟后，全体向后转，继续进行互相拍打与按摩。②活动结束后，请每位成员分享感受。

引导语：请大家排成一队（或围成一圈）。请后面的组员将手搭在前面组员的肩上，给前面的组员揉肩、交替拍打肩部，按摩脊柱两侧，再交替拍打肩胛骨。（2—3分钟后）全体向后转，按上面的顺序进行。

（活动结束后）请大家分享在这次活动过程中的感受。

小结要点：归纳患者的感受，指出"相互给出一点爱，感觉会更美好，心理更亲近"，并告知患者这也是一种有效的心理治疗措施。

（五）分享感受和总结

方式：①团队成员分享感受；②咨询师对本次心理治疗活动进行回顾和总结。

总结要点：回顾本次心理治疗的内容，对患者分享的感受进行总结，肯定患者在治疗过程中的良好表现。对大家在今后的治疗活动中要积极全程参与、遵守规则等提出希望。

（六）布置作业

方式：要求患者回忆自己在没有接触毒品之前的生活，把当时的生活状况和目前的感受写下来。咨询师要向其强调完成作业的重要性，并说明在下一次治疗活动中将针对布置的作业内容进行交流和讨论。

引导语：给大家布置一个作业，请大家回忆自己在接触毒品之前的生活，并将你当时的个人、家庭等生活情况和现在的感受记录在自己的笔记本上。每一次的作业对于我们实现戒毒目标都是非常有意义的，可以帮助我们深入思考和掌握学过的内容。因此，希望大家能够按时完成。下一次活动中，请大家把作业本带来，我们将针对这次作业进行交流和讨论。

不知不觉，今天的活动已经接近尾声，请组长带领组员呼喊队名与口号。活动到此结束，期待下次再见！

（七）准备道具

道具包括：暖场音乐；A4大小的白纸若干（用于制作桌签）；眼罩（用于"导盲"活动）。

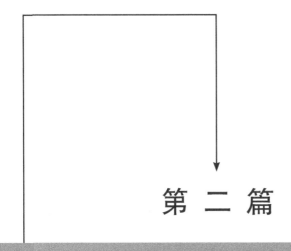

第 二 篇

戒 毒 动 机

第六章　沉思前期的动机激发[①]

一、目标

1）让患者认识到吸毒的危害，觉察到吸毒行为与实现个人目标之间的矛盾，促使他们思考和权衡行为改变的利弊。

2）激发患者的戒毒动机。

二、主要理念

患者从沉溺于毒品到保持戒断状态是一个需要咨患双方付出艰苦努力才能抵达的过程。我们可以根据患者的特点和心态将这个过程划分为几个阶段，以便根据他们的状况开展有针对性的心理干预。普罗查斯卡和迪克莱门特（Prochaska & DiClemente，1992）认为，成瘾行为转变的阶段可划分为沉思前期、沉思期、准备期、行动期、维持期、复发期，为心理干预提供了有价值的导向。当患者处于前两个阶段时，可通过引导患者意识到吸毒行为对其生活、工作、家庭等方面产生的负面影响，以权衡行为维持与改变的利弊，帮助患者萌发和提高戒毒动机；当患者处于后三个动机阶段时，可通过鼓励建立社会支持系统、提高患者自我效能等帮助其巩固戒毒动机。患者所处的阶段是动态变化的，了解他们所处的阶段后，除根据相同阶段的患者共性的问题进行动机访谈之外，还需要找到患者个性化的、愿意去做出行为改变的真正动机。有研究者（West R & Brow J，2013）建议给患者施加其最大的可容忍"压力"，迫使他

---

① 本章作者：王增珍，谌丁艳。

们做出改变，比如，引导患者思考他最在乎的是什么，如果继续吸毒会对最在乎的东西有什么负面影响等。只有找到患者的内驱力，才能使他们在漫长的戒毒路上有持续改变的动力。

促进患者萌发和提升戒断动机，有多种方法。由美国心理学及精神医学教授米勒和英国心理学家罗尔尼克（Miller & Rollnick，2013）创立的动机访谈（motivational interviewing，MI）技术是重要的方法之一。MI 通过独有的面谈原则和谈话技巧，协助人们认识到现有的或潜在的问题，从而增强其改变的动机。MI 的基本精神是接纳、至诚为人、合作与唤出。咨询师需要认识到患者的绝对价值，与他们产生共情，支持其决策的自主性，肯定他们值得肯定的方面，设身处地地为他们着想，和他们合作并唤出他们想改变的动机。贯穿 MI 的五种基本沟通技术是询问开放式的问题、肯定、反映式倾听、小结与提供建议。采用 MI 与患者一起工作的全过程共有 4 个步骤：①导进，即与患者建立心理联结和咨询关系；②聚焦，即在访谈中将谈话内容集中到解决某个特定问题的方向上；③唤出，即引出当事人对自己改变的动机；④计划，即发展对改变的承诺，制定具体的行动计划，唤出是 MI 的核心部分。

处于沉思前期的患者是指那些还没有考虑改变自身吸毒行为的个体。处于这一阶段的患者往往是由于尚未认识到吸毒行为所造成的不良后果，因而没有戒毒的打算。例如，部分患者虽然被送入戒毒机构接受治疗，但他们仍然处于"乐于"吸食的状态，并没有意识到自己的行为有问题，因此根本没有考虑改变吸毒现状。此外，有些处于沉思前期的患者由于尝试过戒毒但失败了，继而放弃努力，以致回避自己所面临的吸毒问题，不愿思考或改变自己的吸毒行为。对于沉思前期的患者，工作的重点是促使他们进行思考，获得并强化对吸毒危害的认知，觉察和关注自身吸毒行为所带来的问题，进而激发他们产生戒毒的动机。因此，咨询师应为患者提供相关的信息，促使他们关注自身的吸毒问题，认识吸毒行为对个人、家庭和社会造成的危害，引导他们进行利弊分析，促使他们对是否改变自己的吸毒行为进行认真的思考。

三、计划

1）引导患者对吸毒行为进行利弊分析。

2）提供毒品危害的相关信息。

3）引导患者对吸毒问题进行损益评价。

4）引导患者认识吸毒与个人价值观之间的矛盾。

5）引导患者认识吸毒与个人期望、重要家人期望和生活目标之间的矛盾。

四、操作方案

（一）开场

方式： 组织团队成员高呼队名、口号和展示团队形象。

（团队风采展示）

（二）上次内容回顾及作业交流

方式：

1）回顾上次治疗活动的内容。

2）交流和讨论上次布置的作业（回忆自己在接触毒品之前的生活），再引入本次治疗活动的主题。

引导语：

现在请大家回顾一下上次活动的内容。（组员回顾上期活动内容）

上次布置的作业是"回忆自己在接触毒品之前的生活"。请每位组员和我们一起分享和交流自己的作业。（组员分享和交流作业内容）

小结要点： 根据患者分享和交流的内容，对患者"在接触毒品之前的幸福生活"进行归纳，引导患者产生对过去没有接触毒品时的正常生活的怀念。

（三）引发思考

目标： 引导患者思考吸毒行为的利弊，促使患者觉察自身吸毒行为造成的不良后果。

活动一：利弊分析

方式：

1）提问与讨论。采用 MI 中的基本技术与组员互动。

引导语： 你们花了那么多的钱购买和吸食毒品，我想知道，你们获得了哪些好的方面？有没有不好的方面？不好的方面有哪些？（讨论）

2）完成吸毒利弊对照表。组织团队成员共同填写吸毒利弊对照表（表6-1），并根据填写内容进行归纳和总结。

表 6-1　吸毒利弊对照表

吸毒的好处			吸毒的坏处		
个人	家庭	社会	个人	家庭	社会

引导语：刚刚你们谈到了吸食毒品有得有失，请你们共同填写这张吸毒利弊对照表，就吸毒对个人、家庭、社会的好处与坏处进行归纳。大家共同来总结吸毒带来了哪些好处和坏处，组长可以指派一个代表来填写。

小结要点：根据吸毒利弊对照表归纳吸毒的利弊，着重强调患者的吸毒行为对个人、家庭、社会造成的危害。

3）再进一步提问、分享和回应。根据吸毒利弊对照表，向患者再次提出问题，根据患者的分享，及时进行回应，引导患者认识到吸毒的危害。

引导语：对比吸毒的好处和坏处，你有什么感想？（组员分享感想）

如果你尝试戒掉毒品，发生的最糟糕情况会是什么？（讨论）

如果你继续使用毒品，你觉得自己三年后会怎么样？（讨论）

小结要点：归纳患者的分享，重点强调吸毒行为带来的严重不良后果。

活动二：知识灌输

方式：①介绍毒品对健康的损害；②请每位组员分享感受。

引导语：大家知道毒品对健康有损害，对哪些系统或器官有损害？损害的机制是什么？我想向大家介绍一些有关的知识。（介绍毒品的危害，重点介绍毒品对神经系统的危害）

大家学习了毒品危害的知识后，有什么想法？有什么感受？对于毒品和健康，怎样评价它们对于自己的重要性呢？（组员分享感想）

小结要点：归纳患者分享的想法和感受，引导患者树立正确的健康观，强化他们对毒品危害性的关注。

活动三：损益评价

方式：

1）提问与讨论。从短期和长期的角度，共同分析吸毒的利弊。

引导语：从短期来看，吸毒对你们有什么好处？对你们有什么坏处？（讨论）

从长期来看，吸毒有什么好处？给你们带来了什么困扰、损失、麻烦或痛苦？（讨论）

2）填写"吸毒损益评价表"（表6-2）。

表6-2　吸毒损益评价表

吸毒	短期	长期
好处		
坏处		

引导语：请大家共同填写这张"吸毒损益评价表"，分别从短期和长期的角度，就吸毒的好处和坏处进行归纳。

3）觉察自动思维。

引导语：请大家用2—3分钟的时间，一起看着这张"吸毒损益评价表"，觉察脑海中自动涌现出的想法。如果你有任何想法闪现，请和大家分享。（组员分享感想）

小结要点：归纳组员的分享，着重强调从短期角度来看，吸毒所带来的好处极为有限，而且也有不少坏处；而从长期角度来看，吸毒完全没有好处，反而有很严重的危害。

4）深度探讨。根据"吸毒损益评价表"，继续向患者提出问题，并根据患者的分享进行回应。

引导语：请大家谈谈，对你而言，生活中最重要的是什么？（组员分享）

生活中最令你不能接受的事情是什么？（组员分享）

还有其他什么令你不能接受的？（组员分享）

请你们在这张"吸毒损益评价表"中找一找，看看有没有你们刚刚提到过的内容？（讨论）

小结要点：针对患者的分享内容进行归纳总结，着重引导患者关注吸毒危害中的那些最使其困扰、最令其不能接受的部分，指出吸毒只能带来短时的欢愉，却要付出极大的代价。同时，鼓励患者今后在面临复吸风险时，要积极采取损益评价的方法理性做出决策。

（四）触及心灵

目标：觉察和思考吸毒行为与个人的价值观、期望和目标之间的冲突，进一步激发其戒毒动机。

活动一："无奈丢失"

方式：通过"无奈丢失"活动，引导患者觉察和思考吸毒与个人价值观之间的冲突，并进行分享。

活动规则：①让患者从"吸毒损益评价表"中找出 5 样对自己而言最重要的人、事或物（如家人、健康、金钱等），并将其誊写在白纸上；②告诉患者，"由于某些原因，你要丢弃其中两样"，然后，要求患者做出选择；③根据患者的选择，要求患者撕去白纸上相应的字样；④重复第二、三步；⑤告诉患者，"由于某些原因，最后一样也必须丢掉"，并要求患者撕去白纸上相应的字样。

引导语：下面，我们将进行一个"无奈丢失"的活动。每一位成员都拿一张白纸，请大家跟随我的引导进行操作，同时觉察自己内心的感受。

首先，请大家从"吸毒损益评价表"中找出 5 样对你而言最重要的人、事或物，如家人、健康、金钱等，并请你们将其写在白纸上。

现在，由于某些原因，需要你们丢弃其中两样。请你们选择其中两样，将它们从白纸上撕下。

现在还剩下三样，但由于某些原因，需要你们再次丢弃其中两样。请你们在剩下的三样中选择其中两样，将它们从白纸上撕下。

现在只剩下最后一样，但由于某些原因，连最后的一样也必须丢弃。请你们将这最后一样从白纸上撕下。

当你逐渐失去了这些对你而言是最重要的一切时，你有什么感受？（组员分享）

小结要点：针对患者所分享的感受进行归纳总结，指出如果继续吸毒，你将会逐渐失去那些对你而言最有价值、最有意义的一切，那时的感受是可想而知的。

活动二：发现差距

方式：1）通过提问、分享和讨论，引导患者发现吸毒所造成的社会地位与个人期望之间的差距。

引导语：当人们提到"吸毒的"（或其他与吸毒有关的消极词语）这个词语的时候，你内心有什么感想？（组员分享感想）

当别人说你是"吸毒仔"（或其他与吸毒有关的消极词语）的时候，你内心有什么感想？（组员分享感想）

2）深入探讨，引导患者发现吸毒行为与重要家人期望之间的差距。

引导语：由于你的吸毒行为，别人刻意疏远你的父母、孩子、爱人，或者在他们背后指指点点，此时你内心有什么感想？（组员分享感想）

当亲人得知你在吸毒时，他们有什么感想？对他们的身心状况有什么影响（如消瘦、枯槁、憔悴、颓唐等）？（组员分享）

当你得知亲人因你吸毒而陷入这些负面身心状况时，你有什么感想？（组员分享感想）

3）进一步探讨，引导患者发现吸毒行为与个人生活目标之间的差距。

引导语：未来3—5年，你最想达到的生活目标是什么？（讨论）

继续使用毒品对你实现这个生活目标有什么不良影响？（讨论）

小结要点：针对患者的分享内容进行归纳总结，引导患者觉察吸毒所导致的社会地位下降、自尊心受损、亲人失望，吸毒对实现个人生活目标的负面影响。

（五）分享感受和总结

引导语：今天我们共同就吸毒行为带来的影响进行了深入的讨论，请大家分享此时此刻的感受。（组员分享）

小结要点：回顾本次探讨的内容，对患者分享的感受进行总结，重点强调吸毒对个人（包括身心健康、价值观、生活目标等）及家庭所造成的危害，促使患者认识到戒毒的必要性。

（六）布置作业

方式：要求患者结合自身的经历，分别从短期和长期的角度，全面地思考吸毒的利弊，据此对"吸毒损益评价表"的内容进行补充。在心理辅导的间歇期间，让患者经常看一看"吸毒损益评价表"，同时对自身的吸毒行为进行反思，体验内心感受。

（七）准备道具

大白纸两张（用于制作"吸毒利弊对照表"和"吸毒损益评价表"）；A4纸大小的白纸若干（用于"无奈丢失"活动）；主题为"毒品对个体的健康损害及其机制"的健康宣教材料（如PPT、海报、宣传册等）。

（八）注意事项

1）在活动开展的过程中，不勉强、不强迫，以自然的方式帮助患者自主做出改变的选择。

2）在"引发思考"环节，咨询师在引导和总结时要把握好两个原则：一是避免争辩，要让患者自己认识到使用毒品的坏处远多于好处，从而激发其戒毒动机；二是着重强调有利于戒毒的内容，弱化负面的言论。

3）在"损益评价"活动中，咨询师应引导患者关注吸毒危害中的那些最使其困扰、最令其不能接受的部分，促使患者认识到为了获得吸毒的短期好处而必须付出的极大代价，同时，鼓励患者在面临高危情境时积极采取损益评价方法予以应对。

4）在"知识灌输"环节，咨询师在着重强调毒品危害的同时，也要让患者认识到成功戒毒的可能性。正确的健康宣教应该是让患者同时认识到毒品的危害以及戒毒的意义与价值，而不是让他陷入"无药可救"的绝望境地。

5）在"触及心灵"环节，所讨论的部分话题可能会触及患者的自尊心。咨询师要强调外界对吸毒的说法实际上是针对吸毒行为的，避免患者心理受伤，注意对患者的保护。

6）在引导患者对吸毒的利弊进行客观分析的过程中，他们会逐渐萌生戒毒的想法，这些想法就好比是可以燎原的"星星之火"。此时，咨询师的职责就是要呵护好这个"火种"，对其进行反复的强化，以此激发患者的戒毒动机。对于尚未有戒毒动机的患者，咨询师也无须操之过急。这些患者或许尚未做好接受治疗的准备，咨询师可以继续按计划开展团体治疗活动，利用团队整体的正向氛围感染他们，引导他们逐渐参与并融入治疗活动中。

第七章　沉思期的戒毒信心和动机提高[①]

一、目标

1）让患者认识到成功戒毒的可能性。

2）让患者意识到自身的潜能。

3）提高患者的戒毒信心。

4）引导患者向准备期转变。

二、主要理念

处于沉思期的患者已经认识到戒毒的好处，但同时也考虑到了戒毒过程中可能会出现的困难或障碍。他们会在戒毒的好处和困难之间反复思索、权衡，在思想上会陷入矛盾和不确定的状态之中。例如，患者意识到自己需要在吸毒问题上做出改变，但却因自己或他人的复吸经历而缺乏戒毒的信心，从而反复思虑，难以下定戒毒的决心。对于沉思期的患者，应帮助他们对行为改变进行决策权衡，促使他们做出戒毒的决定，向戒毒准备期转变。因此，咨询师应让患者认识到自己处于"戒还是不戒"这种矛盾状态是暂时的正常现象，促使他们进一步思考戒毒的益处和继续吸毒的危害，从而使其对戒毒的结果做出正确的价值判断。同时，咨询师还应引导患者认识戒毒成功的可能性，并正确认识自身的潜能，从而促使他们挖掘克服困难、促进改变的潜力和资源。

戒毒信心是患者对于自身远离毒品各方面的能力与资源的信念感，是对戒除

① 本章作者：王增珍，王云翠，陈家言。

毒瘾及保持操守的自我效能。研究表明，自信可激励人们去选择和挑战，激发其追求目标的动力，促使其规划必要的时间和付出努力；在面对困难和挫折时，自信也能帮助人们自我激励和努力坚持。对于沉思期的患者，他们的戒毒信心往往会影响其做出改变与否的决策，其强弱则取决于患者对自己戒除毒瘾、坚持操守的能力的认知。如果患者认为自己具备足够的能力和资源，戒毒信心很足，那么他们会倾向于寻求治疗，做出戒毒的决定；反之，则可能会长期陷入思想矛盾状态，甚至可能倒退回沉思前期，回避问题，不愿意做出改变。针对处在沉思期的患者戒毒信心不足的特点，咨询师可以运用皮格马利翁效应、替代性学习等理论和方法，让患者认识到自身具备的戒毒能力和资源，从而帮助他们增强戒毒信心和戒毒动机。

三、计划

1）介绍和讨论战胜困难、超越自我的榜样事迹。
2）讨论吸毒的可治疗性。
3）介绍和讨论成功戒毒的榜样。
4）引导患者思考和评估实现戒毒目标的可能性。
5）引导患者觉察和认识自身的潜能。
6）分析和讨论戒毒的好处和继续吸毒的危害。
7）评估和讨论戒毒的重要性和成功改变的把握度。
8）引导患者自行做出戒毒的决定。

四、操作方案

（一）开场
方式：组织团队成员高呼队名、口号和展示团队形象。
（团队风采展示）
（二）上次内容回顾及作业交流
方式：①回顾上期活动内容；②交流和讨论作业，引入本次治疗活动的主题。
引导语：现在请大家回顾一下上次的活动内容。（组员回顾上次活动内容）

上次布置的作业是从短期和长期的角度，根据自身经历，全面思考吸毒行为的利和弊，请每位组员分享和交流自己的作业。（注：若时间充裕，最好能安排全体组员都进行分享；若时间不多，可选择2—3人进行分享。）

小结要点：肯定患者对待作业和戒毒治疗的积极态度。根据患者的分享，再次强调吸毒导致的长期、严重的危害。

（三）主题引入

目标：引出"办法总会有的""没有不可能"等主题。

活动："诺亚方舟"（或其他具有挑战性的游戏活动）

方式：①三人一组，同时站在一张报纸上，双脚不能踏出报纸以外（允许悬空），保持该姿势3秒钟；②将报纸对折一次，重复上一个步骤；③重复上述步骤，最终以报纸面积最小并站立持续时间最长的小组为胜者。活动结束后，请每位组员分享感受。

引导语：下面我们进行一个名为"诺亚方舟"的游戏，游戏的具体规则是……（咨询师介绍活动规则）

（活动结束后）最终的获胜者是××组，让我们给××组鼓掌！（鼓掌）虽然其他组此次未能取胜，但他们也想到了很多好办法，也很努力，让我们也为他们的努力鼓掌！（鼓掌）

在这次游戏中，每一个小组都有非凡的创意，始终坚持，没有退缩。你们的努力让我感动！接下来，请大家分享自己的想法和感受。（组员分享感受）

小结要点：肯定患者在活动中的表现，强调"只要开动脑筋想办法解决问题，办法就会比困难多；只要下定决心迎难而上，就没有什么不可能"。在分享的过程中，患者可能倾向于从"团结互助"的角度进行思考，而不是从"相信自己""迎难而上"的角度出发进行思考。咨询师在肯定患者分享的同时，注意朝着"办法总会有的""没有不可能"的方向进行引导，以便导入本次活动的主题。

（四）介绍"挑战不可能"的榜样

目标：通过对榜样事迹的介绍和讨论，给患者树立"战胜困难、超越自我"的榜样，通过榜样的力量强化患者对自己的信心。

方式：共同观看尼克·胡哲（N. Vujicic）（或其他模范人物）的图片、视频等资料，并进行讨论。

引导语：在坚持戒毒的道路上，会面临很多困难，如认为不被接纳、不被信任等。然而，有些人虽然在生活中面临着巨大的困难，却战而胜之，走上了成功之路。今天，我给大家介绍一位战胜困难、超越自我的人物，他的名字叫尼克·胡哲。让我们通过视频了解他的事迹（播放视频）。

在尼克·胡哲的故事中，有哪些情节给你留下了最深刻的印象？你对此有何感悟？（分享与讨论）

小结要点：结合榜样人物的先进事迹，对患者的分享进行归纳和总结，引用榜样人物的言语对患者进行激励，凸显"只要勇于战胜困难、超越自我，没有什么不可能""永不放弃"的主题。

（五）认识吸毒的可治疗性

目标：使患者认识到吸毒的可治疗性，帮助患者重新树立戒毒的信心。

方式：引导患者分享和讨论自己以往成功戒断的经历。

引导语：你曾在戒毒后保持操守最长的时间是多长？在那段时间，你是怎样成功做到保持操守的？（组员分享操守经历）

从医学的角度来看，吸毒成瘾是一种慢性脑部疾病。如果你能像治疗和控制高血压、糖尿病等慢性病一样，对吸毒进行治疗和控制，情况将会怎样？（讨论）

小结要点：归纳每位患者都曾经或多或少有过的保持操守的经历，引导患者从个人的操守经历中挖掘有利于戒毒的资源，使患者对吸毒的可治疗性有更进一步的认识，让他们重新树立起成功戒毒的信心。

（六）介绍"成功戒毒"的榜样

目标：以替代性学习理论为基础，向患者介绍成功戒毒者的先进事迹，引导患者回顾自己熟知的成功戒毒案例，通过榜样的力量增强患者的戒毒信心。

方式：①组织患者观看文连平、叶雄、王永进等成功戒毒人士的案例图片、视频等资料，并进行讨论；②引导患者分享和讨论身边的成功戒毒案例。

引导语：要想保持操守、避免复吸，我们必须做到坚持治疗、强化自我管理，并为此付出长期的努力。今天，我给大家介绍几位成功戒毒人物的事迹。和你们一样，他们也曾有过吸毒的经历，但是，他们通过坚持不懈的努力，成功地保持着长时间的操守，至今未再复吸。让我们通过视频，了解他们的事迹……（播放视频）

对于这些成功戒毒的榜样，你有什么感想呢？（组员分享感想）

除他们之外，在你们认识的人当中，有谁曾在戒毒后保持了长时间的操守？他们是怎样成功做到保持操守的呢？（组员分享他人保持操守的经历）

小结要点：结合榜样人物的事例，对患者的分享内容进行归纳与总结，强调"他们行，你也一定能行"。

（七）目标分解

目标：将"终生戒毒"的长期目标分解为易于实现的短期目标，以消除患者的畏难情绪，使其保持戒毒的勇气和信念。

方式：提问与讨论。

引导语：出所（或出院）后，你认为自己能坚持几天不吸毒呢？（组员回应）

三天不吸行吗？达成这个目标后你会有什么感觉呢？（组员回应）

一周不吸可以吗？（组员回应）

一个月不吸行吗？达成这些目标后你会有什么感觉呢？（组员回应）

小结要点：归纳患者的回应（短期坚持不吸毒，他们是可以做到的）。引导患者将终生戒毒的目标分解成易于实现的若干个短期目标，每达成一个短期目标之后会有成功感，这种成功感有利于对实现长期的戒毒目标保持乐观的态度和坚定的信念。此外，告诉患者，每达成一个短期目标就给自己鼓励和奖赏，可以增强继续戒毒的动力。

（八）灌注希望

目标：以皮格马利翁效应理论为基础，向患者表达强烈的信任和肯定，使患者在不知不觉中接受咨询师的影响与暗示，将咨询师的信任和肯定转变为患者的自信和肯定。

方式：围绕戒毒治疗问题向患者提问，引导患者积极讨论。同时，通过言语和眼神、手势等非言语信息向患者表示信任与肯定。

引导语：请大家设想，一个罹患严重慢性疾病（如冠心病、糖尿病等）的患者，如果他（她）既没有得到应有的治疗，也没有做好自我保健，会出现什么后果呢？（讨论）

相反，如果他（她）得到了有效的治疗，并且做好了自我管理，结果又会怎样呢？（讨论）

在座的各位也许没有接受过系统的戒毒治疗，但你们都曾经有过保持操守的经历。有的可能坚持了一天不吸，有的坚持了一周至一个月，还有人甚至可能坚持了更长的时间。这些经历都见证了你们付出的努力和勇气，让我们为自己的努力而鼓掌吧！我相信，如果大家能够接受系统的戒毒治疗和心理辅导，强化自我管理，就一定能够成功戒除毒瘾……

你自己对这个问题怎么看呢？（组员分享）（注：在讨论和分享过程中，咨询师需要时刻通过言语和眼神、手势等非言语信息对患者表示信任和肯定）

小结要点：归纳组员对自己能否戒断的看法，进一步鼓舞患者，让患者坚信只要得到足够的科学治疗，并且实现自我管理，就能够长时间保持操守。

（九）高峰体验

目标：使患者觉察到自身的潜能，提高其自我效能感。

方式：请患者分享曾让自己引以为豪的某件事，并引导患者进行思考和讨论。

引导语：请你回忆自己曾做过的、让自己引以为豪的一件事。请你谈一谈，做好这件事有什么难度？你是怎样克服困难的？（组员分享）

你平时有没有意识到，自己有克服困难的能力和潜能？（组员分享）

当你意识到自己有能力并蕴藏着巨大的潜能时，你有什么感受和想法？（组员分享）

小结要点：针对患者的分享进行归纳与总结，指出坚持戒毒的道路上确实会遇到许多困难，这些困难可能会导致信心下降，是可以理解的。引导患者关注、认识自身蕴藏的潜能，着重让患者思考：对于戒毒过程中所面临的困难，自己可以运用哪些方面的能力与资源予以克服。

（十）引导改变倾向

目标：引导患者思考戒毒的好处和继续吸毒的危害，促使患者权衡利弊，做出决策，向决定改变的方向倾斜。

方式：

1）提问与讨论。分别就继续使用毒品的利弊和停止使用毒品的利弊问题向患者提问，并引导团队成员进行讨论。

引导语：出所（或出院）后，如果继续使用毒品，对你们有什么好处？有什么坏处？如果停止使用毒品，对你们的好处、坏处有哪些？（讨论）

2）填写"继续使用与停止使用毒品利弊对照表"（表 7-1）。

表 7-1　继续使用与停止使用毒品利弊对照表

继续使用毒品		停止使用毒品	
好处	坏处	好处	坏处

引导语：请大家就继续使用毒品和停止使用毒品的利弊进行归纳，共同填写这张"继续使用与停止使用毒品利弊对照表"。

3）觉察想法和感受。

引导语：请大家用2—3分钟的时间，一起看着这张表，觉察脑海中涌现出的感受和想法，并请你和大家一起分享。（组员分享感想）

小结要点：根据"继续使用与停止使用毒品利弊对照表"，归纳并强调继续使用毒品的危害和停止使用毒品的好处都有很多。

4）提问、分享和回应。根据"继续使用与停止使用毒品利弊对照表"，继续向患者提出问题，并根据患者的分享进行回应。

引导语：你怎样看待自己现在的生活状态？你打算保持现状还是做出改变？（讨论）

如果你觉得自己需要改变使用毒品的行为，那么是什么触动了你，使你觉得自己应该做出改变？（组员分享）

"过得好与不好是自己的选择，无论过得怎样，自己要负全责。"你怎样看待这种说法？（讨论）

小结要点：归纳患者对目前生活状态的看法，着重凸显患者分享的内容中那些倾向于做出改变的话语以及希望做出改变的原因，强调患者的责任，并对患者的正确决策表示肯定和欢迎。

（十一）动机评估

目标：引导患者对毒品的重要性和改变的把握度进行评估，以进一步帮助其发现有助于戒毒的条件和资源，促使其做出改变的决策。

方式：

1）让患者对使用毒品的重要性和改变的把握度进行自评（表7-2），并对其自评得分进行分享。

表7-2 动机评估表

使用毒品对你有多重要？	0=完全不重要；9=非常重要									
	0	1	2	3	4	5	6	7	8	9
你对能做出改变有多大把握？	0=完全没有把握；9=非常有把握									
	0	1	2	3	4	5	6	7	8	9

引导语：我给大家发放一份评估表。请大家用2分钟的时间进行思考，根据自己的想法对使用毒品的重要性和做出改变的把握度进行评分。评估结束后，请

大家分享评估分数。

2）根据患者的自评分数，继续向患者提出问题，并根据患者的回应予以反馈。

引导语：你对"使用毒品的重要性"给出了×分，为什么给出不那么高的分数？你是怎样看待吸毒行为的？（注：针对患者的回应进行反馈时，要重点强调患者在回应中关于"毒品不重要""吸毒导致危害"的语句）

为什么你对自己做出改变的把握程度给出了×分，而不是更低的分数？（注：在针对改变把握度的分数提问时，最好是问他"为什么给出高分，而不是低分？"这样问就可以引导患者发现有助于自己改变的有利资源，从而倾向于做出改变的决策。这个问题的提法如下："为什么你对自己做出改变的把握度给了5分，而不是2分？"）

你认为需要多少分才能做出改变？你认为自己需要做些什么才可以帮自己提高改变把握度的分数？（讨论）

小结要点：归纳患者对"使用毒品的重要性""改变的把握度"的自我评估，强调毒品对患者并不重要；对于改变，大家都有一定的把握度；对患者提出的提高改变把握度需要做出的努力予以肯定和赞赏；对患者所担心的问题，也给予理解和给出建议。

（十二）做出决策

目标：引导患者做出戒毒的决定。

方式：

1）讲故事——"皮鞋的由来"（或其他有利于正确决策的故事）。

引导语：下面我和大家分享一个名叫"皮鞋的由来"的故事。很久很久以前，人们都还赤着双脚走路。有一位国王到偏远的乡间旅行，因为路面崎岖不平，又有很多碎石头，他的双脚被硌得又痛又麻。回到王宫后，他下了一道命令，要将国内的所有道路都铺上一层牛皮。他认为这样做不仅仅是为了自己，还可以造福他的人民，让大家走路时不再受苦。然而，即使杀尽国内所有的牛，也筹措不到足够的皮革；而所花的金钱、动用的人力，更不知凡几。虽然这是一件根本做不到，甚至是相当愚蠢的事情，但因为是国王的命令，大家也只能摇头叹息。一位聪明的大臣大胆地向国王提出建议："国王啊！为什么您要劳师动众，牺牲那么多的牛，花费那么多的金钱呢？您为何不用两小片牛皮包住您的脚呢？"国王听了很惊讶，但却即刻领悟了大臣的意思。于是，他立刻收回成命，采纳了这个建议。据说，这就是"皮鞋"的由来。

2）引导患者对所讲述的故事进行思考和讨论。

引导语：听了"皮鞋的由来"这个故事，你有什么想法和感受呢？你认为做出改变是否重要？谁的改变更为重要？（讨论）（注：针对患者的回应进行反馈时，要重点强调患者回应中关于"从自身做起的必要性和重要性"的语句）

小结要点：归纳组员的讨论，指出从"皮鞋的由来"这个故事可以看出，想要改变外部的环境相当困难，但要改变自己则较为容易，也就是说，与其等待环境的变化（如毒品消亡等），不如先从改变自己做起。

3）自我动机表述。唤出患者关于改变的语句，引导患者做出戒毒的决策。

引导语：你是正在思考、打算停止使用毒品，还是打算继续使用毒品？（组员回应）

请你再次阅读"继续使用与停止使用毒品利弊对照表"。对于今后该怎样做，你有什么新的想法吗？（组员分享）

你已经做出戒毒的决定了，我可以这样理解吗？（组员回应）

小结要点：针对患者的想法进行反馈，对患者的戒毒决定表示肯定和赞赏。

（十三）分享感受和总结

方式：①团队成员分享感受；②对本次心理治疗活动进行回顾和总结。（注：要强调分享感受过程中患者说出的有利于改变的语句）

总结要点：对患者分享的感受进行总结，回顾本次内容，对患者做出的戒毒决定表示肯定和赞赏。

（十四）布置作业

要求患者结合自身的经历和想法，思考自己想要怎样的人生，想过什么样的生活，以及自己想要戒断的原因，并完成"预警卡"（表7-3）。

表7-3　预警卡

使用毒品的负面结果	想要戒断的原因

（十五）准备道具

报纸若干（用于"诺亚方舟"活动）；尼克·胡哲、文连平、叶雄、王永进等榜样人物的故事图片、视频等宣教材料；关于毒品成瘾疾病的本质、复发率等内容的医学宣教材料；大白纸一张（用于制作"继续使用与停止使用毒品利弊对照表"）；"毒品重要性与改变把握度自我评估表""预警卡"若干（数量依据治疗人数而定）。

（十六）注意事项

1）尽管沉思期的患者已经具备了一定程度的戒毒动机，但其要求改变的意向并不是十分坚定，戒毒信心也仍显不足。咨询师应当把握好治疗的节奏，不宜操之过急；应当避免争论，不要逼迫患者做出决定。咨询师只需要对患者的信心进行强化，对其要求改变的倾向进行引导，同时也要相信患者能够自行做出正确的决策。

2）本部分心理辅导的内容较多，在实际工作中可考虑分成 2—3 次进行。

3）在回顾上次治疗内容时，若患者记不清活动的内容，咨询师可予以适当的提示。当然，应尽量让患者自行回顾，以加深其印象，巩固记忆。

4）在"诺亚方舟"的游戏环节，要注意患者的安全。如有不适宜进行游戏活动的患者（如身体疾病等），不必勉强。总之，应当在保证安全的前提下，让每个组员都能参与到活动中。

5）在"认识吸毒的可治疗性"环节，多数患者能够完全接受"吸毒成瘾是慢性疾病，可以通过坚持治疗和自我管理得到控制"的观点，但也有些患者可能会对此有所怀疑，或者对"病人"这一提法提出异议。咨询师需要根据医学知识从容应对，并朝着"戒毒信心"的主题进行引导。

6）在引导患者分享个人的操守经历时，无论患者曾经戒断时间的长短（可能是几年、几个月甚至只有几天），咨询师都要用言语和眼神、手势等非言语信息对其表示肯定和鼓励。尽量使用"你保持操守了多长时间？""你是怎样做到成功保持操守的？"等正面提问，同时避免将"复吸"等同于"失败"，使患者在追忆自身戒毒经历时能坚持正确的信念。

7）在引导患者分享戒毒成功的案例时，部分患者可能会提出一些负面的观点（如他人的情况和自己的不同、没有什么参考价值、认为别人在坚持长时间操守后又再次复吸，等等）。咨询师应找出患者和案例之间的共同点，引导患者重视案例中的成功经验，使其看到成功戒毒的希望，树立成功戒毒的信念。

8）在"目标分解"环节，不同患者预设的目标可能会有差异。但是，无论患者预设的目标大小如何，咨询师都应当给予肯定和鼓励。

9）在"灌注希望"和"高峰体验"环节，咨询师必须坚信：只要患者得到了积极、足够的科学治疗，也实现了自我管理，就能够保持长时间的操守。因此，咨询师应对患者保持乐观、信任、积极的态度。

10）在"动机评估"环节有一个小技巧，即在提问时，将题干设置为倾向于改变的语句。例如，针对毒品重要性的分数提问时，题干设置为"为什么你对毒品的重要性给了5分，而不是9分呢？"而在针对改变的把握度分数提问时，题干则设置为"为什么你对自己做出改变的把握程度给出了5分，而不是0分呢？"这样就能引导患者说出更多倾向于改变的话语。

11）在针对故事"皮鞋的由来"进行分享时，若患者对故事的理解不够透彻，咨询师可进一步解释，引导患者认识到改变自己的必要性和重要性。

12）在本次所开展的活动中，咨询师要细心关注患者寻求改变的苗头，及时对患者为寻求改变所做的思考或决定表示肯定和欢迎。

第八章 准备期的动机强化与目标设置[①]

一、目标

1）强化患者的戒毒动机。

2）帮助患者明确和设置戒毒目标与生活目标。

3）帮助患者将目标具体化为短、中、长期计划。

4）帮助患者制定和落实计划。

二、主要理念

处于准备期的患者已经开始打算采取戒断行动。他们会考虑一些可选择的方案，制定具体的行动计划（如搜求戒毒治疗的方法，协调治疗和工作、生活的时间等），为自己的改变做出相应的准备。对于处于准备期的患者，应当进一步让他们看到未来改变的益处，强化戒断动机，协助他们将准备改变的想法转化为行动的目标和计划。因此，本阶段的主要干预策略是：①让患者明确改变的方向和目标，并认识到在实现目标的过程中可能会遇到的困难、障碍和挑战，协助患者制定具体目标和应对策略，看到目标实现的前景，从而让患者做好正确应对的心理准备；②向患者提出如何做出改变的实用性建议，帮助患者制定和落实具体可行的行动计划与方案，促使患者向戒断的方向迈进。

---

① 本章作者：王增珍，陈家言，王云翠。

三、计划

1）通过案例讨论启发患者制定目标。
2）引导患者设置戒毒目标和生活目标。
3）引导患者探索实现目标的资源和面临的挑战。
4）引导患者制定行动计划。
5）针对如何落实计划提出实用性建议。
6）带领患者进行"走向目标"的心理演练。
7）引导患者做出戒断承诺。

四、操作方案

（一）开场

方式：组织团队成员高呼队名和口号，展示团队形象与风采。

（二）上次内容回顾及作业交流

方式：①回顾上次治疗活动内容；②交流和讨论作业，引入本次治疗活动的主题。

引导语：现在请大家回顾一下上次的活动内容。（组员回顾上次活动内容）

上次布置的作业是思考以下问题：自己想要怎样的人生？想过什么样的生活？同时，结合自身的情况，制作完成"预警卡"。请每位组员分享和交流自己的作业。（组员分享和交流作业）

小结要点：对患者回顾的内容进行归纳，着重强调毒品成瘾的可治疗性以及成功戒毒的可能性，并对患者已经做出的戒毒决定表示欣赏。关于患者所分享的作业内容，首先应当认同他们对幸福生活和人生价值的渴望与憧憬，并指出"幸福必须通过奋斗而获得""努力奋斗，做一个对家庭和社会有价值的人，就会获得想要的生活"。此外，对患者完成"预警卡"的积极态度应表示肯定，并对"预警卡"的作用进行简单的说明（具体的使用方法将在后续章节详细说明）。

（三）案例讨论

目标：通过案例讨论使患者认识到目标设置的重要性。

方式：组织患者学习关于"目标设置"的案例资料（如查德威克横渡卡塔琳娜海峡等案例），并引导患者进行讨论。

引导语： 下面，我和大家一起分享查德威克横渡卡塔琳娜海峡的事迹。

查德威克是世界上第一位成功横渡英吉利海峡的女性。1952 年，她打算从卡塔琳娜岛游到加利福尼亚州海岸，成为第一位横渡卡塔琳娜海峡的女性。在经过充分的准备之后，她和教练选定了挑战纪录的日子。然而，在横渡海峡的那天，她遇到了大雾，海面上的能见度只有几英尺远。在冰冷的海水中游了 15 个小时之后，查德威克感到又累又冷。她觉得自己没有力气再游了，叫人把她拉上船。她的母亲和教练都告诉她海岸已经不远了，叫她不要放弃。但她朝加利福尼亚州海岸的方向望去，除了浓雾什么也看不见。于是，她放弃了努力。

令人遗憾的是，查德威克上船的地点距离加利福尼亚州海岸仅有半英里。查德威克后来总结道："令我半途而废的既不是疲劳，也不是寒冷，而是在浓雾中看不到目标。"

两个月后，查德威克打算再次横渡卡塔琳娜海峡。这次，她采取了新的策略：将横渡海峡的全程分为 8 段，逐段设置了标志物。每到达一个标志物，她就告诉自己：我已经游完几段，还有几段就大功告成了。在这次横渡海峡的过程中，由于为自己设置了阶段性目标，查德威克不但大大地减轻了实现目标的心理压力，在实现每一个阶段性目标的过程中也增强了成就感。值得庆贺的是，这次查德威克顺利地完成了横渡卡塔琳娜海峡的壮举，不但成为第一位横渡卡塔琳娜海峡的女性，而且比男子的纪录还快了大约两个小时。

对于查德威克横渡卡塔琳娜海峡的事迹，你们有什么感想呢？（组员分享感想）

小结要点： 归纳患者对设置目标的感想，肯定患者关于"设置目标十分重要"的想法。

（四）设置个人戒毒目标及生活目标

目标： 引导患者将其戒毒决定转化为具体的戒毒目标和生活目标。

方式： 引导团队成员思考并写下自己的戒毒目标和生活目标，制作"戒毒目标和生活目标卡"（表 8-1）。

表 8-1　戒毒目标和生活目标卡

我的目标	
戒毒目标	生活目标
比如，出所后我计划__个月（年）不吸毒。	比如：我计划在__个月（年）内找到工作、结婚、生孩子、赚到多少钱等。

引导语：关于戒毒，你期望达到什么目标？关于自己的生活，你又期望达到什么目标？现在，请大家制作一份目标卡，在这张卡片上分别写下自己最期望实现的戒毒目标和生活目标。（咨询师给每位组员发放一张白纸或现成的"戒毒目标和生活目标卡"）

关于戒毒目标和生活目标的设置，具体的要求是：①意思清楚；②可量化；③在自我能力范围内可实现；④成功之后有满足感；⑤有时间期限。以下是供大家参考的范例。"我的戒毒目标是：至少3年内不再吸毒。我的生活目标是：3个月内找到一份月薪2000元以上的工作，去努力，重新赢得家人的信任。"（组员进行目标设置）

请大家分享各自设置的目标。（组员分享各自设置的目标）

小结要点：对患者所设置的清晰、明确、积极的戒毒目标和生活目标表示肯定。对于目标设置不够明确的患者，应以关心的态度询问其原因，并协助其制定符合要求的目标。

（五）目标评估

目标：让患者认识到实现目标的价值。

方式：组织患者对目标的重要性及对实现目标的渴望程度进行自评（表8-2）。

表8-2　目标评估表

实现这些目标对你而言有多重要？	0=完全不重要；9=非常重要									
	0	1	2	3	4	5	6	7	8	9
你对实现这些目标有多大的渴望？	0=完全没有渴望；9=非常渴望									
	0	1	2	3	4	5	6	7	8	9

引导语：下面我给大家发放一份评估表。请你们根据自己所设置的目标，对目标的重要性和对实现目标的渴望程度进行评分。（组员自我评估）

请大家分享各自的评估分数。（组员分享）

小结要点：归纳患者对"目标的重要性""对实现目标渴望的程度"的评估情况，肯定患者对实现目标的期望，并鼓励患者为实现目标做出努力。

（六）探索实现目标的障碍和资源

目标：让患者认识到在实现目标的过程中可能会遇到的困难和障碍，以及应对这些困难和障碍的资源与策略。

方式：根据患者所设置的目标，引导患者对实现目标的困难和障碍以及可利用的资源进行讨论。

引导语： 实现这些目标有什么困难和障碍呢？（讨论）

在克服这些困难和障碍的过程中，你可以利用哪些资源、策略或潜力来加以应对？（讨论）

小结要点： 对在实现目标的过程中可能会遇到的困难和障碍（例如，不知道怎样应对负面情绪、挫折、渴求、诱惑或家庭矛盾）进行归纳，并指出在今后的治疗活动中会针对这些问题进行深入探讨。对患者所提到的资源、策略和潜力表示肯定，鼓励患者开发和应用自身的资源与潜力去实现自己的目标。

（七）制定计划

目标： 针对患者所设置的目标，引导其制定实现目标的具体计划。

方式： 通过分享和讨论，引导患者制定具体的行动计划。

引导语： 请大家根据自己所设置的目标，制定一个具体的行动计划。（组员制定计划）

请大家分享和讨论各自的行动计划。（分享和讨论）

小结要点： 对患者所制定的计划表示肯定。根据患者的分享和讨论，引导其进一步细化自己的行动计划。

（八）制定每日的行动步骤

目标： 针对如何落实计划提出可行性建议，引导患者将行动计划具体分解为每日的行动步骤。

方式： 建议患者制定每日行动步骤的要点如下。①介绍新理念："一日之计在于昨天晚上"；②工具准备：笔、笔记本；③方法：每天晚上抽出 3—5 分钟，写下"我明天不吸毒"，并将第二天需要完成的事情按重要程度依次写在笔记本上（一般以 6 项为宜）；④执行：新的一天开始时，要对自己说"我今天不吸毒，还要完成今天必须完成的事情"。然后，按照前一天晚上的记录，从第一项任务开始做起，每完成一项，便划掉一项，直至计划表上的任务全部完成。如当天未能完成计划的全部事项，则将未完成的事项放入次日的计划中。对于当天未能完成计划的事项，需要找出原因，并加以改进。

引导语： 请大家思考一下，要想达到自己的目标，每天应该怎样度过呢？（讨论）

大家说得都很好。下面我给大家介绍一个新的理念，就是"一日之计在于昨天晚上"……（介绍制定每日行动步骤的要点）

请大家想一想，如果每天都这样做，会有多大困难呢？无论发生什么情况都

能坚持下去，情况会怎样？（讨论）

小结要点：对于患者所提出的各种正确方法，应予以肯定；对于患者所担忧的困难和障碍，也要表示理解。同时，还必须鼓励患者坚持践行每日的行动步骤，以养成新的行为习惯。

（九）走向目标

目标：通过带领患者进行"走向目标"的心理演练，引导患者体验实现目标的过程，进而增强患者实现目标的信心。

方式："走向目标"的活动方式是两人为一组，完成下列步骤之后，两人交换角色后再次进行（或者由咨询师带领两人或多人一起进行）。具体活动步骤如下。

1）由一人引导另一人站在时间线上的"现在"位置（即当前时间点的位置）上，让被引导者关注两肩，带动全身放松；要求被引导者用一句话说出自己已经确定的目标，并选择一点作为"未来"的位置（即实现目标的时间点），用物体或颜色进行标识。

2）请被引导者看着从"现在"到"未来"的路程，思考这个过程中可能遇到的困难、障碍和挑战，以及计划采用的策略和资源，直至目标实现；告诉被引导者，若已完成所有的思想过程，即点头示意。

3）由引导者引导被引导者慢慢走向"未来"，边走边感受可能遇到的困难、障碍和挑战（引导者可提示走到的大致时段，可能发生什么问题，有哪些障碍）。如果在某一阶段被引导者认为困难较大，难以克服，可让其暂时离开时间线，并询问其需要哪些资源和能力，有哪些障碍需要排除（如果需要帮助，咨询师给予引导）。处理完成之后，请被引导者返回到时间线上继续进行。如再次出现问题，则重复以上步骤。

4）当被引导者达到目标时，首先引导其感受那份成功的感觉，然后让被引导者深呼吸，按住自己的某根手指，记住这种感觉。然后，请被引导者转身看看自己走过的路，思考哪些情况还可以进行更有效的处理。最后，让被引导者返回时间线的起始点。在此过程中，被引导者应一直保持按压手指的动作。

5）请被引导者回顾走向目标的全过程。然后放开手指，让其再次走向目标，体验实现目标的感觉，想象成功时景象，同时引导其将这种景象"植入"大脑的右上部。

6）询问被引导者一个与主题无关的问题（例如，"你去过台湾吗？"），然后让其按捏自己的某根手指，再次体验成功的感觉。

引导语： 下面，我们做一个名为"走向目标"的活动。方法来源于神经语言模式。在活动中，我们要对实现目标的全过程进行模拟和演练，让大家对目标的实现产生新的体验。现在，我给大家介绍这个活动的具体流程……（介绍活动流程）

在活动开始前，我先给大家做一次示范。（咨询师带领一名组员做活动示范）

大家以两人为一组，互相引导，模拟走向目标的过程。（组员进行活动）

请大家分享在这次活动过程中的感受。（组员分享感受）

小结要点： 肯定患者对待该活动的积极态度，对患者所分享的感受表示理解和认同。向患者强调该活动的目的（从心理层面对实现目标的全过程进行演练），鼓励患者正确认识和面对"走向目标"过程中所感知到的障碍，发现自身的资源，做好应对准备，增强实现目标的信心。

（十）做出承诺

目标： 引导患者做出实现目标的承诺，促使其早日做出改变。

方式： 带领团队成员一起宣誓，做出实现目标的公开承诺。

引导语： 是否愿意做出实现目标的承诺？（组员回应）

我们准备了一份承诺的初稿，请大家先看看，是否符合自己的心意："今天，我许下一个郑重的承诺：我一定要朝着自己的目标迈进，实现自己的价值。不论中间有多少艰难险阻，我都会坚守理想，一步一步完成我的目标。从现在开始，我要全力以赴，加倍努力，无论发生什么情况，我都要实现自己的目标。我是一个负责任的人，我对自己的诺言负责。"大家认为这份承诺书初稿符合自己的心意吗？（组员回应）

好的，请大家举起右手，将左手放在左胸前，请大家一起宣誓，做出承诺。（宣誓）

宣誓后有什么感受？（分享感受）

小结要点： 肯定患者对宣誓承诺的正面看法，强调做出承诺对实现目标的促进作用。

（十一）分享感受和总结

方式： ①团队成员分享感受；②对本次心理治疗活动进行回顾和总结。

总结要点： 回顾本次心理治疗的内容，对患者分享的感受进行归纳和总结。

肯定患者在治疗活动中的表现，并强调设置目标、制定计划和将其落实到每天行动中的重要性，并请大家记住自己的目标、承诺和实现目标的前景。

（十二）布置作业

要求患者检查自己制定的目标和计划，进一步对目标与计划进行细化和完善。

（十三）注意事项

1）在"走向目标"活动开始前，由咨询师引领一名团队成员做出示范。示范的重点是作为引导者应该怎样配合被引导者的节奏，以及在引导过程中怎样提出引导问题。

2）在引领被引导者"走向目标"时，引导者应起辅助作用而不是主导作用。

第九章　行动期的戒断动机巩固[1]

一、目标

1）帮助患者制定更加具体的策略和计划。

2）帮助患者坚定目标、保持操守，引导其进入维持期。

二、主要理念

行动期患者的主要特点是积极采取行动改变自己，但仍未达到稳定的状态。因此，在改变的早期阶段，咨询师需要让患者认识到改变的困难，帮助其识别高危情形，协助其评估家庭和社会支持系统，制定具体的应对策略，促进行动方案和步骤的细化，增强行动方案的可操作性。此外，咨询师还应协助患者挖掘促进正向改变的潜在力量，以保证患者能够稳定、持续地做出改变。

三、计划

1）引导患者回顾自己所遇到的风险以及所采取的应对方式。

2）和患者讨论改变清单。

3）评估患者的家庭和社会支持系统。

4）和患者讨论改变的具体策略、方法与具体措施。

---

[1]　本章作者：王增珍，王云翠，陈家言。

四、操作方案

（一）开场

咨询师、干警或社工随访时，与患者寒暄，重新提及患者曾经学过的戒毒技能和参与过的有关活动，并询问其操守情况。若患者在保持操守，则开展下文所述的心理辅导活动；若患者已复吸或偶吸，则开展本书第十一章的心理辅导活动。

（二）引导患者回顾遇到的风险和应对方式

目标：让患者回顾成功应对风险的经历，增强其成就感，为后续的坚持改变增强动力。

方式：引导患者分享和讨论自己成功应对困难的经历。

引导语：你已经迈出了开始改变的第一步，这个过程对你来说是很不容易的，你可能遇到过一些困难、阻力和高危情境。你是怎样应对这些困难的呢？你觉得哪些应对方式是有效的？（讨论）

你认为还需要做出哪些努力，才有助于自己回到正常的生活轨道？（讨论）

小结要点：对患者遇到过的风险和阻力表示认同，对患者觉得自己不容易表示理解。对患者所采取的正确应对方式表示赞赏，并鼓励其继续使用有效的应对方式。同时，归纳和肯定患者所谈到的有助于回归正常生活轨道的方法，指出改变习得性行为绝非易事，要摒弃坏习惯，养成好习惯，应计划用20—30天的时间来巩固，因此，对于改变习惯不能操之过急。

（三）讨论改变清单

目标：让患者有更多的参考方案可以选择。

方式：向患者提供改变清单，让患者根据自身情况进行补充修改。具体的改变清单如下：①撰写日记，内容包括每天做了哪些事情，有什么感想；如果使用了毒品，就记录毒品使用的情况，包括在何时何地使用、剂量多少、花费多少、和谁在一起、使用的原因等。②识别危险因素，并制定应对策略。③确定哪些生活方式能替代吸毒行为，例如体育锻炼、听音乐、读书等。④识别哪些人可以在自己今后改变的过程中提供支持和帮助。⑤回顾使用毒品所导致的不良后果。⑥向社会团体和社工寻求帮助。⑦规划日常消费，安排自己的时间，制定日程表。

引导语：下面我想给你提供一份由很多人总结出来的、认为有用的改变清单（表9-1），供你参考，不知道你是否感兴趣？（如果患者表示感兴趣，则提供改变清单）

表 9-1　改变清单

序号	内容
1	牢记自己的生活目标和戒断目标
2	识别危险因素，制定通用应对计划
3	每晚制定次日行动计划，次日照此执行
4	坚持每天写日记（包括日常生活、坚持戒断的获益及感受）
5	心情不好或太好时理性思考和采取积极的措施调节
6	与家人良性互动，维持家庭和谐
7	培养爱好、运动或郊游等习惯替代成瘾行为，并适时适当奖励自己
8	危险情境下回顾坚持戒断的好处，强化戒断信心和决心，果断拒绝诱惑，尽快脱离危险情境
9	有借口、渴求时，采取理性自我对话、正念觉察等方法积极应对
10	寻求禁毒社工和社会支持团体的帮助

这份改变清单是根据成功戒毒人员的经验总结出来的有效方案。请你逐一考察这些条目，看看哪些是适合自己的。此外，你还可以根据自己的情况，对这份改变清单的内容进行增减或修改。现在，请你将适合自己的条目抄写下来，并根据自身情况进行增补。（患者制定改变清单）

请你分享一下自己的改变清单。（分享与交流）

小结要点：对患者所制定的改变清单表示肯定，并强调执行改变清单以及在执行中优化清单的重要性。

（四）评估支持系统

目标：对患者的家庭和社会支持系统进行评估，以使患者能够发现和利用家庭和社会支持系统提供的资源。

方式：

1）引导患者对家庭和社会支持系统进行评估。

引导语：戒毒并非易事，发现合适的支持系统非常重要。当你面临困难或风险的时候，哪位家庭成员能够给你提供支持和帮助？（分析与讨论）

哪些社会团体或者哪位社工可以给你提供支持和帮助？（分析与讨论）

你怎样向别人叙述自己所遇到的困难？（分析与讨论）

小结要点：告诉患者，当遇到自己无法解决的困难时，一定要寻求他人的帮助，可以找家人、咨询师或社工，向他们诉说自己所遇到的困难以及面对这些困难时的感受，让他们知道当下的困难给自己带来的困扰，从而给患者以理解和支持。

2）引导患者将问题和解决方法整理成"困难或问题解决清单"（表 9-2）。

表 9-2　困难或问题解决清单

困难或问题	解决办法

引导语：如果你有难以解决的困难或问题，请你先把困难或问题写下来，我们一起来想办法解决，列出解决清单。（整理解决清单）

在问题解决清单中，你预计有哪些措施能发挥作用？还有哪些方法可以更好地帮你解决问题呢？（讨论）

小结要点：对患者的问题解决清单表示肯定，与患者讨论解决方法的可行性和可操作性，必要时给予一定的建议。

（五）讨论坚持改变的措施

目标：引导患者提出坚持操守的措施，促使其进入维持期。

方式：和患者讨论坚持改变的策略、方法与具体措施。

引导语：你已经付出了很大的努力，让自己发生了改变。现在，请你想一想，还有哪些措施可以帮助你坚持改变呢？（讨论）

小结要点：对患者提出的坚持改变的有效措施表示肯定，同时对患者为解决困难所付出的努力和智慧表示赞赏。告诉患者，自己必须为解决困难而付出努力，同时也需要争取他人的支持和帮助；解决问题的过程，既是患者和助人者共同合作的过程，也是患者获得成就感和价值感，增强自尊、自信和获得心理成长的过程。

（六）分享感受和总结

方式：①患者分享感受；②咨询师对本次心理治疗活动进行回顾和总结。

总结要点：归纳患者分享的内容，强调本次心理辅导的主要内容，肯定患者为改变所做出的努力，归纳患者提到的困难和解决办法，引导患者展望努力改变后的美好前景。

（七）布置作业

要求患者将问题解决清单中的策略和方法细化为更加具体的步骤和措施，并对操守一年甚至更长时间之后的前景进行展望。

第十章　维持期的戒断动机稳固[①]

一、目标

1）坚定患者的戒断目标。

2）稳固患者的戒断动机，帮助其维持操守。

二、主要理念

维持期的患者已经在一段相对长的时间里（6 周以上）没有发生吸毒行为，正在努力保持操守和预防复吸。但他们也可能会产生麻痹思想，对毒品的警惕性会有所下降。例如，有些患者认为自己已经好了，企图通过观看他人吸毒或购买毒品等方式来考验自己；有些人则认为再吸一次也不会上瘾，从而放纵自己。因此，咨询师应当向患者强调继续改变的益处，进一步促使其稳固戒断动机。此外，咨询师还应通过各种干预措施为患者提供帮助，让患者认识到复吸的风险，掌握自我监控的方法，避免进入危险场景，牢记人生目标，进而促使患者维持较高水平的戒毒动机。

三、计划

1）引导患者分析维持期的风险与可能出现的波动。

2）将人生目标具体化。

---

① 本章作者：王增珍，陈家言，王云翠。

3）评估坚持操守的利弊。

4）提高自我效能感。

四、操作方案

（一）开场

方式：询问患者的操守情况，了解作业完成情况。

引导语：欢迎你再次来到这里，最近坚持得怎么样？（患者回应）

请你配合做一次尿样检测，以证明你的成功。（进行尿样检测）

（检测结果若为阴性）你出所（或出院）至今，操守已经超过×周了，祝贺你！

（二）了解患者对自己改变的看法

目标：让患者看到改变对自己的生活、家庭等方面产生的正面效应，体验到摒弃成瘾行为所带来的成就感。

方式：和患者讨论改变所带来的效应。

引导语：你保持操守已经超过×周了，这是你掌控自己生活的开始。你是怎样看待自己改变的过程的呢？（患者分享）

小结要点：归纳和肯定患者对改变过程与效应的看法，指出获得改变成果的不容易，强调坚持改变对患者自身的意义。

（三）回顾复吸事件链

目标：引导患者提高复吸警觉性。

方式：回顾学过的复吸事件链。

引导语：你还记得曾经学习过的复吸事件链吗？（患者回应）

让我们一起回顾复吸事件链。（与患者共同回顾）

重温复吸事件链，对你有什么触动？（患者分享）

小结要点：归纳患者对复吸事件链的感触和想法，强调预防复吸要做到以下几点：①要从时间与金钱管理、积极沟通、及时解决问题等方面着手；②预防负面事件和负性情绪的发生；③通过安全决策，避免接触复吸的诱发因素，如果难以避免与诱发因素接触，应及时拒绝，并迅速离开危险情境；④回避和应对复吸借口及渴求。

（四）关于坚持操守的损益评价

目标： 引导患者分析和讨论坚持操守的利与弊，促使患者坚定继续坚持操守的决心。

方式：

1）引导患者填写"坚持操守损益评价表"（表 10-1）。

表 10-1　坚持操守损益评价表

坚持操守	益处	困扰或损失
短期		
长期		

引导语： 坚持操守给你带来了哪些好的方面？给你造成了哪些困扰或损失？请你系统总结一下，填写这份"坚持操守损益评价表"。（患者填表）

小结要点： 根据患者填写的"坚持操守损益评价表"，归纳坚持操守的益处，并加以延伸，让他（她）看到坚持操守所带来的更多好处。若患者表示坚持操守给他（她）带来了一定的困扰或损失，咨询师应针对患者所提及的情况进行分析，找到解决办法。

2）根据"坚持操守损益评价表"，引导患者体验坚持操守能给他带来的美好前景。

引导语： 如果继续坚持操守，三年之后你会怎么样呢？（患者分享）

请你想象一下，三年之后你会在哪里？和谁在一起？在做什么？你当时的穿着和表情是怎样的？你那时的心情又是怎样的？（患者展望美好未来，并分享）

小结要点： 归纳患者所展望的美好前景，鼓励其继续保持操守，给他传递你对他能够坚持操守的信心。

（五）分析心理需要

目标： 激发患者产生新的心理需要，促使患者为满足心理需要而继续努力。

方式： 引导患者填写"心理需要分析表"（表 10-2）。

表 10-2　心理需要分析表

我最需要的是：	原因	实现或得到的方法
我最不需要的是：	原因	避免发生的方法

引导语：对你而言，生活中最重要的是什么？（患者分享）

最需要的前三项是什么？怎样做才能实现或得到它们？（讨论及填表）

最不需要的是什么？怎样避免？（讨论及填表）

小结要点：归纳患者最想要和最不想要的方面、原因以及得到或避免发生的方法，鼓励患者努力坚持操守，积极生活。告诉患者，只要努力奋斗，一定能够获得自己想要的一切。

（六）讨论戒毒目标和生活目标

目标：增强患者实现戒毒目标和生活目标的动力。

方式：回顾和讨论患者的戒毒目标和生活目标。

引导语：你曾制定的未来一年的戒毒目标和生活目标分别是什么？（患者分享）

请你将这些目标进行分解和细化，以便于操作。（目标分解和细化）

如果继续保持操守，会遇到哪些困难和风险？怎样战胜它们呢？（讨论）

小结要点：对患者所提出的目标及目标细化工作表示肯定；继续强调分解和细化目标的重要性。肯定患者对未来可能遇到的困难和风险的预测，并肯定其打算采取的应对措施，指出"风险、思想波动和改变是并存的，坚持操守就是把握人生、掌握未来"。

（七）评估和提高自我效能

目标：通过效能评估，使患者对自我效能有更清醒的认识；通过回顾患者所取得的戒毒成果，进一步增强其自我效能感。

方式：

1）采用"一般自我效能感量表"（表10-3）对患者的自我效能进行评估。

表 10-3 一般自我效能感量表

指导语：以下十个句子是关于你平时对自己的一般看法，请你根据自己的实际情况（实际感受），在右边合适的数字上画"〇"。答案没有对错之分，对每一个句子无须多考虑。

题项	完全不正确	有点正确	多数正确	完全正确
1. 如果我尽力去做的话，我总是能够解决问题的	1	2	3	4
2. 即使别人反对我，我仍有办法取得我所要的	1	2	3	4
3. 对我来说，坚持理想和达成目标是轻而易举的	1	2	3	4
4. 我坚信能有效地应对任何突如其来的事情	1	2	3	4
5. 以我的才智，我一定能应付意料之外的情况	1	2	3	4
6. 如果我付出必要的努力，一定能解决大多数的难题	1	2	3	4

续表

题项	完全不正确	有点正确	多数正确	完全正确
7. 我能冷静地面对困难，因为我相信自己处理问题的能力	1	2	3	4
8. 面对一个难题时，我通常能找到几种解决方法	1	2	3	4
9. 有麻烦的时候，我通常能想到一些应对的方法	1	2	3	4
10. 无论什么事在我身上发生，我都能应付自如	1	2	3	4

资料来源：张建新，Schwarzer R. 一般自我效能感量表//张作记. 行为医学量表手册. 北京：中华医学电子音像出版社，2005：187-188

引导语：你听说过自我效能吗？简单地说，自我效能就是对戒除毒瘾、保持操守或应对困难的自信。这里有一份自我效能评估表，请你给自己做一个评估，以便准确地认识自己的自我效能。（患者进行自评，咨询师对量表计分后予以反馈）

你的评估分数是××分，该评估表满分是 40 分。对这个评估结果，你有什么感受和想法？（患者分享）

小结要点：归纳患者的自评结果及感想，肯定患者对自己的信心。

2）引导患者回顾自己所取得的戒毒成绩。

引导语：你能坚持操守这么长时间，的确很不容易。在坚持操守的过程中，一定有值得你自豪的事情。请你谈谈，这些值得你自豪的事情有什么难度？你是怎样做好的呢？（患者分享）

当你意识到自己这么棒时，你有什么感觉和感受呢？（患者分享）

小结要点：对患者的分享表示肯定和赞赏，同时指出"每个人都拥有无穷的潜力，只要发挥自己的潜力，就一定能克服困难，取得更大的成绩"，鼓励患者坚持、坚持、再坚持，逐步回到正常的生活轨道。

（八）分享与总结

引导语：请你根据今天我们讨论的内容分享自己的感受。（患者分享）

总结要点：归纳患者的感受，对患者的操守成绩和表现予以肯定，鼓励患者继续保持操守，再次向患者传递对其能够坚持操守的信心和期待。

第十一章 复发期的戒断动机重启[①]

一、目标

1）让复发期患者总结经验教训。

2）重新激发复发期患者再次戒毒的动机。

二、主要理念

复发期患者在经历"戒毒—复吸"的过程之后，会忽略复吸之前的操守成绩，只看到戒毒失败的负面结果，由此对戒毒、自己、未来形成负面的信念，产生负性情绪。有些患者甚至非常痛恨和完全地否定自己，沮丧、抑郁或怨天尤人，进而严重地影响了其再次戒毒的信心和动机。因此，咨询师首先需要稳定患者的情绪，肯定患者坚持操守的成绩，帮助他们总结坚持操守的经验和复吸的教训，让他们发现自己过去坚持操守背后的积极因素，找出复吸行为背后需要改变和可以改变的方面，激发他们重新鼓起戒毒的勇气，帮助他们增强戒毒信心，重启戒毒动机，重新回到改变自己的轨道上来。

三、计划

1）引导患者总结过去坚持操守的经历，对其曾取得的成绩表示肯定，重新激发及强化其戒毒信心。

---

① 本章作者：王增珍，陈家言。

2）分析复吸的原因，总结经验教训。

3）激发患者的戒毒动机。

四、操作方案

（一）开场

引导语：很高兴能够再次见到你，不管现在情况怎样，你愿意见咨询师就是明智的，说明你愿意让自己过好，是不是这样？

（二）回顾操守经历

目标：让患者看到成绩、看到光明，重燃新的希望，减少患者因复吸导致的羞耻感、自卑和挫败感。

方式：①引导患者分享和讨论自己成功坚持操守的经历；②引导患者填写"坚持操守的原因和经验总结表"（表 11-1），并根据填写内容进行讨论。

表 11-1　坚持操守的原因和经验总结表

坚持操守的原因	经验
内部原因	
外部原因	

引导语：你上次戒毒后保持了多长时间的操守？（患者回应）

我看到了你为改变所做出的努力，你已取得了×年（或×月、×天）的戒毒成绩，这也是非常可贵的，不是吗？我知道坚持操守并非易事，在那段日子里，你是怎样坚持下来的呢？（患者分享）

在你的家人或熟人中，是谁的鼓励和支持帮助你取得了那样的坚持操守的成绩呢？（患者分享）

在你坚持操守的日子里，哪些环境因素对你是有帮助的呢？（患者分享）

请你填写这份"坚持操守的原因和经验总结表"。（患者填表）

对坚持操守的原因和经验进行总结之后，你有什么感想？（患者分享）

在没有毒品的日子里，你有什么感受呢？（患者分享）

在坚持操守的日子里，家人对你是什么态度？（患者分享）

小结要点：归纳患者坚持操守的时间、原因和经验，以及个人的感受和家人的反应。肯定患者为坚持操守所付出的努力。告诉患者，既然有过坚持操守的经历，就表明患者具备保持长期坚持操守的能力和资源。鼓励患者更好地提高自己的能力和利用好资源，取得更令人满意的操守成绩。

（三）分析失败的原因

目标：引导患者找到复发的深层次原因，让患者能够正视问题的存在，总结教训，避免将复吸看成失败，以利于今后进行改进和自我监控。

方式：①引导患者分享和讨论自己的失败经历；②引导患者填写和讨论"复吸原因和教训分析表"（表 11-2）。

表 11-2　复吸原因和教训分析表

复吸的原因	教训
内部原因	
外部原因	

引导语：你坚持了那么多天的操守，却出现了意外，真的非常可惜。到底发生了什么事情，使你没能坚持下去？（患者分享）

这次复吸和以往的复吸经历有什么不同？（患者分享）

这次复吸使你体会到了什么？有哪些事情是值得你注意的？有哪些教训值得你吸取？（患者分享）

请你填写这份"复吸原因和教训分析表"。（患者填表）

小结要点：归纳患者复吸的内部与外部原因和教训，告诉患者在今后的戒毒过程中注意排除不利因素是可以避免复吸的。（必要时与患者探讨复吸背后更深层次的原因，并酌情进行深度心理治疗）

（四）重拾信心

目标：让患者重拾对戒毒的信心。

方式：提问与讨论。

引导语：你听说过"失败乃成功之母"吗？（患者回应）

你对这句谚语是如何理解的？（患者分享）

你能举出"失败是成功之母"的例子吗？（患者分享）

你自己有过反败为胜的经历吗？（患者分享）

小结要点：归纳患者对"失败乃成功之母"这句经典谚语的理解，指出"只有不怕失败，继续努力，失败才能转化为成功"。同时，对患者表示信任，相信患者仍然是生活中的强者。鼓励患者只要坚持不懈，继续努力，愈败愈战，将失败和挫折当作成功路上的踏脚石，掌握和运用戒毒技能、情绪技能和生活技能，最终就能远离毒品。

（五）认识进步的螺旋式上升规律

目标：让患者明白前进的道路是曲折的，前途是光明的，进步是螺旋式上升的。

方式：绘制"进步的螺旋式上升图"，并向患者展示，引导患者进行思考。

引导语：请你看看这张图（绘制"进步的螺旋式上升图"并向患者展示）。这张螺旋式上升图说明了什么？你从中领悟到了什么？（患者分享）

小结要点：对患者的分享表示肯定和欣赏，指出螺旋式上升规律是一般的成功规律，戒毒也是一样，不要因为受到失败的打击而灰心丧气。

（六）讨论应对措施

目标：让患者找出问题，再次找到方向和应对措施，提高自控能力。

方式：引导患者思考并完成"复吸后产生的新问题和应对措施分析表"（表11-3）。

表 11-3　复吸后产生的新问题和应对措施分析表

新问题	应对措施

引导语：这次复吸之后产生了哪些新的问题？（患者分享）

你打算怎样面对这些新问题？你认为应该采取哪些措施才能更好地掌控自己的生活？请你想一想，填写这份"复吸后产生的新问题和应对措施分析表"。（患者填表和分享）

小结要点：对患者积极面对问题的态度和打算采取的措施进行归纳并表示肯定，指出落实措施的重要性，强调"先戒断，再努力保持操守"，鼓励患者记住自己过去曾有的操守经历和以往有效的方法，也记住这次经验教训。

（七）了解患者需要哪些帮助

目标：让患者体验到被支持的感觉，为患者重启戒毒动机提供正能量。

方式：提问与讨论。

引导语：下一步，你有什么打算呢？（患者回应）

如果你打算再次戒断、不再吸毒，那么你希望得到哪方面的帮助？（讨论）

小结要点：对患者的诚恳态度表示肯定，对患者提出的期待表示理解，并表示愿意为患者提供支持和帮助。

（八）分享感受与总结

引导语：今天和你谈话很开心，也请你分享一下你的感受吧！（患者分享）

总结要点：归纳患者的分享，回顾患者过去为坚持操守付出的努力和取得的成绩、失败的原因以及教训。对患者愿意再次回到戒毒道路上的决定表示肯定。向患者表示愿意为其提供支持，对患者未来能够保持操守表示信任，预祝患者未来取得更好的戒毒成绩，过上想要的生活。

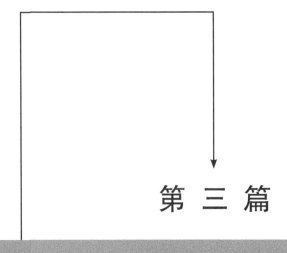

第 三 篇

戒 毒 技 能

第十二章 认知行为疗法的引入[①]

一、目标

1）通过引入认知行为疗法使患者认识到：①吸毒是习得行为；②吸毒相关的自动思维和行为模式是复吸的原因之一；③预防复吸的思维和应对模式可以建立和巩固；④复吸是一个连续的事件链，打断任何一环都可以预防复吸。

2）让患者愿意学习和练习预防复吸的技能。

二、主要理念

吸毒是后天习得的行为，随着不断练习而熟练，从而形成了自动思维和行为模式。吸毒成瘾之后，每当遇到情绪、压力等问题时，患者就会自动想到采取吸毒的方式来解决，这是导致复吸的重要原因之一。

人的行为是心理活动的外在表现，而心理活动的产生是以内环境的生理冲突和外环境的信息为动力的。行为学家（中国就业培训技术指导中心，中国心理卫生协会，2005）认为，行为是可以通过学习和训练加以控制的，人所具有的独特的认知过程参与行为模式的形成，甚至也参与人格的形成和保持。认知行为疗法是以社会学习理论和操作性条件反射的原理为基础，旨在帮助成瘾者识别维持物质使用的错误行为模式，并通过学习及实施有效的技能和认知策略，应对高危因素及改变错误的行为模式，从而戒断成瘾物质的一种治疗方法。认知行为疗法是一种结构化的、目标明确的、目前在国内外应用较广的成瘾心理干预措施，其内

---

① 本章作者：王增珍，谌丁艳，刘芳。

容包括两个方面：一是对成瘾物质使用过程进行功能分析，即探明使用毒品的前因后果，识别毒品使用的危险因素（如急性戒断症状、毒品相关线索、负性情绪、渴求等）；二是通过技能训练帮助患者应对吸毒高危情境和日常生活与工作问题，从而帮助患者戒断与防止复吸。

有学者（An et al., 2017）认为，认知行为疗法的关键是应对技能的训练，因为技能训练不仅包括直接与戒瘾相关的培训，如应对渴求、拒绝毒品，还包括一般技能的培训，如沟通技巧、情绪管理，帮助患者识别消极的自动思维，重新获得生活的乐趣，以及解决问题、制定应急计划等。认知行为疗法亦可包括人际关系的技能培训，如建立亲密关系和社会支持网络等。这些培训不再只是局限于应对直接的吸毒风险，还可以帮助患者解决生活和工作中的其他问题，使患者逐渐与他人建立正常的心理联结，养成积极的应对方式，有利于患者回归社会，从而使认知行为疗法保持长效的干预作用。

早在 1985 年，马拉特和戈登（Marlatt & Gordon, 1985）就认为，可将认知行为干预作为一种有效的方法治疗成瘾行为。他们认为，认知行为疗法可以减轻由特定的、由强化的认知和行为模式引起的重复的身心习惯导致的心理困扰。目前，国内关于认知行为疗法在毒品成瘾领域的研究证实，认知行为疗法在减轻成瘾者的负性情绪、增强患者的戒毒动机、提高患者的生命质量和治疗依从性等方面都有积极作用。总之，目前国内外研究证实了认知行为疗法在成瘾领域中的治疗作用。

通过认知行为疗法的引入，让患者初步认识到吸毒是习得的行为，复吸过程是由一连串事件组成的，采取新的行为以打断事件链，则可以预防复吸。通过改变原先的错误认知，让患者认识到戒毒行为也可以通过学习而获得，反复练习就能逐渐形成新的正确行为模式。

三、计划

1）讨论吸毒行为的习得和熟练过程。
2）比较吸毒前后问题解决模式的区别。
3）认识到戒毒行为模式可以习得和巩固。
4）分析复吸事件链。

四、操作方案

（一）开场

引导语：欢迎大家。首先让我们一起高呼咱们的队名、口号，展示我们的风采，振奋我们的精神。（风采展示）

（二）回顾上次内容

咨询师与学员共同回顾上次心理辅导的内容。

小结要点：归纳患者回顾的内容，并强调其中的重点。

（三）讨论行为的习得和掌握新技能的可能性

目标：分析患者吸毒成瘾的形成过程，让患者认识到成瘾行为是后天习得的，经过练习而逐渐熟练。通过讨论使患者认识到，任何预防复吸的技能都可以通过学习和反复练习而达到熟练的程度。

引导语：我想知道大家的吸毒行为是怎么形成的？（患者分享）

初期和现在的熟练程度有什么不同？（患者分享）

你们认为预防复吸的行为能不能学会？（患者回应）

小结要点：吸毒行为是习得的，不是天生就会的，通过反复地吸就越来越熟练了。同样，预防复吸的技能也可以学会并得到巩固。

（四）讨论吸毒后的应对方式

目标：吸毒前，如果遇到困惑，人的头脑里闪现的是正常的问题解决方案，而吸毒后遇到麻烦时，患者头脑里首先闪现的是采用吸毒的方式来解决问题。通过讨论让患者认识到，吸毒改变了其解决问题的思维模式和行为方式，有利于患者思考改变。

引导语：在没有吸毒时，遇到情绪和压力问题时，你们是怎么处理的？（患者分享）

开始吸毒一段时间后，你是怎样处理情绪和压力问题的？（患者分享）

小结要点：归纳患者在吸毒前后应对情绪和压力问题的不同方式，指出"有问题，找毒品"成了其吸毒后的自动思维和行为模式。吸毒只能让患者一时忘记烦恼，其实问题依然存在；吸毒改变了患者过去解决问题的思维和行为模式。同时，要强调新的正确解决问题的模式也可以通过学习形成。

（五）活动

名称："打破常规"。

目标：引出建立和巩固新的预防复吸的思维和行为模式是完全可能的。

引导语：现在我们做一个活动，叫作"打破常规"。现在，每人手上先拿一支笔，然后将笔都放在桌子中间，听到我喊口令后伸手去拿笔，拿到笔后在纸上写两遍团队口号，再将笔放回原处。（活动进行）

现在进行第二遍。假设刚刚拿笔的手受伤了，不能活动了，听到我的口令后用另一只手拿笔，写两遍团队的口号。然后，将其与第一次写下的团队口号进行对比。（活动进行后提问）

第一次让你们拿笔时，你们想过要用哪只手去拿吗？（患者回应）

为什么？（患者分享）

第二次伸手拿笔的速度和第一次比有没有不同？（患者回应）

第二次写字有什么感觉？（患者分享）

想象一下用你不习惯的那只手写字十多年以后，听到口令去拿笔，你会用哪只手去拿笔呢？（患者回应）

写的字怎样？为什么呢？（患者分享）

这个活动和预防复吸的思维与行为模式有什么联系呢？（患者分享）

小结要点：指出拿笔写字是自动思维和行为，是可以改变的。新的技能就好比是你不常用的那只手，可以学习去用，熟练之后也会变成自动思维和行为，预防复吸技能的学习和熟练过程也同样如此。

（六）功能分析（复吸事件的分解）

目标：通过功能分析，使患者对复吸前发生的事件和复吸产生的结果有全面的认识，明确导致复吸的直接和间接危险因素。同时，使患者学会功能分析技能，随时分析自己处境的危险性，以便能对复吸前的相关因素有所警惕。

引导语：请想一个自己复吸的事件，将前因后果分解一下，复吸前有什么事情（触发因素）发生了？使用毒品前的想法和感受是什么？使用前你做了什么事？使用后出现了什么正面结果？什么负面结果？大家讨论一下，再填入表中（表 12-1）。

表 12-1 功能分析表

触发因素	使用毒品前的想法和感受	使用前的行为	使用后的正面结果	使用后的负面结果
是什么触发我使用毒品？	我当时怎么想的？当时的感受是什么？	当时我做了什么？	产生了什么好的结果？	产生了什么不好的结果？

小结要点：复吸不是偶然发生的，之前会有一连串的过渡事件，我们可以将其归纳成一张复吸事件链条图（图 12-1），如果能对早期发生的事件提高警惕，并找出正确的应对措施，就会扭转事态发展的方向，避免复吸。功能分析是一项预防复吸的技术，有助于患者对自己所处阶段及其危险性有清醒的认识。如果患者能学会复吸前各阶段事件的应对技能，并加以练习和应用，有助于预防复吸。

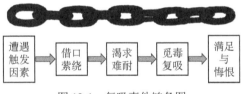

遭遇触发因素 → 借口萦绕 → 渴求难耐 → 觅毒复吸 → 满足与悔恨

图 12-1 复吸事件链条图

（七）分享感受和总结

总结要点：肯定患者的表现和分享。归纳本次要点，吸毒是习得行为，并逐渐变成患者的自动思维和行为，且改变了他们以往解决问题的方式；"打破常规"活动给予我们的启示是，预防复吸的思维与行为模式可以通过练习来建立和巩固；对复吸事件进行功能分析，可以协助患者觉察复吸前的危险因素，打断事件链中任何一个环节均能预防复吸。

（八）布置作业

每人再写出 1—2 个复吸事件，按照"功能分析表"中的五个方面进行分析。询问大家完成作业有无困难，如果有，就如何做好作业和组员一起讨论。

（九）准备道具

道具为共同讨论使用的"功能分析表"。

（十）注意事项

1）写口号的小活动只需讲明写什么即可，不必提"越快越好""字写得越好看越好"等要求，尽可能让写的结果多样化，鼓励每个组员完成并分享，力求分享更深入。

2）初次填写"功能分析表"时，咨询师可以进行必要的答疑和引导。

3）提醒组员注意保密规则，团队中发生的事情、说过的话，不要在团体外作为谈话、说笑的内容，提醒大家要尊重每一位团体成员。

4）认知行为疗法的家庭作业是非常关键的一个环节，日常练习很重要，引导大家认真做好作业。

第十三章　渴求的预防和应对[①]

一、目标

1）了解渴求及其成因。

2）认识渴求的本质。

3）识别引起渴求的触发因素。

4）掌握预防和应对渴求的技能。

二、主要理念

对于药物成瘾患者而言，心理渴求是一种想体验毒品药效的强烈欲念，从而产生使用毒品的冲动。心理渴求是有时限性的，开始时感觉不安，后来逐渐变得十分强烈，患者急迫地想得到毒品。如果能有效应对，及时控制，渴求感会越来越弱，然后消失。研究表明，在曾经有过成瘾经历的患者中，渴求与压力及其调节异常有关（Robinson & Berridge，1993）。这些病理生理改变可能会导致持续的渴求、强迫性觅药行为和成瘾复发的易感性。

渴求对于许多毒品成瘾者来说是一个难以忍受且难以处理的问题。吸食海洛因的患者在开始戒断后的几个星期甚至几个月内，通常会产生强烈的毒品渴求，这种渴求经历能迷惑和干扰患者，如果不能很好地理解和有效地控制渴求，就会导致复吸。吸食新型毒品的患者如果吸食的频率高，一旦停止使用就会有明显的渴求感；如果吸食频率低，患者通常在有情绪和压力问题时，或与触发因素相遇

①　本章作者：王增珍，陈家言，谌丁艳。

时，产生吸毒借口后出现渴求感。渴求是一种条件反射，是复吸的前奏，但是患者对此一般不太了解。咨询师通过引导式讨论，使患者了解渴求的形成、具体表现及其时限性等特征，找出过去成功的应对方式，学习新的预防和应对渴求的技能都非常重要。如果患者掌握了这些技能，注意在日常生活中加以应用，则有助于降低复吸的风险。

三、计划

1）举例解释渴求的形成。

2）讨论渴求的时限性特征。

3）通过填表识别渴求的触发因素及其危险性。

4）教授渴求预防和应对技能。

四、操作方案

（一）开场

引导语：很高兴又和大家见面了。在开始之前，咱们按惯例先高呼队名和口号。（高呼队名和口号）

请大家听一段音乐，跟着节奏打拍子。（播放音乐"墨西哥帽子舞曲"，组员跟着音乐节奏打拍子）

感受怎样呢？

小结要点：听音乐，跟着节奏打拍子可以转移注意力和带来好心情。

（二）回顾上次的内容并交流作业

引导语：请大家一起回顾上次的内容。（组员回顾）

小结要点：肯定大家的记忆力，归纳大家回顾的内容，重述内容的要点。

引导语：上次的作业还记得吗？（组员回应）

对，大家再找两个复吸事件进行分析，请大家交流一下。（交流作业）

（注：在作业交流过程中，如果有些患者没有按时完成作业或完成的质量不高，就要和他们一起找原因和解决的方法）

小结要点：肯定大多数组员记得上次内容和对待作业的认真态度。上次内容中的功能分析技术帮助大家明确了复吸的前因后果，即"遭遇触发因素—复吸借口—渴求—复吸"，这是一个复吸事件链，从而引入本次的渴求话题。

（三）了解渴求

目标：通过喂养宠物的经验回顾，介绍条件反射实验，让患者了解渴求是一种条件反射，是可以加以控制的，使患者建立预防渴求的意识，当出现渴求时能做到心中有数。

引导语：你们谁养过宠物？如果每天拿同样的碗去给宠物喂食，当你走向这个宠物时，你会看到什么情况？为什么？（患者讨论，在讨论中给予积极关注和及时回应）

小结要点：从喂食宠物的经验中提炼和归纳出"喂食碗是触发因素，狗对喂食碗的反应是条件反射，流涎是渴求的表现之一"。

知识点介绍：介绍巴甫洛夫的经典条件反射实验，即每次给狗喂食前都敲铃，经过多次训练后，狗只要听到铃声，就会流涎并想马上吃到食物，这就是渴求，铃声就是触发因素。当患者看到吸毒用具也渴望马上得到毒品，这和巴甫洛夫的经典条件反射实验类似，毒品、吸毒用具、曾经的吸毒环境、毒友等都是触发因素或线索。（借用图 13-1 渴求成因示意图来说明）

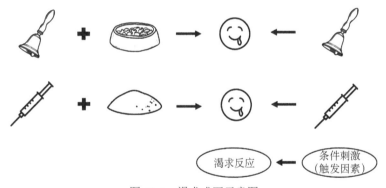

图 13-1　渴求成因示意图

（四）认识渴求的时限性

目标：很少有患者会经历一个完整的渴求过程。通过喂养宠物偶尔不给食物的实验，使患者理解渴求的时限性。

引导语：还是上面喂狗的例子，设想有一次你拿着空碗走向狗，狗对这只空碗开始的反应如何？后来的反应有无变化？为什么？这个例子中对于我们认识渴求是否有可以借鉴的地方？（除讨论上述问题之外，再借助图 13-2，解释渴求的产生和发展轨迹）

小结要点：渴求是一种时限性的经历，像一条抛物线（图 13-2）。当感到非常渴求时，需要延迟满足，渴求就会逐渐消退。渴求的经历是正常且较为普遍的现象。很多刺激会成为毒品渴求的触发因素，常见的触发因素包括和毒友在一起、有钱、喝酒、社交、各种情绪等。触发因素因人而异，有时在无外部触发因素的情况下忽然想到毒品，渴求也可能会发生。

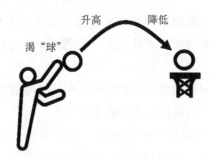

升高　　　　降低

渴"球"

图 13-2　渴求抛物线示意图

（五）认识渴求的症状或表现

目标：渴求的症状因时、因人而异，通过让患者在团体中交流各自经历的渴求形式，了解更多的渴求表现，以便能识别和应对不同形式的渴求。

引导语：谁经历过一次完整的渴求？描述一下渴求像什么？身体上是什么感觉？心理上有什么反应？（讨论中，注意听取和回应患者分享的渴求表现和身心感觉）

小结要点：不同的患者或同一患者在不同时间对渴求的体验都可能不同。有人描述渴求是以躯体症状为主，有人描述是以认知方面的表现为主，有人描述是以心理表现为主，等等。因此，咨询师应指出渴求发生时有身心方面的症状，在促使患者充分认识应对渴求不容易的同时，也必须强调渴求能够被改变，患者能够成功应对。

（六）认识渴求带来的麻烦和可控性

目标：渴求不但会增加复吸的风险，而且会给患者带来身心困扰，影响正常的工作和生活。通过讨论让患者认识到渴求会带来很多麻烦，但是它是可控的，调动患者学习应对渴求技能的积极性。

引导语：根据你们的经验，渴求一般会持续多久？当渴求发生时，除身心不适外，还会带来什么困扰或麻烦呢？在不使用毒品的情况下，你是怎么挺过来的？（注：渴求不同于急性戒断症状，通过讨论让患者明白两者之间的差异）

小结要点： 强调渴求带来的麻烦，同时结合患者的经历指出渴求是可控制的，使用恰当的应对方式能帮助患者度过渴求，并引出将要学习的应对技术。

（七）学习识别技术

目标： 通过和患者共同探讨识别技术，使患者能够识别出各自的外部触发因素，并对危险因素进行等级评价，增强患者对危险因素的警觉性。同时，咨询师在此过程中也能对患者的情况有一定的了解。

识别外部触发因素： 通过举例引出复吸的外部触发因素，让患者填写"外部触发因素定性评价表"（表 13-1）。请患者在曾经使用毒品的活动、场合或者环境旁画对钩，以及在从来不使用毒品的活动、场合或者环境旁画圈。

表 13-1　外部触发因素定性评价表

单独在家	约会时	外出晚餐前
和朋友在家	性活动前	在早餐前
朋友家	烟、酒	中餐休息
聚会	性活动后	晚餐时
体育赛事	工作前	工作后
看电影	身上有钱	经过一条特别的街道或是一个出口
酒吧/夜总会	经过毒贩的住处后	学校
江滩/海滩	遇到毒贩	公园
他人诱惑	售酒商店	邻居家
和毒友一起	工作时	毒品书籍或影视作品
体重增加时	电话聊天时	和家人一起
假期/假日	康复团体	疼痛时
天气不好时	别人谈论毒品	约会前
注射器或锡纸	吸毒者习惯动作	以往的吸毒情景
别人吸毒	门诊部或药店	别人手上的注射针痕
存放毒品的位置	文身	精神药品

在表中补充以下内容：①你经常使用毒品的其他活动、场合或是环境是哪些？②你从来不使用毒品的场合或者环境还有哪些？③你们能在一起且不使用毒品的人还有哪些？

患者在表 13-1 中找出了与使用毒品有关的触发因素后，请他们对触发因素的危险性等级进行评价。危险性等级分为四个，即完全没有危险、有些危险、比较危险、非常危险。使用毒品的可能性从 0 到 100%，分成四个等级，即从不使用、几乎不使用、几乎经常使用、经常使用。根据与吸毒关联的程度，在"外部因素危险等级评价表"（表 13-2）中列出人、地点、物品或者场景。

表 13-2　外部因素危险等级评价表

使用毒品的可能性为 0			使用毒品的可能性为 100%
从不使用	几乎不使用	几乎经常使用	经常使用
这些情境是安全的	这些情境是低风险的，但是必须警惕	这些情境是高风险的。在这些情境中停留极其危险	进入这些情境就意味着即将复吸，需要完全回避

引导语：通过上面的危险因素识别和危险等级评价，你们有什么感受和打算？（讨论中识别和肯定患者的积极态度与方法）

小结要点：通过列表对外部情况及危险程度有明确的认识，指明这种方法就是一种识别技术，包括定性和半定量的方式，可以发现危险因素和区分危险性等级。告知患者，在戒毒之后要尽量回避那些高危情境——表 13-2 后两栏中的危险因素，同时肯定患者积极应对的想法。

（八）回避策略

目标：让患者学会回避技术，以预防渴求的发生。

引导语：请大家看看各自的"外部危险因素等级评价表"的后两栏，哪些是可以回避的因素？怎样回避？（讨论）

小结要点：总结和归纳患者提出的回避策略，强调后两栏中危险性比较高的因素，能回避的尽量回避，如回避毒友与毒贩、丢掉用具、远离危险性高的地方、不带大额现金、不喝酒、进行情绪调节等。对于难以回避并发生了渴求的情况，应采用一定的应对策略。

（九）渴求应对策略

目标：当渴求发生时，应对策略是预防复吸的第二道防线。通过这个部分的内容，让患者掌握渴求应对的措施和技术，最大限度地降低复吸风险；通过再次提到"左手写字"的游戏让患者明白，新技术的学习需要反复练习来巩固，逐步形成新的自动思维和行为模式。

引导语：大家过去是怎样应对渴求的？你们认为哪些策略是有效的或者可能是有效的？将想到的策略写在大白纸上。（在讨论中及时肯定患者提出的有效或可能有效的策略）

小结要点：肯定患者已有的有效应对策略和应对风格，引出将要讲授的应对措施和技术。

1. 分散注意力

引导语：分散注意力是一种应对策略，在渴求出现时，你们是如何有效地分散注意力的？（关注患者提出的分散注意力的方法）

小结要点：充分肯定患者分散注意力的方法，再提出其他分散注意力的措施，如：①做体育运动；②离开导致渴求的环境；③购物；④看书、看电视、小品相声或电影光盘；⑤上网浏览当日新闻，聊天；⑥观察小动物；⑦观看别人的娱乐活动；⑧找人聊天等。要特别指出，让大家听音乐、跟着音乐节奏打拍子也是一种分散注意力的方法。

2. 放松训练

引导语：放松是第二种应对策略，怎样才能让我们放松？大家有什么好办法？（在讨论中肯定分享的方法并引导练习）

小结要点：总结和归纳患者的放松方法，如深呼吸、躺下或睡觉、到大自然中去等，并引出下面要学习的放松技术。

练习放松技术：

1）腹式呼吸。双手或单手置于下腹部，吸气时下腹部鼓起，呼气时下腹部凹下去，在呼气的同时，将注意力集中到双肩，重复5次以上。同时，带领患者进行"二四四"呼吸练习5次以上，即吸气两拍，停四拍，呼气四拍。

2）渐进式放松法。自然地保持一种放松的姿势，让自己处于平静、自在、不紧张的状态。放松的先后顺序是：手臂部—头部—躯干部—腿部。①手臂部的放松：伸出右手，握紧拳头，绷紧右前臂——放松；伸出左手，握紧拳头，绷紧左前臂——放松；双臂伸直，两手同时握紧拳头，绷紧手和臂部——放松。②头部放松：皱起前额，皱起眉头——放松；皱起鼻子和脸颊（可咬紧牙关，使嘴角尽量向两边咧，鼓起两腮，仿佛在极痛苦的状态下使劲一样）——放松。③躯干部的放松：耸起双肩，绷紧肩部肌肉——放松；挺起胸部，绷紧胸部肌肉——放松；拱起背部，绷紧背部肌肉——放松；屏住呼吸，绷紧腹部肌肉——放松；④腿部的放松：两脚趾用力抓地——放松；两脚尖翘起——放松；两脚后跟蹬地，脚尖上翘——放松。每个动作保持 5 秒钟后放松，连续做 3 次。

3. 谈论渴求

引导语：谈论渴求是第三种策略，有哪位在渴求发生的时候和别人谈论过？是怎样谈论的？请写出你和谁谈论渴求比较安全以及能得到心理支持？有几个就写几个。（在讨论中，患者可能提到不敢跟亲人谈，怕亲人紧张。要充分理解患者的困难，重点是教授患者如何与别人谈论）

小结要点：在渴求发生时，谈论渴求是一种有效的策略，可以减轻焦虑感和脆弱感。咨询师应告知患者，如果有可以谈论渴求的人，需事先和他们讲明谈论渴求的益处；如果一时找不到可以谈论渴求的人，则提示可以找帮教人员、社工或心理咨询师帮忙。

4. 与渴求相伴（冲浪）

引导语：大家冲过浪或看过别人冲浪吗？有什么感觉或想法？如果把渴求当作浪潮，那我们该怎样应对？大家有过饥饿而又暂时得不到食物的经历吗？如果硬撑一下，饥饿感会发生什么变化？（在讨论中，应注意采用日常事例，让患者理解"冲浪"的寓意，强调将注意力放在渴求的感觉上，或者叫作正念觉察，如同脚放在踏板上一样随浪起伏）

小结要点：与渴求相伴就是冲浪技术，是应对渴求的第四种策略。让患者把渴求当作浪潮，使渴求的来去就像迎送波浪一样，或者像柔道一样，通过避免抵抗而取得控制权。告诉患者在渴求发生时，找一个安全的地方来接纳渴求和经历渴求，当渴求的观察员，觉察渴求像什么、在哪里。它有多强，它移动了吗，它改变了吗？同时，提示患者集中注意力，渴求即可减轻乃至消退。

5. 回忆负面结果

引导语：大家还记得前面的吸毒损益评价吗？吸毒的长期坏处有哪些？如果渴求来了，我们回忆一下表 6-2 吸毒损益评价表中吸毒的长期坏处，感觉会怎样呢？[在讨论中，帮助患者一起回忆吸毒的长期负面影响，让患者观察吸毒的负面效果（图片或词语），让患者觉察头脑自动萌发的一些想法]

小结要点：回忆负面结果是应对渴求的第五种策略，也可以当作一种厌恶疗法。让患者把吸毒的长期坏处和希望戒断的原因做成预警卡片，或找一张与吸毒有关的可怕的图片，让患者在渴求发生时集中注意力看 5—10 分钟，以此来淡化渴求。

6. 自我谈话

引导语：在渴求发生前是否有些想法和思想斗争？例如，"我该用了""不用就撑不住了"等都是自动思维。如果用正面的话去反击，去战胜这种负面想法，情况又会怎样？（在讨论中应关注患者在思想斗争中曾经出现的正面想法，以及正面想法与负面想法相互斗争的过程，强调正面想法要足够强）

活动：组织患者练习和负面自动思维对话。两人为一组，一个人进行自我对话，另一个人观察，5 分钟后互换角色，最后进行交流。

小结要点：自我对话也是一种非常有用的策略。通过自我对话，用积极正面的话战胜渴求，就是用理性自我战胜成瘾自我，同样能够使渴求感下降。咨询师应鼓励患者不断练习，形成正面想法，战胜负面自动思维的思维习惯。

（十）分享感受和总结

引导语：请大家就今天的话题和内容分享一下感受。（组员分享）

总结要点：归纳组员的分享，强调渴求是一种条件反射，有时限性，可以应对。通过识别触发因素、学习并反复练习回避策略和 6 种应对技能，可有效预防并降低复吸的风险。需要指出的是，所有这些措施都可能不会使渴求完全消失，但是通过应对练习，患者能大大降低渴求的频率和强度，在渴求发生时更有控制力，达到预防复吸的目的。同时，应指出渴求是在戒断一段时间之后，在遇到触发因素情况下对毒品的强烈反应，不同于急性戒断症状。

（十一）布置作业

组员列出适合自己的回避和应对渴求的措施，完善曾经制作的预警卡。

（十二）准备道具

道具包括大白纸、"外部触发因素定性评价表"、"外部因素危险等级评价表"。

第十四章　借口的预防和应对[①]

一、目标

1）让患者牢记个人的戒毒目标和生活目标。

2）学会识别复吸借口。

3）掌握预防和应对复吸借口的技能。

二、主要理念

　　戒毒之后，患者一般都想开始新的生活，但有很多人的结局不尽如人意。复吸的主要原因之一是患者在戒毒后头脑里容易产生一些倾向于复吸的自动思维，即所谓合理化的复吸借口（如还愿、补偿一下、享受一下、再吸最后一次等）。如果患者放纵了自己，吸毒行为就会再次发生。绝大多数患者是由于给自己找借口而复吸的。患者在遭遇触发因素时，头脑里冒出借口之后，通常会出现成瘾自我和理性自我之间的思想斗争，一边寻找复吸的借口，使复吸合理化，一边又寻找保持操守的理由。在这场斗争中，如果理性自我不够强大，复吸合理化借口容易占上风。所谓合理化的借口也是触发因素引发的自动思维，如果不能及时识别和应对，就很可能引发渴求、觅药和复吸。患者若拥有明确的生活目标，认识到借口的危险性及其带来的负面后果，学会和熟练应用预防和应对借口的技能，将有助于患者建立防范意识，打断复吸事件链，改变事情的发展轨迹，成功预防复吸。

---

① 本章作者：王增珍，陈家言，王云翠。

三、计划

1）明确个人的短期目标和长期目标。

2）认识复吸借口和讨论曾经被借口打败而复吸的原因。

3）讨论和复吸有关的各种借口。

4）熟悉内部、外部原因所导致的借口与危险性。

5）学习预防和应对复吸借口的技能。

四、操作方案

（一）开场

引导语：欢迎大家回来，还是请我们的组长带领大家高呼队名、口号，展示风采以振奋我们的精神。（组员展示风采）

（二）回顾上次内容并交流作业

引导语：还记得上次学过的内容吗？你印象最深刻的是什么呢？请大家回忆一下。作业做得怎样了？请将作业交流一下。（回顾上次内容和交流作业）

小结要点：再次回顾和归纳上次学过的内容，对成员作业完成好的方面给予肯定，对没有完成作业的情况进行讨论，引入本次内容。

（三）认识借口

目标：让患者回顾曾经为复吸而找的借口，以便今后对这些借口保持警惕。

引导语：你们当中是否有人在长时间保持操守后又复吸了？

复吸之前，你们通常都是怎么想的呢？

你为自己找的"理由"是什么呢？（讨论）

小结要点：归纳讨论中的如"还愿""再吸最后一次""想检验自己的意志力"等吸毒理由，和患者一起确认这些都是复吸的表面合理化借口，引出今天要讨论的复吸借口主题。

（四）认识被借口打败的原因

目标：通过分析被借口打败的原因，认识成瘾自我和理性自我。让患者有增强理性自我的意识，让理性自我变得强大，以战胜成瘾自我。

引导语：在借口面前，我们会有思想斗争，大家说说自己都做过哪些思想斗争？

（请患者分享思想斗争的过程，从中提炼出成瘾自我和理性自我）

在思想斗争过程中，我们经常会被打败，大家想过是什么原因吗？（组员分享）

下面我跟大家分享理性自我和成瘾自我的概念。（见理性自我和成瘾自我的简介）

理性自我和成瘾自我： 在患者的内心有一个成瘾自我和一个理性自我，成瘾自我也是心理学上的本我成分，追求的是快乐，及时行乐，满足自己的欲望。如果有借口，就放纵自己，就是成瘾自我占上风。成瘾自我需要进化和成长。理性自我就是理智的自我或超我，能够审时度势，进行利弊权衡，考虑怎样做才对自己、家庭和社会有利。理性自我知道自己真正需要什么，有明确的目标，有行动的动机和动力，有行动方案。理性自我与成瘾自我在进行斗争时，鹿死谁手，要看哪方的力量更强大。成瘾自我需要不断学习和进步，逐步提升到理性自我或真正的自我，不放纵，掌握自己的命运。患者成瘾背后的原因之一是成瘾自我相对强大，理性自我相对较弱，理性自我打不过成瘾自我，就会让借口泛滥，发生复吸。要让患者的理性自我强大起来，可以从以下三个方面入手：①强化他们的行动动力，让他们做利弊分析，看看自己真正需要的是什么，想想复吸的负面后果，想想戒毒的正面结果，强化戒断动机；②请他们设定目标，自己在多长时间达成什么目标，能实现的目标是什么，分析如果放纵自己，在多大程度上会影响目标的实现；③制定详细的行动计划，明确面对的挑战是什么，有哪些资源，有什么能力，如何应对，从而去学习、训练和行动，让理性自我强大起来，使理性思维成为自动的思维模式，以随时战胜成瘾自我。

（五）认识各种各样的复吸借口

目标： 认识和评价由内部与外部原因所致的各种所谓合理化借口及其危险性，以促进患者提高对借口的警惕性和应对能力。

1. 认识外部原因产生的所谓合理化复吸借口

（1）"别人的错误"

引导语： 你们当中有没有人觉得是别人的原因导致自己复吸，而错不在自己？有哪些情况是属于这一类的？请大家回忆并讨论一下，列在纸上。（讨论）

（2）重大负面生活事件

引导语： 有没有人是因为生活上的重大打击而觉得自己不得不复吸的？有哪些情况是属于这一类的？大家回忆一下，也列在纸上。（讨论）

（3）庆祝

引导语：大家有没有因为某件事情非常高兴，要庆祝一下，怂恿自己放纵一次而复吸的？有哪些情况是属于这一类的？（讨论）

小结要点：指出诸如"别人的错误"、重大负面事件、庆祝某些事情等其实都是因为外部原因为自己复吸合理化所找的借口，这些借口都具有一定的危险性，与复吸密切相关，需要警惕。

2. 认识内部原因引发的复吸借口

（1）误认为自己已经好了

引导语：如果你们已经很长一段时间不吸毒，是否就认为自己已经好了？有没有在这种情况下为自己找借口而复吸的？请大家谈一谈。（讨论）

（2）检测自己

引导语：有没有人因为想证明即使自己面对毒品，也能够抵挡得住诱惑，但最终还是复吸了的？哪位有这样的经历？请谈一谈。（讨论）

（3）情绪问题

引导语：有没有人因为情绪不好而找借口支持自己去复吸的？请大家说一说。（讨论）

（4）其他目的

引导语：除上述情况外，还有没有因为其他目的而产生了复吸借口的呢？（讨论）

小结要点：归纳复吸借口产生的内部原因，强调预防复吸需要终生努力，要树立"终生预防"的观点，随时警惕所谓"自己好了"的念头带来的借口；认清毒品的诱惑力和杀伤力，战胜毒品需要学习和掌握预防复吸的技能；指出在有不良情绪时，对于头脑里最容易冒出的复吸借口，需要高度警惕；告知患者以后有专门的时间讨论应对不良情绪的话题。至于因其他目的而产生的复吸借口，需要具体情况具体处理。

（六）复吸借口的预防

目标：让患者不断明确和牢记戒毒目标和生活目标，让理性自我占上风，打败成瘾自我。同时，让患者看预警卡和目标记录表，促使其头脑里自动冒出坚持戒断和实现目标的自动思维，引导患者利用这两个工具来预防和战胜复吸借口。

引导语：想象戒毒三个月后你将会在什么地方？一年后会在什么地方？如果完全戒断了，情况又会怎样呢？（组员分享）（对想象三个月或一年后可能会在家或在工作岗位的患者给予正面回应，引导其展望完全戒断的美好前景，激励患者将完全戒断作为自己追求的目标。）

小结要点：患者如果回答戒毒三个月和一年后可能在家或工作岗位上，说明其对戒毒有信心，提示大家牢记个人的目标有利于保持操守。有戒毒后"可能又回到戒毒所""可能吸毒过量死去"等负面想象的患者，他们可能对戒毒的信心不足或戒毒目标不是十分明确，应了解其戒毒后保持操守的困难，鼓励其继续学习预防复吸的新技能。

引导语：有哪些困难阻碍着你们长时间坚持操守？（重点引导患者讨论戒毒后近期可能会遇到的困难。）

小结要点：向陈述真实想法的患者表示欢迎和理解。对于可能会谈到保持操守有困难的患者，提醒他们可以尝试使用之前学过的功能分析、损益评价等技术。有些患者可能会提及身边的毒贩和毒友较多，诱惑难以避免等困难，则可告知以后会有这类问题的专题讨论。

引导语：上次布置的作业还有完善预警卡，大家做好了吗？请大家拿出来交流一下。（组员交流预警卡内容，肯定大家的认真态度）

现在请大家仔细观看自己的预警卡 2 分钟，觉察一下脑子里会涌现出什么想法？（分享观看预警卡后的自动思维）

小结要点：观看预警卡时的自动思维是正面的，是理性自我的反应，例如，不能再吸了，再吸就没有希望了。建议患者以后经常看看预警卡，强化理性自我。

引导语：大家还记得自己的目标吗？曾经让大家写过自己的目标，现在请大家制作一个工具，即"目标记录表"（表 14-1）（组员制作）。

表 14-1　目标记录表

内容	未来 3 个月	未来 1 年
我想要的改变是		
我要完成这些改变最重要的理由是		
在改变过程中，我计划采取的措施是		
别人能帮助我的方式是		
一些可能影响我完成计划的事情是		

请分享你的"目标记录表"。（组员分享）

然后，再看"目标记录表"2 分钟，看看脑子里会涌现出什么想法，并进行交流。（组员交流）

（归纳大家观看"目标记录表"后有利于操守的自动思维）

引导语：如果我们天天看这些预警卡和"目标记录表"，早晨一醒来就拿出

来看，晚上睡觉前也看一看，会有什么感觉呢？会有什么效果呢？（组员分享）

小结要点：观看预警卡和"目标记录表"，脑子里会涌现出支持戒断的自动思维，可以预防复吸借口的出现，也有助于打败复吸借口，强化理性自我。经常利用这两张表可以使戒断的自动思维占据主导地位，维持戒断。

（七）应对合理化借口

目标：让患者能够迅速识别和警告自己这些所谓合理化借口的极端危险性，应采取有效的技术来消除，预防毒品渴求的产生。

1. 回避策略

练习：让患者想想戒毒后一个月、半年、一年后的目标是什么，内容尽可能的详细（例如，目标最好不是"有很多钱"，最好是"到几月份，有一份每月×××元钱的工作"或其他有意义的事情）。请患者经常想想自己的生活目标和戒毒目标，能够回避或减少复吸借口。

2. 应对复吸借口的策略

引导语：为了消除复吸借口，你们曾经用过哪些具体的措施？（讨论）

小结要点：肯定患者分享成功应对复吸借口的方法，告知患者还有很多策略可以应对复吸借口，不让借口得逞。

介绍方法：

1）弹橡皮筋法。给每人发一根橡皮筋，将橡皮筋松松地套在手腕上，每次意识到复吸的借口时，猛弹橡皮筋，并对借口说"停、停、停"。然后，分析自己真正想要的是什么，或许是解除烦闷，或许是减少孤独感，或许是得不到认可、理解的压抑感受需要减轻，如果认识到了复吸借口背后的真正原因，可能就不需要毒品了。

练习：弹橡皮筋法。

2）放松：腹式呼吸法、渐进式放松法（见第十三章）

引导语：大家已经练习过腹式呼吸法、渐进式放松法。无论何时，当你产生复吸借口时，都可以重复做深呼吸和渐进式放松。

练习：放松技术。

3）通过正面思想战胜复吸借口。

练习：先将复吸借口和战胜复吸借口的正面思想都写出来，然后将借口读一遍，再有感情地连续读正面的思想5遍。

4）回忆负面结果。

练习：拿出预警卡，想想复吸借口，看5遍预警卡，觉察感觉和分享。

（分享）

5）分散注意力。

练习：做一份有效分散注意力的具体措施的清单。

6）谈话或打电话。

练习：列出合适人选的名单。

最后，请患者共同做"复吸借口和应对方式检测表"，以此来检测复吸借口，找出正面的想法和打算采用的应对技能。请大家将内容填入表 14-2 中，并作为应对复吸借口的工具之一。

表 14-2　复吸借口和应对方式检测表

关于毒品的复吸借口	正面想法，所采用的应对技能

（八）分享感受和总结

引导语：请大家就今天关于预防和应对复吸借口的内容，分享自己的感受。（组员分享）

总结要点：归纳组员的分享，回顾产生复吸借口的外部原因、内部原因及消除复吸借口的具体措施（弹橡皮筋法、放松、正面思想战胜借口、回忆负面结果、分散注意力、谈话或打电话），并请患者反复练习上述 6 种消除借口的方法和利用自己制作的 5 种工具（功能分析表、吸毒损益评价表、预警卡、目标记录表、复吸借口和应对方式检测表），再次明确个人的生活目标和戒毒目标的重要性，强调个人目标的重温有利于预防复吸借口出现。希望组员通过反复使用学到的方法和工具变得熟能生巧和信手拈来，随时帮助自己预防和战胜复吸借口，坚持操守。

（九）布置作业

完善"目标记录表"（表 14-1）及"复吸借口和应对方式检测表"（表 14-2）。

（十）准备道具

道具包括大白纸、"目标记录表"、"复吸借口和应对方式检测表"。

（十一）注意事项

强调完成作业的重要性，并在课后督促成员完成作业。

第十五章　毒品拒绝技巧[①]

一、目标

1）认识毒品的可获得性及降低毒品可获得性的措施。

2）了解被动式、攻击式和果断式拒绝的特点。

3）掌握毒品的果断式拒绝技巧。

二、主要理念

  大多数使用毒品的患者会逐渐封闭自己，社交圈慢慢变窄，到后来几乎只剩下使用毒品的朋友。他们碍于情面和害怕陷入社交孤立，所以很难切断和毒友们的联系。还有的患者社交面广，毒友很多，想要完全与之隔绝有很大的难度。当毒友邀请他们吸毒时，一些患者很多时候怕得罪毒友，不敢拒绝邀请，有时是为了达到维持友谊的目的而屈就毒友的邀请。因此，有效地拒绝毒贩或毒友是降低毒品可获得性的关键所在。实际上，拒绝不合理的邀请是尊重自己的表现，对于这一点，患者不一定清楚。因此，有必要让患者了解树立正确的观念有利于未来采用拒绝技能。

  如果患者不能坚定有力地拒绝毒品提供者，最终仍然无法摆脱毒品。拒绝技能也是需要学习、练习才能逐步形成的新的行为模式。本章通过授予拒绝技巧和进行角色扮演的练习，让患者在面对毒品提供者时能更有效地拒绝。同时，角色扮演有利于咨询师发现患者对拒绝技巧的理解和实施中的不足，以便指导他们更

---

① 本章作者：王增珍，余金聪，陈家言。

好地掌握果断拒绝毒品提供者的技巧，让患者不但愿意并敢于拒绝，而且善于拒绝，只有这样才能在遇到触发因素时及时保护自己，以实现远离毒品的目标。

三、计划

1）讨论目前毒品的可获得性。
2）探索减少毒品可获得性的策略。
3）讨论不同拒绝方式之间的差异。
4）通过角色扮演练习拒绝毒品的技巧。

四、操作方案

（一）开场

方式：欢迎组员并请组长带领团队展示风采。（风采展示）

（二）回顾上次的内容并交流作业

引导语：我们上次学了哪些内容？请大家回顾。上次布置的作业，是完善自己的"目标记录表""复吸借口和应对方式检测表"，请大家交流。（组员回顾上次内容并交流作业）

小结要点：归纳和重述组员回顾的复吸借口预防和应对技能，肯定患者交流的作业和积极认真的态度。让组员再次观看复吸事件链，从复吸事件链可知，在出现复吸借口之前，很大的可能是遇到了触发因素，从而引出本次活动内容。

（三）活动

名称："鱼精舌战猫王"。

目标：练习拒绝，感受拒绝没有那么困难。

引导语：请大家做一个"鱼精舌战猫王"的游戏。游戏方式如下：两人一组，自由组合，一人扮演"鱼精"，一人扮演"猫王"。"猫王"油嘴滑舌地说服"鱼精"留下来，想把它吃掉；"鱼精"与其展开舌战，坚定地说"不"，3 分钟之后交换角色练习，然后请大家分享拒绝的方式、拒绝与被拒绝时的感受。（组员练习与分享感受）

小结要点：归纳组员分享的精彩之处，肯定组员认真参与的态度及练习拒绝时的表现，尤其是组员坚定、成功地拒绝了对方的诱惑，要大加赞赏。同时，要指出日常生活中外界的诱惑较多，每个人都经常面对诱惑，只有成功地拒绝他人的诱惑，才能保护好自己的身心健康、财产等方面不受损失。只要认识到拒绝对自己的意义，敢于和善于拒绝，拒绝诱惑是完全可以成功的。

（四）认识形形色色的诱惑

目标：让患者对各种诱惑有警惕性。

引导语：大家过去都可能曾经想过不再吸毒了，但是往往在被别人诱惑时没能抵得住而重蹈覆辙。你们过去遇到过哪些诱惑？有没有拒绝过？如果拒绝了，但没有成功，那为什么没有拒绝成功呢？（成员分享，在分享中关注患者拒绝失败的原因）

小结要点：归纳组员分享的常见诱惑和拒绝的经验教训。在日常生活中确实有很多诱惑，这是阻碍我们保持操守的绊脚石。拒绝可能真有一定的难度，但是，只要大家提高警惕，识破诱惑，保持清醒的头脑，采用科学的拒绝技能理性地应对，是完全可以成功拒绝的。前面的游戏中为什么"鱼精"几乎都成功拒绝了"猫王"呢？因为"鱼精"认识到不能成功拒绝，就会丢掉性命，从中可知认知是关键。

（五）探寻降低毒品的可获得性

目标：让患者认识到降低毒品的可获得性是一种拒绝毒品的方式。

引导语：大家曾经是怎样获得毒品的？家里或者工作地点是否有人吸毒？怎样降低毒品的可获得性？请大家填写表格"管理毒品的可获得性"（表15-1），然后分享。（组员分享时，重点关注组员谈到的降低毒品可获得性的方法，及时给予正面回应）

表 15-1　管理毒品的可获得性

毒品的来源	我将要采取的降低毒品可获得性的措施

小结要点：归纳组员分享的内容，肯定组员想出的降低毒品可获得性的措施。现代化通信设备的发展等外部因素向社会的各个层面渗透，使毒品具有较高的可获得性。很多其他因素也进一步提高了毒品的可获得性，如身边有一些吸毒的亲朋好友或毒贩，没有告诉别人自己戒毒的打算。毒品的可获得性越高，复吸的概率就越高，因此必须从外部切断获得毒品的渠道，从内部坚定自己的戒毒决

心，标本兼治才能杜绝诱惑。如果患者与毒品提供者或其他吸毒者有着亲密关系，如亲人之间、恋人之间，更需要限制自己对毒品的暴露，降低获得毒品的概率。

（六）成功拒绝的经验回顾

引导语： 你们以前不想吸毒时是怎样成功拒绝毒品提供者或诱惑者的？如果亲人或恋人吸毒，你是怎样减少毒品暴露的？（讨论中重点关注组员谈到关于拒绝毒品和减少毒品暴露的方法）

小结要点： 肯定患者过去拒绝毒品提供者或诱惑者所做出的努力，并指出如果亲人或恋人吸毒，就会让自己有更多的机会与触发因素相遇，需要通过协商解决，例如，要求对方不将毒品和毒具带回家，不在家里吸毒，不在共处时谈论毒品或吸毒。患者也可以巧妙地安排时间和行程，有效避免和毒品提供者或吸毒者接触。如果某些外部因素难以避免，就需要采取恰当的方式来拒绝。

（七）拒绝失败的教训

目标： 总结与汲取拒绝失败的教训。

引导语： 过去面对诱惑进行拒绝可能失败过，从失败中可以总结出哪些教训呢？请大家分享。（组员分享失败的经历，肯定组员的坦诚）

拒绝有没有以下的困难呢？例如，难为情，怕失去朋友，怕被抛弃，怕得罪人，怕丢面子，怕影响和气与友谊，怕别人对自己有不好的印象，自己缺乏主见，不好意思拒绝别人，等等。（组员回应）

小结要点： 归纳组员分享的拒绝困难和失败的教训，并指出这些拒绝的困难只是自己的想法。拒绝是保护自己的一种方式，拒绝他人的要求是自己特有的权利。辨别他人的提议或要求是否合理，拒绝不合理的提议或诱惑，说出"不"，应该不会破坏正常的人际关系。掌握适当的沟通技巧，别人反而会更尊重你，不违背自己意愿的拒绝是尊重自己的表现。

（八）掌握拒绝的技巧

目标： 通过讲解和练习让组员掌握拒绝的技巧。

引导语： 下面介绍三种拒绝方式："家人不让吸毒"；"你再来找我，我就不客气了"；"我戒毒了，以后也不再吸了，请你以后不要在我这里再提毒品的事情了"。大家体会一下，三种拒绝方式，效果有何不同？

拒绝毒品的方式有三种，即果断式、攻击式、被动式，请大家进行连线。

家人不让吸毒	果断式
我戒毒了，以后也不再吸了，以后不要再提吸毒的事情了	攻击式
你再来找我，我就不客气了	被动式

小结要点：肯定组员的判断，并指出被动式拒绝显得患者戒毒决心不强、信心不足，给毒贩留有继续诱惑的余地；攻击式拒绝会导致患者与毒贩之间发生言语甚至肢体上的冲突；果断式拒绝表明了患者的态度和决心，让毒品提供者没有可乘之机。

介绍拒绝的基本原则：反应迅速；直接的眼神接触；斩钉截铁地说"不"。

介绍其他拒绝方法：①谢绝法（例如，"谢谢，我不用"）；②严词拒绝法（例如，"这可不行，我不用，不用再费口舌了"）；③不卑不亢法（例如，"哦，我明白了，但是我不感兴趣"）；④回避法（例如，"今天咱们先不谈这个，还是说说你关心的另一件事吧"）；⑤自护法（例如，"你为我想想，我怎能去做这种事呢？这是违法的呀！"）。当认识到毒品提供者是好意时（例如，亲人误让自己用毒品治病），可以用谢绝法；当意识到对方是恶意的，诱惑自己违法时，就要严词拒绝；同学朋友聚会时，如果有人诱惑，就可以酌情使用不卑不亢法、自护法、回避法。

请组员填写"拒绝技巧练习表"（表 15-2），为拒绝诱惑做好充分的准备。

表 15-2　拒绝技巧练习表

可能提供毒品的人或地点	我将会怎么说和做
毒友	
同事	
聚会上	
家人	
老板	

模拟练习拒绝技巧：看谁会拒绝。

情境：患者情绪不好，和毒友在一起。

方式：4 人一组，2 位诱惑者，1 位戒毒者，1 位观察员。诱惑者花言巧语，戒毒者要想办法用学过的方法和技巧拒绝，可利用"拒绝技巧练习表"。然后，诱惑者和戒毒者互换角色，最后观察员来评定谁的方法用得比较有效和适合大家学习。

引导语：上面我们学习了拒绝的原则、方式和方法，现在请大家练习，以熟练掌握拒绝技巧。我先扮演拒绝者，请一位志愿者扮演诱惑者，我们来演示一遍，再互换角色。然后请大家练习，练习完之后请大家分享，并请观察者点评。（演示、组员练习、分享与点评）

小结要点：肯定患者的正确、有效的拒绝行为，对于不足的地方要指出并提出改进建议，必要时让组员重新练习正确的方法。再次重述有效拒绝毒品的三个基本原则（反应迅速；直接的眼神接触；斩钉截铁地说"不"），不给毒品提供者留任何可乘之机。

（九）分享感受和总结

引导语：请大家就今天的内容分享自己的感受。（组员分享）

总结要点：肯定组员今天的表现及要远离毒品的态度，并指出远离毒品需要有坚定的戒毒决心，坚决回避毒品提供者，或采用有效的方式与方法拒绝诱惑者。同时，强调最有效的拒绝方式是果断式拒绝，要反应迅速、有直接的眼神接触、斩钉截铁地说"不"。在平时的生活中，要保持一定的警惕性，灵活应用拒绝诱惑的技巧。

（十）布置作业

1）写下自己的毒品来源和降低毒品可获得性的措施（表 15-1）。

2）完善"拒绝技巧练习表"（表 15-2）。

（十一）准备道具

道具包括"管理毒品可获得性表""拒绝技巧练习表"。

（十二）注意事项

1）强调完成作业的重要性，并在课后督促成员完成作业。

2）一定要向组员强调拒绝技能的三个原则和果断式拒绝的重要性。

3）拒绝的方法也可以由组员自由选择，只要是合理且有效的，就是正确的。

第十六章　貌似无关决定的识别和安全决策[①]

一、目标

1）理解貌似无关决定的概念。

2）认识貌似无关决定与触发因素之间的关系。

3）学会识别貌似无关决定和做出正确决策。

二、主要理念

貌似无关决定是表面看起来好像与复吸无关的决定，但实际上危机四伏，会遭遇触发因素，导致患者产生复吸借口和渴求，使其处于危险境地。貌似无关决定乍看起来无关紧要，却通常是导致患者走向复吸深渊的第一步。患者往往不能在早期识别这些暗藏危机的决定，而且往往将这种决定合理化，将其危险性最小化。当发展到已经处于危险情境中时，再想摆脱就很困难了。有调查显示，初次复吸的地点大多数是自己家、朋友家或歌舞厅，这和患者的早期决定有关。如果患者对貌似无关决定有所认知，学会在早期识别和应对的技能，便可以及时中止复吸事件链的发展，降低复吸风险。

三、计划

1）通过案例分析，掌握貌似无关决定的概念。

---

① 本章作者：王增珍，谌丁艳，陈家言。

2）分析并认识貌似无关决定与触发因素之间的关系。

3）通过他人与个人的经历加深对貌似无关决定的危险性的认识。

4）学习如何应对貌似无关决定，进行安全决策。

四、操作方案

（一）开场

引导语：欢迎大家回来。现在播放音乐，让大家放松并进行冥想，以便大家全身心地投入到接下来的活动中。（播放音乐和引导冥想）

（二）回顾上次内容并交流作业

引导语：大家还记得上次学过的内容吗？作业完成得怎样？请大家分享和交流一下。（在分享中认真听取，积极关注）

小结要点：肯定患者对上次内容的回顾和作业完成情况，重述上次所学的重点。咨询师要指出，在大多数情况下，触发因素的出现会导致复吸合理化借口的产生，而患者之所以会接触触发因素，则是由于做出了与复吸貌似无关的决定，从而引出本次要学的内容。

（三）理解貌似无关决定的概念

目标：患者通常没有貌似无关决定的概念，当产生某种想法或做出某个决定时，缺乏对其安全性或危险性的判断。通过学习让患者了解什么是貌似无关决定，建立相关概念，帮助患者在做决定前较全面地分析和思考问题，从而更加谨慎地做出决定。

案例分析：提供案例，然后引导患者分析和思考问题，让其理解貌似无关决定的概念。

案例：赵松（化名）下班回家，家在十字路口的**右边**，他那天心情不太好，到了十字路口时，他决定向**左转**，说是欣赏一下这边的风景，路过一家酒吧，他决定**进去看看**，认为自己的问题是吸食海洛因导致的，喝点啤酒没关系，就**喝了啤酒**。之后，很想吸食海洛因。不一会儿，一个毒友进来了，告诉他刚刚拿到上等海洛因，只有 1 克，赵松说**再尝一次**，就又开始了。

引导语：请大家分析一下案例中的主人公做了哪些决定？你们如何看待他所做的这些决定？（讨论）

小结要点：充分肯定组员的分析能力，重述案例中主人公做出的几个关键的决定，并指出当事人早期可能没有复吸的念头（仅仅是想欣赏一下左边的风景），遗憾的是连续做出了几个好像与复吸无关的决定。这些决定及伴随的行为导致他遭遇触发因素（啤酒），进而使这位患者产生吸毒的想法和遇到持有毒品的毒友及其诱惑。咨询师要告知患者这些表面上看似安全、合理、与复吸无关的决定，但实际上就是隐藏着巨大危险的"貌似无关决定"。

（四）认识貌似无关决定与触发因素的关系

目标：通过案例分析，患者已经对貌似无关决定有了初步的认识。进一步分析和讨论，让患者加深对貌似无关决定概念的印象，也可以让患者认识到貌似无关决定与触发因素之间的内在联系，从而帮助患者学会识别与预测决定的安全性和危险性，做出改变潜在危险的决定，中断复吸事件链，远离触发因素。

引导语：大家从前面的案例中认识了什么是貌似无关决定，在渴求应对中也学习了触发因素，那么你们觉得二者之间的关系是怎样的？（讨论）

小结要点：对患者的认真思考表示欣赏，总结其分析的内容。告知患者虽然初始的貌似无关决定与复吸的结局相距较远，但及时识别复吸事件链上最左端的貌似无关决定有助于早期打断复吸事件链。告诫患者，如果未经分析和思考就决定做某事或者会见某人，或者将所做的决定合理化和安全化，很可能会与触发因素相遇。

（五）识别他人和自己的貌似无关决定

目标：让患者追溯个人或熟人复吸事件链的起始端，识别导致复吸结局的最初原因——貌似无关决定，以便让患者今后在做决定前更加谨慎。

引导语：通过前面的学习，能不能分享一下你所认识的人因为貌似无关决定而导致复吸的例子呢？（组员分享）

小结要点：肯定患者的分享，提示患者周围有很多因为做出貌似无关决定而导致复吸的例子，仔细挖掘这些例子将有助于发现自身的问题，同时提高自己对貌似无关决定进行及时识别的能力。

引导语：大家曾对自己的复吸事件进行过功能分析，"功能分析表"的第一栏是触发因素，在遭遇触发因素前，你曾经做了什么貌似无关的决定呢？（组员分享）

小结要点：赞扬患者的坦诚分享。告知患者貌似无关决定所具有的危险性是隐藏的、潜在的，提醒患者今后在做决定前要认真思考，判断其是否为貌似无关的决定。

引导语：请大家再回忆一下，自己是否曾经做过貌似无关的决定，但及时意识到了其危险性，且纠正了错误的决定，从而避免了复吸的危险？请分享。（组员讨论）

小结要点：肯定患者纠正貌似无关决定的明智选择；强调及时识别貌似无关决定，并加以纠正，就会减少和高危情境或触发因素相遇的概率；提醒患者若有"我必须去做什么"之类的想法而且这种想法越来越强烈时，要警惕可能是渴求来袭；要注意渴求与貌似无关决定的区别，如果是渴求，就应该采用渴求的应对方式。

（六）练习安全决策

目标：通过练习提高患者分析和觉察貌似无关决定的能力，以利于及时发现危险决定并加以纠正，从而逐渐形成及时判断决定安全与否的习惯。

引导语：重新回到起始的案例上。首先回顾案例中赵松的貌似无关决定，你认为对他来说，什么才是较安全的决定呢？（组员讨论）

小结要点：肯定组员的分析和判断能力，归纳案例中赵松可以做的安全决定。

引导语：大家能分析一下近期你所做的一些决定吗？看看哪些是安全的，哪些是危险的？（组员分享）

小结要点：肯定患者分析技能的提高。强调患者要经常练习识别和分析每个决定的安全性或危险性，培养良好的分析习惯，这将会让识别过程变得容易，能够帮助其及时地发现和纠正貌似无关的决定。

引导语：下面我说一些比较常见的貌似无关决定，大家想想自己是否曾经有过。请评估表 16-1 中的决定对你有多大的危险性，采取 10 分制，"1"代表危险性最低，"10"代表危险性最高。（讨论与填表）

表 16-1　常见的决定及危险等级评估表

常见的决定	危险性等级（1—10）
去某个可能获得毒品的地方	
不销毁家里存放的毒品或用具	
参加容易得到毒品的聚会	
与其他毒品使用者交往	
没有计划如何填充空闲的时间	
不把自己戒毒的决定告诉家人或朋友	
对过去滥用毒品的行为保密，不告诉家庭成员	

小结要点：对于那些危险性高的貌似无关决定，要特别警惕并加以改变。然而，患者觉得危险性低的一些决定，更可能会转变成为貌似无关的决定，也同样要特别重视。

（七）分享感受和总结

引导语：今天大家就貌似无关决定的话题进行了充分的讨论，请大家分享对这些内容的感想与感受。（组员分享）

总结要点：归纳组员的分享，重申貌似无关决定与触发因素或危险情境的关系，强调培养分析决定的习惯对于预防复吸是至关重要的。

（八）布置作业

1）将下列几个安全决定的关键点记录卜来，今后无论做什么决定，都尝试按下面几个关键点来做：①考虑你所有的选择；②对每一个选择，考虑其所有后果，包括正面的和负面的；③选择最安全的决定，最大限度地减少复吸风险；④特别注意自己的隐藏危险信号的想法，如"我必须……""我能控制住……""这真的没有关系，如果……"，等等。

2）利用表 16-2 对自己的决定进行自我监控。对于每一个决定，都要判断其是安全选择还是危险选择。

表 16-2　安全决定监测表

决定	安全选择	危险选择

（九）准备道具

道具为貌似无关决定相关案例、"安全决定监测表"。

（十）注意事项

1）课堂上的时间有限，讨论可能不够充分，应强调课后练习的重要性，引导组员将识别、应对技能内化，使各种技能操作过程成为一种习惯性思维。

2）课堂上教授、体验和练习的是一些基本策略及方法，个人一定要结合自己的实际情况，找出各自的貌似无关决定，并做出定性、定量的评估，以增强其实用性和针对性。

第十七章 通用应对计划[①]

一、目标

1）能够预见将来的高危情境。

2）制定个体化通用应对计划。

二、主要理念

尽管很多患者已经很努力地使自己保持操守，但不能完全避免出现一些无法预料的事件，最终使自己处于高危的境地。这些事件通常是重大的、负面的压力性事件或者紧急事件，比如，亲人患重病或死亡，好朋友感染艾滋病，失去工作，失去一份重要的感情等。此外，正面的事件同样也能导致患者处于高危情境，例如，得到一笔巨款，参加一个庆祝活动，开始一段新的亲密关系等。学会预见高危事件或情境，事先找到应对措施，这对于保持操守有重要意义。事件的类型和发生时间难以预料，因此有必要鼓励患者根据自己的具体情况为自己量身定制一个通用的应对计划，在遇到事件时能有效应对，降低复吸风险。

三、计划

1）讨论将来可能遇到的一些高危事件或情境。

2）回顾学过的技能并制定通用的应对计划。

---

① 本章作者：王增珍，刘芳，谌丁艳。

四、操作方案

（一）开场

引导语：欢迎大家回来。请组长带领大家高呼队名、口号，进行风采展示。（风采展示）

现在，请欣赏一段音乐，大家跟着音乐的节拍轻轻舞动身体，让全身放松。

（二）回顾上次的内容并交流作业

引导语：请大家回顾上次内容并交流作业。（回顾与交流）

小结要点：归纳组员回顾的内容，重点强调及时识别貌似无关决定和进行安全决策的内容，肯定大家完成作业的积极态度，同时指出对于一些尚未发生却很可能会导致患者复吸的事件，需要提前做好预案，从而引出本次课程的主题。

（三）预见高危情境

目标：帮助患者意识到更多可能的高危情境，从而有利于其采取有效的应对措施。

引导语：大家想象一下，在未来的几个月里可能会发生一些什么事情而动摇你们的戒断决心呢？有没有一些事情是不可预测的？你们认为应该怎样应对才能坚定自己的戒毒决心呢？（讨论）

小结要点：归纳可能会动摇戒断决心的事情，肯定患者提出的坚定戒断决心的应对措施，同时指出有些高危情境是不可预测的，但是可以通过制定一个通用的应对计划来帮助应对。

（四）应对计划

目标：当患者遇到突发事件而措手不及时，很容易想到采用过去熟悉的应对策略，而不习惯使用安全的但不熟悉的策略。让患者制定一个简单而又普遍适用的应对策略，有助于其应对突发事件。

知识点介绍：通用应对计划的内容包括以下几个方面。①一组支持自己远离毒品且可信赖的亲朋好友的电话号码；②一份没有毒品诱惑且能帮自己度过危险的安全地点清单；③一些复吸可能导致的负面结果；④一些能战胜毒品的正面想法；⑤一套能有效分散注意力的方法；⑥自己的戒毒目标和生活目标。

引导语：请大家想几位支持你远离毒品且可信赖的亲友，同时想想哪些地方能够帮助你安全度过复吸危险？在之前的讨论中，你学到了哪些技能可以帮助自己应对高危情境呢？请大家根据自己的实际情况，参考下列格式制定自己专用的通用应对计划，并进行分享。

通用应对计划

如果我遇到了高危情境：

1）我将打的紧急电话是：

姓名：_____　电话号码：_____　姓名：_____　电话号码：_____

姓名：_____　电话号码：_____　姓名：_____　电话号码：_____

姓名：_____　电话号码：_____　姓名：_____　电话号码：_____

2）我能想到的复吸可能导致的负面结果有：_____

3）我要用来战胜复吸借口的正面想法是：_____

4）我要把注意力转移到我喜欢做的事情上，包括：_____

5）我要立刻离开高危情境，能去的安全地方是：_____

6）我要中肯地提醒自己戒毒所取得的成绩和其他方面的成绩，包括：_____

_____

7）我的生活目标和戒断目标分别是_____和_____

8）我将通过数数、看一看周围的物品是什么颜色帮助自己恢复理性；通过冲浪或正念技术觉察渴求及其变化，我一分钟、一分钟地坚持，并推迟_分钟来做出是否使用毒品的决定。我记得我的渴求通常是在_分钟后就会消失，今天坚持不用毒品，相信明天还是活得好好的，在过去我都能成功地应对渴求。

……

（组员制定通用应对计划并进行分享）

小结要点： 归纳组员分享的有关方面，指出通用应对计划虽然简单，但是每一条都很有用。一组可信赖的人的电话号码，可以让患者通过谈话的方式淡化复吸借口和渴求；一些导致复吸的负面结果，可能会和厌恶疗法起到一样的作用，让患者坚定戒断决心；一些战胜复吸借口的想法，可能会让患者的理性自我更加强大，战胜成瘾自我；把注意力转移到他喜欢做的事情上，可以减少复吸借口和渴求；离开高危情境，去安全的地方，可让患者摆脱触发因素，预防被人诱惑及借口和渴求的出现；中肯地提醒自己的戒断成绩，让自己进一步提高操守的成功感和信心；看看自己的生活目标和戒断目标，有利于自己坚定戒断的决心；通过数数、观看周围物品的颜色，让自己恢复理智；采用正念或冲浪技术，让自己一分钟、一分钟地坚持不吸食毒品，推迟使用毒品的时间，让自己提高意志力，提高成功感，并可以淡化渴求。建议患者不断完善通用应对计划，在遇到突发情况时，要综合运用自己的通用应对计划，以避免复吸风险。

（五）分享感受和总结

引导语： 今天的内容完成得差不多了，请大家分享一下感受。（组员分享）

总结要点： 肯定组员的分享，总结课程的主要内容，强调适合自己的通用应对计划在关键时刻是非常有用的，建议要随身携带，以便及时使用。

（六）布置作业

组员根据个人情况和以往学习到的技能及工具，继续完善通用应对计划。

（七）准备道具

道具为"通用应对计划"。

（八）注意事项

课堂上给出的通用计划条目是基本内容，个人还需要结合自己的实际情况，制定更加适合自己的通用应对计划，增强其实用性和针对性。

第十八章 应激事件相关的情绪管控[①]

一、目标

1）认识应激事件与情绪的关系。

2）认识情绪是复吸的重要影响因素。

3）学会调节及管控应激事件相关的情绪。

二、主要理念

情绪问题是复吸的重要原因之一。生活事件与情绪的关系密切，积极的生活事件能带来正面的信念和积极的情绪体验，不良应激事件会带来负面信念和消极情绪。在情绪不良时，患者头脑里通常会闪现出"吸毒可以忘记一切烦恼和痛苦"的自动思维，并为自己寻找诸如"太痛苦了，我不得不吸"等所谓的合理化借口。在这种状态下，吸毒的想法可能会越来越强烈，继而出现渴求和毒品使用前的一系列行为。再者，随着吸毒时间的延长，患者正常的朋友越来越少，在尚未找到工作时也很容易出现无聊、烦闷、焦躁不安等不良情绪。若患者能够及时识别自己的情绪反应，并做出调节和管控，则有利于阻止情绪问题发展为吸毒借口和渴求，有助于保持操守。

---

① 本章作者：王增珍，谌丁艳，王云翠。

三、计划

1）讨论情绪和复吸的关系。
2）识别高危情绪。
3）认识应激事件导致的情绪变化和心理成长规律。
4）学习应激事件相关的情绪调节和管控方法。

四、操作方案

（一）开场

播放音乐，引导大家先慢慢舞动身体，再引导患者冥想，使其思绪平静下来，将精力集中到当下的活动中。

（二）回顾上次内容并交流作业

引导语：上次学习的内容有哪些？请大家回顾一下。作业完成得怎样呢？（讨论与分享）

小结要点：对上次内容进行概括性回顾，强调应用的重要性，肯定大家认真对待作业的态度。

（三）认识情绪和复吸的关系

目标：引导大家再次观察复吸事件链，让患者认识到导致复吸最有可能的原因是情绪问题。

引导语：请大家再看看复吸事件链，回想一下自己复吸的经历，什么样的情绪可能会使你做出貌似无关的决定或头脑里冒出复吸的借口呢？（讨论）

小结要点：从复吸事件链可以看出，情绪问题与应激等负面生活事件及信念有关，同时情绪问题也会导致貌似无关决定或复吸借口，进而导出本次活动主题。

（四）识别高危情绪——复吸的内部触发因素

方式：介绍"内部触发因素表"（表18-1）——情绪表，请组员在表中选出导致自己复吸的触发因素，如果组员觉得还有没包括在表内的其他情绪，请组员补充到表的下方，并进行交流。

表 18-1　内部触发因素表

1. 害怕	10. 羞愧	19. 兴奋	28. 惊吓
2. 受挫	11. 无能感	20. 嫉妒	29. 心酸
3. 被忽视感	12. 压力	21. 无聊	30. 担忧
4. 愤怒	13. 郁闷	22. 疲惫	31. 忧伤
5. 内疚	14. 不安全感	23. 孤单	32. 愤恨
6. 紧张不安	15. 放松	24. 羡慕	33. 不知所措
7. 自信	16. 尴尬	25. 失落	34. 被误解感
8. 高兴	17. 激怒	26. 委屈	35. 失望
9. 激情	18. 悲伤	27. 焦虑	36. 心碎

引导语：请阅读"内部触发因素表"（表 18-1），在可能会触发你产生吸毒想法的情绪旁边画"√"，在与吸毒无关的情绪旁画"×"，并与大家分享。（分享各自选出的导致复吸的情绪）

小结要点：情绪是复吸的内部触发因素，要学会识别自己的情绪，无论是正性的还是负性的情绪，只要当我们清晰地认识了它，并且意识到它的存在，觉察到它有可能触发复吸行为的产生，就可以有意识地去做出相应的调整或管控。

（五）认识应激事件导致情绪变化的规律和心理成长轨迹

目标：让患者了解负面应激事件相关情绪的产生和转变的规律。

引导语：请大家观看失落循环示意图（图 18-1），看看应激事件相关情绪的产生和变化的规律。（讨论）

小结要点：肯定大家对失落循环示意图的正确理解力，继而讲解失落循环模型。

失落循环模型

引导语：首先，从"生活"这一步开始认识。负面的应激生活事件，如长方形框中所列的是诱发失落的事件，如亲人去世、一段感情结束、失业，甚至是丧失身体功能等。这几个例子的共同特点都是主人公都非常不幸。继续往下走。这样一件"突发应激事件"产生后，人的第一反应是什么？（组员回应）

第一反应是难以接受，不敢相信，就是**否认**、震惊、难以置信等。举一个生活中应激事件的例子，如"男（女）朋友因为吵架突然和自己提出分手"，毫无预警，你可能从来没有想过，他（她）会因为吵架而和你提出分手！首先是会出现"否认"的想法——"这不可能""她是考验我呢？"

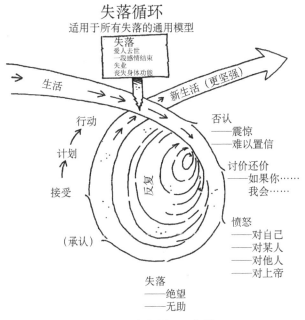

图 18-1　失落循环示意图

资料来源：苏珊·卡罗尔. 2007. 青少年小组游戏治疗师手册[M]. 刘梦，冯杰，朱凯译. 北京：中国人民大学出版社，138.

　　好，"否认"过后呢？紧接着开始出现**"讨价还价"**的心理。你会想，"如果我给你道歉，你会不会原谅我？""能不能再给我一次机会？"可是事实上，那只是一种幻想而已。

　　当这种预期落空时，你便会产生**"愤怒"**！如图 18-1 所示，你的愤怒对象会有这四种可能：自己、某人、他人、上帝，可能怨恨自己做错了；可能对伤害自己的那个人很愤怒；可能你的愤怒泛化成对这一类人的愤怒，甚至也觉得老天也不公平。总而言之，就是"看谁都不顺眼"，任何人都可能成为你的"敌人"。这时候的主要危险是会伤害他人。

　　"愤怒"过后呢？它能解决问题吗？会产生什么影响？对自己有可能是失望，信仰的崩塌等等，那么最后的结果就是深深的**"失落感"**，例如，感到无助、绝望、痛苦等。这时候的主要危险是伤害自己，例如，通过喝酒、吸毒来解闷。

　　好，这个时候，如果你能够**"承认"**这一现状、接受现实，你是不是就可以有勇气开始新的生活了呢？例如，"好吧，你和我分手是你的损失，我可以重新找到真正欣赏我、爱我的人！"然后，开始制定新的计划，例如，出游散心、学点东西充实自己等，接着制定新目标，按照计划行动起来。这是不是就是开始新生活的第一步啦？对，然后你就可以摆脱这个"失落循环"的怪圈，最后会更加坚强！

但是，如果你被"愤怒""失落"控制住、纠缠住了，不能接受、不承认现实，你就会深深地陷入**"失落循环"**的怪圈，不断重复着否认、愤怒、绝望、无助、失落等情绪和负面信念。

所以，认识应激事件导致的情绪变化和心理成长的轨迹，是非常有必要的。我们看到，它其实是一个阶段、一个阶段产生的，并非一蹴而就。

（六）走出失落循环，使内心更强大——具体应对技能

目标：让患者学会应对技能，尽快接受事实，走出应激事件导致的失落循环，并计划、行动，开始新生活，从而变得更坚强。

引导语：不利的应激事件发生，会导致我们产生挫折感、失落感，……怎样才能更快地走出来呢？（讨论）

小结要点：肯定组员提出的走出失落的好方法，指出走出失落循环需要从每个阶段入手，去调整、改变，从而转变自己，使自己变得更加坚强。

讨论以下各阶段失落循环的应对方法。

1. 否认阶段

引导语：对于一件重大的负面应激事件，通常我们的第一反应就是"否认"，出现震惊、难以置信等不良情绪。处理这种应激事件的方法有很多，下面介绍两种。①饮水：就是喝水，水能加快血液循环，有助于身体恢复活力，从生理上进行干预和调节；②按揉法：找到锁骨中点下缘，用食指按揉，一边揉，一边大声地说"我深深地、完全地爱和接纳我自己，尽管我现在还有一些方面需要改变。"（带领组员练习3遍）

通过练习，大家有什么感受呢？（分享）

小结要点：归纳大家分享的感受，指出需要按揉的穴位，在大声地说接纳自己、爱自己的同时，会感受到正能量的增长，仔细觉察能感知到被应激事件伤害了的心灵正在慢慢恢复。

2. 讨价还价阶段

引导语：讨价还价是当事人一心想挽回局面的阶段，其大脑在快速运作，内心很杂乱，烦躁不安。大家说说这个阶段该怎么办？（讨论）

小结要点：肯定大家提出的合理方法，告诉患者此时要尽量让自己平静，可做深呼吸，将注意力放在呼吸上，也可做腹式呼吸或二八四呼吸（吸两拍，停八

拍，呼四拍），激活副交感神经，让自己放松一些，整理思绪，使头脑变清醒。还可以问问自己，如果奇迹发生，问题得到很好的解决，那是什么办法帮助自己解决的？此时，脑子里可能会冒出一种好方法。如果自己完全不知道怎么办，也可以请教有经验的人，或者查找资料，尽量考虑全面再行动，尽量挽回局面，当然也要做好失败的准备。

3. 愤怒阶段

引导语： 愤怒是在局面无法挽回、讨价还价被拒绝的情况下出现的，甚至可能会出现愤怒的泛化。在愤怒时，人可能会做出什么事情？怎样化解愤怒的情绪？（讨论）

小结要点： 肯定组员提出的愤怒处理方法，指出如果控制不好愤怒就可能伤害他人或自己，需要提高自控能力；建议采用"绘画情绪"（通过绘画的方式释放愤怒）方法，也就是升华，将情绪绘画出来，随心而画，自由表达；还可以采用按钮法，当感到愤怒、悲伤时，可以想象手边就是按钮，用拳头、手指或手掌使劲按，通过不停地按压，就能将坏情绪释放出来。也可以采用击打法，如击打沙袋、坐垫等。

4. 失落阶段

引导语： 负性事件发生后，我们会从开始的震惊、愤怒陷入深深的失落中，无助和绝望充斥着所有的感官。大家都有过失落的体验和感受吗？当你面临这个问题时，是怎么解决的呢？（讨论）

小结要点： 归纳组员分享的好方法，指出仍然可以用前面学过的按钮法，释放失落感等负面情绪，也可以使用破立法。

破立法

组员先觉察自己有什么样的感受，然后找一张纸写出当下的情绪，反复写关于这些情绪的词语，或者在纸上乱画，最后用力将纸撕掉，撕成碎片。然后，利用这些碎片进行再创作，例如摆成一个太阳、一座高山、一朵花等，跟着自己的感觉去创作。

练习：

引导语： 现在大家一起做一个练习，回想一件现在想起来仍然感觉愤怒的事情。将愤怒写出来，将纸撕掉，再创作。创作之后，欣赏自己的作品，觉察自己的感受，并将感受分享出来。（组员分享）

小结要点： 对大家的好的反馈表示欣赏。这些方法的综合应用可以使我们的愤怒得到释放、思想得以升华，让自己不再迷失于痛苦之中。

5. 承认阶段

引导语：承认阶段是接受现实、承认问题存在、总结经验教训的阶段。请大家回想一件过去曾经有失落感的事件，问自己一个问题：我可以总结出哪些经验教训呢？这个阶段我怎么做才能使自己更有力量地前进呢？请大家分享。（组员分享）

小结要点：归纳组员分享的内容，指出承认阶段就是总结经验教训、自我提升的阶段，可以制定一个新的目标和计划，行动起来改变现状，走出失落循环。咨询师可以引导组员进行空中绘画，以便使组员牢记失落循环和走出失落的理论与方法，让自己更有力量向前进。

空中绘画

引导语：请大家伸出一只手指，在空中画一个逐步上升的螺旋曲线图（图18-2），一边画，一边在心中告诉自己："失落一次，更坚强""一切都会否极泰来的""阳光总在风雨后""明天一定会更好""一切都会过去"。（与患者一起进行空中绘画）

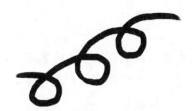

图 18-2　失落循环空中绘画示意图

大家暂停空中绘画，通过绘画失落循环图，有什么感受呢？请分享（分享）

小结要点：归纳大家的分享，指出通过绘画，可以帮助组员记住失落循环模型和走出失落的方法，在将来遇到不顺心的事情时，组员可以尽快认识到自己处在哪个阶段、如何尽快走出来。尤其是在感到失落、处于低谷时，组员可以给自己打气、加油和鼓劲。只要承认事已至此，制定新目标、计划、行动，就会走向新生活，变得更坚强。以上就是心理成长的轨迹。如果每次释放情绪后都能顺利地走出来，我们的内心会变得更强大。而如果情绪不良就吸食毒品，那么心理成长就会停止，停留在心理不成熟的状态，而且还会导致情绪障碍甚至人格障碍。因此，组员要抓住应激事件带给自己的心理成长机会，以此提升自己。

（七）高涨情绪的处理

引导语：有时候，大家会遇到特别高兴的事情，心情非常好，可能也会想到

用毒品来庆祝。请大家想想应怎样处理高涨的情绪？（讨论）

小结要点： 归纳组员提出的措施，指出情绪高涨是好事，但是高涨的情绪超出了上限就不是好事了，俗话讲"喜伤心"，所以太高兴时也需要有正确的释放渠道，采用积极的释放方法，避免高兴过度。例如，通过采用哼一首歌、随心舞动身体、请家人吃饭、运动、郊游等措施表达开心；采用正念的方法觉察开心，与心中开心的情绪待几分钟；想想自己还有很大提升的空间；想想这一开心的事件发生了，应该感谢谁。采取这些措施会让高涨情绪降温，当想采用毒品庆祝时，要想想自己的戒毒目标和生活目标，以及操守的好处、复吸的坏处，强化戒毒决心，严格执行自己的积极应对计划。

（八）分享感受和总结

引导语： 今天，我们学习了内部触发因素、失落循环模型，讨论了失落循环各阶段的应对方法，也讨论了情绪高涨的处理方法，请大家分享对全部活动内容的感受。（组员分享）

总结要点： 归纳组员分享的内容，指出每个事件都有其意义，负面应激事件和负面情绪看起来是坏事，会导致痛苦，但是如果通过努力走出来就会变得更加坚强，会促进心理成长。负面情绪是复吸的内部触发因素，我们要对其有足够的认识并提高警惕性。当遇到负面应激事件时，要觉察自己的负面情绪，分析自己处于失落循环的哪个阶段，借助心理学方法一步步地走出来，走向新生活，使自己变得更坚强。对于高涨的情绪，也要用正确的方式处理，让自己恢复心态平静，这样可以遏制由情绪高涨而导致的借口和复吸。

（九）布置作业

组员根据个人的情况，写出自己常见情绪的应对计划。

（十）准备道具

道具为失落循环图。

（十一）注意事项

1）让组员边学边练，以加深印象。

2）在引导患者回想、感受、释放负面事件导致的负面情绪时，要注意避免患者受到二次伤害。如果患者没有足够的时间释放，可引导其进行如绘画、舞动身体等活动（见第三十章），带领其回到当下。

第十九章 压力管理[①]

一、目标

1）认识压力是复吸的重要影响因素。

2）学会识别压力。

3）掌握预防压力过大及正确处理压力的技能。

二、基本理念

压力是机体在内外环境刺激的影响下所做出的应激反应，是一种非特异性的生理与心理反应。当知觉到预期情况与现实有较大差距，或者政治环境、经济生活、人际关系等出现紧张状况时，人会感到有压力。压力若适中，会成为精彩人生不可或缺的一种动力，有助于个体发挥潜能；压力若过大，则会损害身心健康和社会功能。

机体对压力的应激反应分为四个阶段：第一阶段是来自感官的刺激信息输送到大脑（例如，半夜听到门口有动静）；第二阶段是大脑对刺激信息进行解读（分析、综合）；第三阶段是机体保持激活与唤醒的状态，如果是负面解读，则情绪紧张，感到有压力；第四阶段是身体和心理活动恢复平衡。同样的压力事件作用于不同的人，会产生不一样的后果。感觉到的压力大小和当事人的心理需要、动机、认知评价、应对方式、个性特征、社会支持及其他因素有关。

如果个体感觉到压力过大，则可能出现以下三种反应。

---

① 本章作者：王增珍，陈家言，刘芳。

1）负性生理反应：①心率加快，血压升高；头晕、心悸、心慌等；②四肢乏力、容易疲劳；③经常头痛，特别是偏头痛；④睡眠质量差，失眠，入睡困难。

2）负性心理反应：①紧张和焦虑；②退缩和抑郁；③习得性无助，即个体屡遭失败，并将失败归因于能力，最终产生无能为力、动机缺失、认知情绪缺失的情况，并产生失败无法避免的观念。

3）负性行为反应：①饮食过度；②工作拖拉或效率低；③冒险行为增加；④出现攻击性行为，包括直接攻击和间接攻击（如指桑骂槐）；⑤沉溺于网络游戏或物质滥用。

压力问题也是复吸的关键原因之一。压力过大时，个体头脑里会产生"吸毒可以减压"的想法。让患者学会识别和调节压力的技能，及时识别压力，并做出调节，阻止压力问题发展为吸毒借口和渴求，有助于患者保持操守。

三、计划

1）识别压力。
2）讨论压力过大的预防措施。
3）学习和练习压力过大的应对技能。

四、操作方案

（一）开场

引导语： 大家好！欢迎大家回来。首先请组长带领大家呼喊队名、口号和进行形象展示。（呼喊队名、口号与形象展示）

下面播放一首音乐，引导大家舞动。然后，引导大家放松，让注意力集中到活动中。（听音乐、舞动和引导放松）

（二）回顾上次内容并交流作业

引导语： 上次我们学了哪些内容？请大家回顾一下，以加强记忆。（组员回顾）

小结要点： 肯定大家的记忆力，归纳大家回忆的内容。重述情绪变化轨迹——失落循环模型图，以及针对失落循环模型中每个节点的应对技能：否认阶段采用饮水、按揉法；愤怒阶段采用绘画情绪、按钮法；失落阶段采用破立法；承认阶段进行经验教训总结等。告知组员，之前学过的很多方法都可以用（再次请组员观看失落循环和应对技能示意图以加强记忆）。

引导语：上次布置作业时，让大家制定应对不良情绪的计划，大家都做了没有？请大家交流一下，以便相互借鉴。（交流作业）

小结要点：肯定大家的作业完成情况，对组员认真对待作业的态度进行表扬。对组员提出希望：希望能坚持使用这些技能，多用就会熟练，在出现不良情绪的苗头时，就可以及时识别出来，及时进行调节，不让情绪左右自己。

通过询问组员是否有情绪不良，和同事、家人有矛盾时，心里是否会感到有压力，来导入本次活动的主题——压力管理。

（三）压力的识别

目标：提高组员识别压力的能力。

引导语：想问大家几个问题，你什么时候感到有压力？压力像什么？感到有压力时有哪些不适？（组员分享）

小结要点：归纳组员的分享，指出压力来源不同，面对压力时的感受因人而异，压力的表现也不相同，引出与压力相关的知识介绍。

1. 压力知识

具体内容见前面的"基本理念"部分。

2. 过大压力的觉察

引导语：我们怎样识别压力是否过大呢？过大的压力来了，怎样觉察到它呢？（组员分享）

压力过大时常见的身心症状如下：难以入睡，断断续续地醒来，做噩梦，醒来后无法再入睡，头疼，易怒，胃部不适，难以集中注意力，慢性疾病，总的来说对生活不满、疲劳、感觉不堪重负、忧郁。请组员在上述关于压力的词语中选出和自己曾经有过的经历有关的词语。（选词）

现在大家分享一下，自己选择了哪几个词？（组员分享）

小结要点：对组员的坦诚表示欣赏。告知组员如果选中上述两项及以上，就说明压力超过了其所能承受的范围，需要对生活做一些调整来减轻压力。压力通常是以躯体化症状来反映的，如睡眠问题、慢性疾病、亚健康状态、情绪不好等，提醒组员学会觉察压力有助于化解压力。

（四）压力过大的预防

目标：学会预防过大压力。

引导语：我们怎样预防压力过大呢？大家有什么好办法？请分享。（组员分享）

小结要点：肯定组员分享的预防压力过大的方法，引出压力预防的讨论。

引导语：下面对 9 个与压力有关的问题进行讨论，然后共同思考如何预防压力过大的问题。

1）如何花费你的时间、精力和金钱，决定了你的人生方向。你是否都将它们花在有意义的事情上呢？是＿否＿，如果不是，你该做出怎样的改变呢？（组员分享）

小结要点：归纳组员分享的值得借鉴的内容。根据普遍规律告知组员，把时间、精力、金钱用到有意义的事情上，就会预防因为时间不够用、经济拮据和精力不足而产生的压力。对于没有意义的时间、精力和金钱的花费，要坚定地说"不"。制定计划，让自己的时间、精力、金钱使用都有成效。如何制定计划，以后有专门的时间讨论这个问题。

2）将注意力集中到现在的事情或工作上，不要被过去或将来的恐惧击垮。你通常能关注当下吗？是＿否＿。如果不能，是哪些因素阻止你关注当下呢？你怎样改变这种状况呢？

（组员分享）

小结要点：归纳组员的分享，指出如果你关注当下，把精力集中到当下，思想就变得单纯、专一，就会减少压力，否则就可能会被过去的事件和感受、对未来的不确定性或恐惧所干扰，心理负担加重，压力就大了。同时，提出建议：如果不能关注当下，就要觉察自己的内心，是什么阻止自己关注当下？此时，头脑里会涌现出过去的有关事情的画面，像回放电影一样，回放一下会淡化过去事情产生的干扰，帮助自己回到当下，也可以通过关注呼吸而转为关注当下。

3）你每天都会花时间休闲吗？例如，散步，看书，听音乐，和孩子们一起游戏等。是＿否＿。如果不是，你打算每天参与一些什么娱乐活动呢？（组员分享）

小结要点：归纳和肯定组员分享的对安排娱乐活动的打算，建议每天安排休闲时间，使身心得到休整，这有利于预防压力过大。

4）你会做一些挑战自我的事情来增强自信吗？是＿否＿。如果不是，你会

做出什么样的改变来增强自信呢？（组员分享）

小结要点：归纳组员分享的方法，指出要找到有挑战性的事情和找到适合自己的方法，做好充分准备，行动力要强，排除杂念，专注完成，做成后有成就感，从而增强自信。

5）你曾经是否将生活的大目标分解为几个小目标或小的可操作的事情？是__否__。如果不是，你认为将大目标分解成小目标是否可以帮助你应对压力？（组员分享）

小结要点：肯定组员的分享，指出将大目标分解成小的可操作的目标，目标达成难度会降低，压力就会减轻。

6）只要有可能，无论什么时候，你都会尽量让自己和环境保持和谐吗？是__否__。如果不是，你怎样保持自己和环境之间的和谐呢？（组员分享）

小结要点：肯定组员分享的保持自己与环境和谐的方法，指出和谐环境要通过信任、互相关心、爱护、尊重、一致性沟通、言谈举止注重礼节来创建和维护。否则，会使他人不快，彼此不和谐，生活或工作环境就不和谐；如果别人对自己不礼貌，自己也不高兴，也需要表明自己的立场，维护自己的尊严。提出建议：如果家庭环境或工作环境不够和谐，就需要进行反思，采用一致性沟通的方式化解矛盾。

7）在你感到该说"不"的时候，你敢说和能说出来吗？是__否__。如果不是，对于说"不"可以预防你生活中的压力过大的说法，你是怎么看的？（组员分享）

小结要点：感谢组员的坦诚分享，指出对于不合理的要求，该说"不"时，如果不敢说出来，就委屈了自己，屈就了别人，自己会感到不爽或有压力，不利于自己的心理健康。因此，建议该说"不"时，要勇敢地说出来。

8）你知道怎样用自我放松技巧放松自己的身体吗？是__否__。如果不知道，你将怎样学习更多的放松方法？（组员分享）

小结要点：欣赏组员愿意学习放松技巧的积极态度。

9）你是否有独特的方法来应对愤怒而不让它影响自己呢？是__否__。如果没有，你认为减少愤怒对于控制压力有帮助吗？（组员分享）

小结要点：欣赏组员对减少愤怒以控制压力的看法，指出以上讨论的 9 个问题，都是预防压力过大的方法，包括合理利用时间、精力和金钱，关注当下，适度休闲娱乐，增强自信，分解目标，保持环境和谐，敢于说"不"，自我放松，减少愤怒，等等。

（五）减压经验交流

目标：为组员创造相互学习减压方法的机会，让组员相互借鉴。

引导语：压力会给生活带来很多困扰，大家平时是怎么减压的呢？请大家谈谈，以便相互借鉴。（组员分享）

小结要点：欣赏大家分享的压力应对的有效方法。对于好的方法，建议大家互相学习，对于不太好的方法，有可能会引发渴求的方法，比如喝酒，建议大家就不要再使用了。

（六）减压方法教授和练习

目标：通过共同练习有关方法，感受减压的效果，以利于组员将来运用。

引导语：下面给大家介绍减压的方法，边介绍，大家边练习。请大家跟着指令边学边练。

1. 正念观呼吸

引导语：大家共同练习观呼吸，观呼吸可以减压。如果你戴着眼镜或者手表，可以摘下放在自己身旁，减轻身体的负重感，让身体完全放松下来。双手掌心向上，平放在大腿上。与此同时，请保持脊背的挺拔。这是一种庄严而警醒的姿态，体现了我们的自尊和自重。如果你准备好了，就请轻轻地闭上双眼，把注意力集中到呼吸上，用心观察我们是怎样完成呼吸的全过程的。在练习当中，我们所采用的是腹式呼吸，也就是吸气时腹部微微隆起，呼气时腹部慢慢回收。好，请跟随我的指导语，自主进行三次深呼吸（吸气……呼气……）

人生就在呼吸间。呼吸每时每刻都在进行，它就像一条小河的水自由地流淌着，连接了我们从出生到死亡、从开始到结束的所有事情。每个人都有自己呼吸的频率，你只要跟随自己的频率就好。不需要刻意地调整或者试图去控制它，它就是那么自然而然地进行着。

你曾注意过呼吸会随着我们情绪的变化而发生变化吗？当我们紧张或生气时，呼吸会变得短而浅；当我们激动时，呼吸会加快；当我们愉悦时，呼吸会缓慢而均匀；当我们恐惧时，呼吸甚至好像消失了一样。只要我们的生命存在，它就一直伴随着我们。当我们有意识地去觉知它时，它可以像一个锚那样将我们的身体和大脑稳定在此时此刻，帮助我们去觉察和体验此时此刻的感受。

如果你无法专注于呼吸，也可以将注意力放到你的腹部，腹部在呼吸中一起一伏，它也是便于我们观察的一个节点。当然，你也可以选择将注意力集中到整个呼吸过程中的某一个点上，如鼻腔、喉咙、气管、胸部等部位，你还可以进行一下比较，留意在吸气和呼气的过程中，对于同一个点，有哪些相同和不同的感受？如果你发现自己不能很好地集中注意力，总是被外界或者脑海中的思绪所扰，你不用苛责自己或者指责他人，要知道，走神也是我们大脑工作的方式之一，你只需要轻轻地、温柔地，将注意力继续邀请回到呼吸上就好。你也可以试着在心中默数 "1，2，3……"，去觉察一下自己吸气的长度；同样，在呼气时也可以进行觉察。这种方法可以很好地帮助你集中注意力。

大多数情况下，我们不会注意到呼吸的存在，它被遗忘在那里。所以我们从现在开始，首先要做的就是要注意到它的存在，注意呼吸是怎么随着我们的情绪、思想和身体动作的改变而改变的。我们不需要去控制它，就像对待朋友那样关注并了解它就可以了。带着兴趣，放松地去观察和感受它。

呼吸是最便于我们随时进行观察的一个生理指标，它不受环境、地点、人物等外界因素的干扰，也不需要投入更多的时间和精力。它的好处就是随时可以开始，随时可以结束，只需要把注意力集中在自己的呼吸上。

（铃声响起）让我们结束对呼吸的觉察，慢慢睁开双眼。

大家感觉怎么样？（组员分享）

小结要点：归纳组员分享的感受，如感到放松、轻松、疲劳缓解等，希望组员多多练习。

2. 觉察及意象对话技术减压

引导语：下面介绍觉察与意象对话技术减压的方法。觉察就是将注意力集中在某个事物上，如觉察呼吸、觉察压力所在的部位。下意识地觉察压力是什么样子，将压力形象化，觉察压力的颜色、形状、大小和质地。意象对话技术是朱建军（2021）教授创建的方法，其中重要的成分就是与意象对话，把觉察到的意象当朋友，和这个意象朋友对话。如果我们看到了意象这个朋友像一块石头压在心中，就和这个压力的意象——石头进行对话，让压力缓慢减轻。

下面，我引导大家尝试减压。请放松自己的身体，轻轻地闭上你的双眼，将注意力集中到你的呼吸上，自主地做三次深呼吸，吸气……呼气……。下面就请你觉察你的压力感。它现在就藏在你身体的某个部位，请你伴随着呼吸，感受它的存在。它可能藏在你的头部，是否使你感到有一点头痛？也可能藏在你的胸部，是否使你觉得有点压抑和憋气？或者它藏在你的后背，你是否感到后背有点酸痛无力呢？请你在继续关注呼吸的同时，来感受它的存在。好！你好像找到它了，你明显地觉察到它的存在了！接下来，请你下意识地觉察你的压力，让它形象化，如果它是一个实质性的物体，它会是什么样子的？什么颜色？什么形状？

大小怎样？质地怎么样？（说得缓慢一些，给患者留出觉察的时间）

你的压力可能是坚硬的，黑色的，像石头一样；也可能是柔软的，白色的，像棉花一样；也许它是液态的，蓝色的，像海水一样；也许它像气体，是红色、灰色或者其他颜色的气体，无论它是怎样的，都没有关系。你总算找到它了，它不再是难以捉摸、飘忽不定的了。接下来，请你和这个压力的意象对话，问它的存在和什么人、什么事情或什么想法有关（留出一定的时间让压力随着对话而改变）。最后，如果你发现压力的意象有变化，可能变小，颜色变淡，硬度下降，或者变成别的形状，这都没有关系。请你慢慢地、坚定地命令它变小、变小、再变小，变轻、变轻、再变轻；命令它向上飘，让它飘到口中，再将它呼出去。如果它像是一块大石头压在你的心或者脑子，你也这样处理。随着你反复问，那块石头就会变小或者消失了；如果它像棉花或者云朵一样地轻飘，你想象吹气，吹，吹……将它吹到空气里，吹一会儿，它就减少或没有了；如果它像海浪那样吞你，你也不要害怕，也不必挣扎，想象你的身旁有一艘救生艇，你触手可及，想象爬上艇，你就能上岸了……

你还可以说："你根本难不倒我，你也无法伤害我，你只不过如此！"

下面，再感受一下你的身体、你的呼吸，感受压力待过的地方。之后，你是否感觉轻松，心里舒缓了一些呢？好！随着我的指导语，请轻轻地动动你的手指、你的脚趾，慢慢睁开你的眼睛，环顾一下四周，看看你的同伴，回到当下。

大家感觉怎么样呢？请分享。（组员分享）

小结要点：肯定组员的积极参与及获得的效果，指出这种方法同样需要多加练习。

3. 冥想排序和解决压力事件

引导语：下面介绍排序压力事件的方法，通过冥想，感受压力事件，对压力事件进行排序，然后通过冥想，针对事件逐个地想出解决方案，增强应对的信心，给潜意识注入能量。

如果你准备好了，请你再次轻轻地闭上双眼，继续感受你的压力，感受近期是哪几件事让你产生了压力。你回忆一下，有些什么事件？是怎样发生的？和谁有关系？事情的起因、经过和结果是怎样的？如果按照压力的大小进行排序，那么请你将现在自己所能感受到的所有压力事件，按照重要性和紧迫性排序，放在一个文件盒中，将它们摆放在自己的左后方。

好，接下来，你下意识地看到，在你左后方整齐地排列着压力事件的盒子。无论怎样，你要相信，没有解决不了的问题。换个角度来看，它一直都在那里，生活天天在继续，太阳每天都东升西落，春夏秋冬四季更换，压力并非真的能阻碍你继续生活，要给自己多一点时间和耐心，相信自己完全有能力解决好压力事件。现在，请你对这些排好序的压力事件逐个想出解决的办法，想象将想出的办法写下来，装入盒子，再按原来的顺序放在右后方。（留出一定的时间想出解决办法）

好的，现在我猜想你的办法都想出来了，恭喜你。请做三次深呼吸，随着每次呼吸，将氧气吸入全身的每个细胞，排出你细胞里的二氧化碳，你会感到心中充满力量，你不再被压力事件所束缚，你像风一样自由，像太阳一样充满能量，再回头看，它们已经不再是你的羁绊……

（铃声响起）让我们结束这次冥想，慢慢睁开你的眼睛。

大家感觉怎么样？请大家分享。（组员分享）

小结要点：肯定大家分享的化解压力事件的心理过程，指出在冥想状态下，自己的心态会变得平静，会有很多的灵感涌现，对制定解决方案非常有帮助。有了解决方案，压力就会化解。

（七）分享感受和总结

引导语：今天，大家学习了减压的知识和方法，有什么收获、体会和感受呢？请大家来分享一下。（组员分享）

总结要点：归纳大家分享的体会和感受，予以肯定和赞赏，指出压力过大会引起身心症状，是导致复吸的一个危险因素。压力过大需要减压，方法多种多样，可以根据自己的实际情况来选择，建议大家灵活应用所学到的预防压力过大的技能和减压技能，找到最适合自己的方法。

（八）布置作业

组员制定自己预防压力过大和减压的计划。

第二十章　沟通技能[①]

一、目标

1）掌握沟通的一般技能。

2）掌握化解冲突的沟通技能。

二、基本理念

沟通就是人际交流，涉及信息的传与授的行为，是信息、思想、感情在人际交流中的互动，并达成共同协议的过程。沟通技能是一般人都应该掌握的技能，良好的沟通可以增进人与人之间的感情，预防和化解矛盾或冲突，创造和谐的家庭关系与社会关系。

说者是沟通的主动方，如何让听者愿意听、听进去、听明白并愿意配合自己的意图，需要采用正确的方法和技巧。听者是沟通的被动方，如何让说者感到舒适、愿意说下去，自己也能够听清楚、听明白对方的意图，也需要良好的态度和耐心。沟通更需要选择合适的时机，采取得体的方式，才有助于达成沟通的目标。良好的沟通结局应是双赢和双方都感到舒适，不良的沟通不但达不到目标，反而还可能造成误解、矛盾或冲突，甚至留下后患。

吸毒患者的家庭常常有沟通不畅的情况。当患者遭到家人的唠叨、责骂等时，会感到不被理解、苦闷、孤独等，他们往往会压抑自己，不想沟通，造成情绪郁结，埋下复发的隐患。因此，需要培训患者掌握正确的沟通技能，用科学的

① 本章作者：王增珍，余金聪，陈家言。

方法和家人沟通，将自己的目的、思想与感情表达清楚，赢得家人的理解和信任，创建和谐的家庭氛围。此外，患者在社会上也需要有良好的沟通技能，以便维持良好的人际关系，促进获得工作机会和维持良好的工作关系，预防负面事件的发生。

三、计划

1）讲故事，引起组员对沟通的重视。
2）进行传话游戏，让组员认识到沟通中的信息容易失真。
3）练习沟通技巧。
4）讲解化解冲突的技巧。
5）练习冲突化解五步法。

四、操作方案

（一）开场

引导语：欢迎大家回来。首先让我们一起呼喊咱们的队名、口号，展示风采，振奋我们的精神。（风采展示）

（二）回顾上次内容并交流作业

回顾内容，交流作业。

小结要点：归纳患者回顾的内容，强调上次的内容重点；肯定患者完成作业的态度。

（三）讲故事

目标：引起组员对沟通方法的兴趣、重视和思考。

案例介绍（小唐的故事第一部分）：借用图 20-1、图 20-2 介绍小唐的故事。小唐，男，中学三年级学生，曾经上网、酗酒、吸毒，彻夜不归，被其父送往戒毒机构。三个月后回到学校，父亲天天接送他上学，以避免小唐再次被人诱惑。小唐觉得没面子，害怕被同学们取笑，要求父亲不再接送自己上学，父亲不答应，父子间发生了矛盾和冲突。怎样解决呢？请组员思考，暂时不作答。

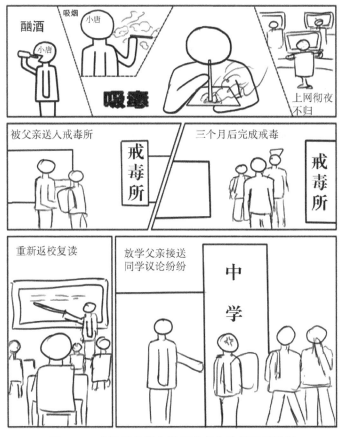

图 20-1　小唐和父亲之间矛盾产生的原因示意图

小唐：以后别送我了，我自己去学校。你每天这样送我，我在同学面前很没面子，你每天监视我! 我受够了! ! !

父亲：不送怎么行! 你以前那些同学，如果看你一个人来学校还不又来找你! 中考就两个月了，我不能让你有任何闪失! ! !

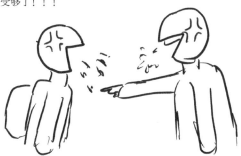

图 20-2　小唐与父亲的冲突示意图

（四）传话游戏

目标：通过游戏引出沟通的三要素。

规则：①每个小组排成一列，两人之间相距 1—2 米，面向讲台；②发给各组排在最前面的一位组员一张小纸条，上有一行字（例如，"吸毒是把钱和命交给了敌人"），1 分钟内，让第一位组员记住纸条上的一句话；③由第一位组员把那句话的内容在小组内依次往后传，每个人在传话的过程中只能用说悄悄话的方式，不能让其他人听见；④最后一位组员要将听到的内容快速地写在答题板上。哪一组写得又快又正确，就为优胜组。传话过程中应保持安静，违规者自动出局。

引导语：我们的游戏名称是"传话"，规则是……各组传话完毕后回到座位上，分享感受。

（分享感受）

小结要点：肯定大家认真的态度，指出传话者既要把话说清楚，又不能让其他人听见；接受传话的组员要认真地听，并核实及记住后再往后传，这是本次传话游戏的要点。传话也是沟通的一种方式，传话后答题的结果表明，沟通中容易出现误解，使信息失真，从而引出沟通的要点。

（五）介绍沟通的要点

目标：掌握基本的沟通技能。

引导语：下面给大家介绍一下沟通的基本知识。

1. 沟通类型

单向沟通：一方说，另一方听。

双向沟通：一方说，另一方听，回应，核实并讨论。

2. 沟通的过程

沟通的过程如图 20-3 所示。

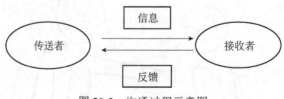

图 20-3　沟通过程示意图

沟通三要素包括说、听和回应。

3. 说的技巧

如果想让信息传递得又快又准确，应注意哪些问题呢？关键是清晰地表达，说的内容要具体、简洁、明确、条理清楚等，配合使用非言语信息，包括眼神、表情、身体姿势、语音、语调、手势等肢体语言，有利于吸引听者的注意力，使其对听到的内容印象深刻。

4. 听和回应技巧

和说话者有目光接触，要显露出兴趣十足；适当地微笑；用言语响应，用声音参与，如"哦""哇""真的？""是啊！对！"；用肢体语言响应，如点头、躯干微前倾、脸朝向说话者，变换姿势，记录重要的内容。用说明的语气重复倾诉者的话，如"你的意思是不是说……""换句话说，也就是……"来响应；回顾对方的话，整理其中的重点并反馈，例如，"你刚刚说的××××（论点）都很棒，真的值得学习"。

（六）沟通技巧练习

目标：掌握正确的沟通方式。

方式和规则：3 人为一组，自由组合。其中一个人倾诉毒品的危害，一个人倾听并回应，第三个人为观察者，观察说的技巧和听的技巧，最后做点评。在练习过程中，倾听者除用言语回应外，还可以点头的方式作为肢体语言来回应倾诉者。

沟通练习的参考内容：吸毒对个人、家庭、社会的危害。毒品会导致身体依赖性和精神依赖性（心瘾）。新型毒品的身体依赖性可能不太明显，但精神依赖性却很强。吸毒会导致传染病的传播；吸毒对社会治安、家庭的幸福以及对社会生产力等，都会造成极大的破坏。

引导语：我们做一个沟通练习，方式和规则是……（见上），沟通练习的参考内容为……请你们自由组合，3 人一组进行练习，练习结束后分享感受。（组员练习和分享感受）

总结要点：肯定组员练习认真、表现好的方面，指出沟通前要先建立好关系，说者应该考虑如何让对方听明白自己的观点，愿意接受和配合；听者要考虑如何让对方感到受尊重，愿意继续说下去。说者和听者都要认真对待。

（七）学习冲突化解技巧

目标：学会化解矛盾的沟通方法。

引导语：前面我们看了小唐和父亲冲突的故事。现在请大家想想，有什么办

法能帮助他们进行良好的沟通，使双方达成共识呢？（组员讨论）

小结要点： 肯定组员出的好点子，介绍五步沟通法（图 20-4）。

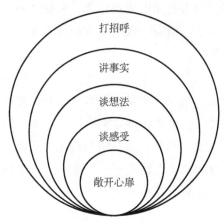

打招呼：爸爸，您好。

讲事实：过去我不听话，上网、吸毒。

谈想法：让你费不少心，惹你们生气。

谈感受：我心里很内疚，对不起你们的养育和关怀。

敞开心扉（先承担责任、再征求意见）：是我不对，我以后再不和那些同学接触了，你不送我，试一周怎样？

图 20-4　五步沟通法示意图

引导语： 下面介绍小唐故事的第二部分。小唐接受了建议，说："爸爸，我知道近两年来，我逃学、上网、吸毒，做了很多错事，让你和妈妈伤心、着急，我很惭愧，也很后悔，看到你们现在每天为了不让我再接触以前的同学与朋友而接送我非常辛苦，我很愧疚。我知道自己错了。只是，还想请你们给我一次机会，让我试着一个人上学、回家。其实我很想知道自己到底能不能拒绝诱惑，不过，我保证：只要看到他们想找我，我就一定告诉你们，好吗？如果我还做不到拒绝他们，那就要再麻烦你们继续接送我，行吗？"请大家猜猜，小唐的父亲听了小唐的一番话后，有什么反应呢？如果你是小唐的父亲，听了之后又有什么反应？（讨论）

小结要点： 归纳组员所谈的内容，指出只要按照科学的方法沟通，一定能打动人心，说服对方接受自己的观点，支持自己的行动。

（八）练习五步沟通法

目标： 通过练习，掌握化解矛盾的方法，以便今后能及时化解家庭矛盾。

方式： 3 人为一组，其中一个人扮演戒毒回家的患者，一个人扮演配偶或父母，第三人是观察者，其任务是对戒毒回家的困惑以及自己的愿望与家人进行沟通，以得到家人的理解与信任。

引导语： 下面，我们进行化解矛盾的实战练习，方式是……（见上），请大家自由组合进行练习，练习完后再进行分享。（分享和点评）

小结要点：肯定练习中组员好的表现，指出与家人发生矛盾很常见，如何化解是关键。可以平心静气，找准时机，通过五步化解，让家人理解自己，对自己有信心，愿意用正确的方式帮教自己，为自己戒毒创造良好的心理环境和氛围。

（九）分享感受和总结

引导语：今天大家学习了沟通技巧和五步沟通法，并进行了练习。下面请大家分享一下感受。（组员分享感受）

总结要点：肯定大家的参与度，归纳大家分享的内容，强调沟通的三要素是听、说和回应；沟通的要点是聆听、说清、回应得当；遇到矛盾或冲突时，参考五步沟通法来化解。

（十）布置作业

采用沟通技能和团队组员（或患者）、民警（医务人员）及家人进行一次沟通练习，并记录沟通过程。

第二十一章　问题解决技能[①]

一、目标

1）了解问题解决的基本步骤。

2）掌握问题解决的技能。

二、主要理念

人的一生会遇到各种各样的问题，其中大多数都能得到很好的解决。遇到一些棘手的问题时，有些人的头脑会陷入混乱状态，不能进行理性的思考，想不出明智的解决策略。与正常人相比，吸毒患者应对和解决问题的能力下降，一般来说，大多数毒龄较长的患者失去了原有的应对和处理问题的技能，取而代之的是会将吸毒作为解决问题的主要方法。有一些患者虽然自认为有好的解决问题的策略，但在遇到问题时往往不够冷静，常常要借助毒品来暂时麻醉自己，逃避现实。因此，有效的问题解决技能对吸毒这个特殊的人群非常必要。咨询师应当使患者了解问题解决的基本步骤，通过练习，使他们掌握相关的技能，形成新的问题解决模式，在遇到问题时能够采取有效的解决方法，减少困惑和降低复吸风险。此外，问题解决技能不但适用于毒品相关问题的处理，而且对于恢复期患者解决工作、人际关系等问题同样适用。

---

① 本章作者：王增珍，陈家言，余金聪。

三、计划

1）借助案例学习问题解决的基本步骤。
2）练习问题解决的五个步骤。

四、操作方案

（一）开场

请组长带领组员呼喊队名和口号，展示风采，振奋精神；然后一起听音乐和冥想，使组员将注意力集中到当下。

（二）回顾上次内容并交流作业

引导语：请大家一起回顾上次学过的内容。（组员回顾上次学过的内容）

小结要点：肯定大家对上次内容的记忆水平，重述上次活动的要点。

引导语：上次的作业大家都做了吗？做好了的请交流一下。（交流作业，如有没有完成作业的情况，共同分析原因，促进他们及时补上）

小结要点：点评大家的作业，表扬认真做作业的组员。

引导语：大家想一想日常生活中有没有因为遇到问题而发愁、焦虑，继而去找毒品的情况？（组员回应，根据组员的回应引出本次活动的主题）

（三）案例介绍

引导语：首先给大家介绍一个案例。李某现在面临问题了，先看看他的问题是什么。患者李某，男，23岁，和父母有矛盾，认为父母不理解自己，父母总是喜欢指责、唠叨，李某很心烦。他听人说吸食麻古可以解除烦恼，一开始他只是抱着试试看的态度，后来就逐渐将麻古当作解决问题的方法而导致成瘾。父母得知后非常生气，越发指责、唠叨不停。李某便更加痛苦，不想回家，因和朋友一起吸食麻古，被公安机关抓获后强制隔离戒毒。经过将近 2 年的戒毒，眼看快出所了，李某却非常发愁、焦虑，不知道怎样面对家人。应该怎样帮助李某呢？我们先学习问题解决技能，然后一起想办法帮助他找到解决问题的方法。

（四）讲解问题解决的基本步骤

目标：让患者了解有效解决问题的五个基本步骤，使他们在遇到问题时能够把时间和精力花在寻找正确的问题解决策略上，并制定有效的应对措施，摒弃过去找毒品解决问题的错误做法。

方式：结合案例中存在的问题，讲解五步问题解决法。

1. 意识到问题的存在

引导语：问题解决有其基本的方法和步骤，现在一步一步地给大家介绍。最近有没有人觉得自己有问题需要解决的？从以下的一些线索可以找出你的问题。例如，担忧、愤怒、抑郁、沮丧、心事重重等。（组员回应）

小结要点：归纳患者觉察到的问题，肯定大家的觉察能力。告知大家过一会儿就想办法解决。引导大家先分析案例中的问题。

引导语：大家想想案例中的李某有什么问题呢？（组员讨论）

小结要点：归纳和肯定组员帮助李某找到存在的问题，指出李某的问题是发愁、焦虑等情绪问题，还有技能缺乏、不知道怎样和家人沟通的问题。这些问题的背后还有更深层次的原因。

2. 问题具体化

引导语：刚才大家帮助李某意识到有问题，有心烦和焦虑的情绪问题，不知道如何和家人沟通的问题，是什么原因导致了他这样的情绪状态呢？（讨论，如果组员把李某的问题说得比较抽象，引导患者将问题具体化、细化）

小结要点：归纳组员所述的李某的具体问题，指出李某的问题背后是家庭矛盾，家庭关系出现了裂痕，没有及时明确和解决，结果酿成了他吸毒的问题及现在的情绪问题。告诉组员，那些具体的、很好定义的问题是相对容易解决的，而抽象的、讲不清楚的问题较难处理。所以，对于问题，首先要具体化，然后将它分解成小的、更容易处理的问题，这是解决问题的前提。

3. 考虑所有的解决方法

引导语：把李某的问题具体化之后，大家发现他有情绪问题和沟通技能欠缺的问题，背后还有家庭矛盾问题。针对李某的问题，大家认为有什么好的办法可以帮助他来解决问题吗？（讨论）（注意：这个环节要求组员提出更多的解决方案。鼓励组员把能想到的所有解决方法都说出来并写下，提醒组员不必在乎所想方法的质量，也不要立刻去处理什么事情）

大家不用过多思考，只要头脑里一冒出来，就马上记下来，看看我们能想出多少方案，先不管它好不好、可不可行，尽可能地把方法都想出来，多多益善。（讨论）

小结要点：归纳组员所想到的解决方案，告知他们在头脑里一涌现出来，就马上记下来的方法就叫头脑风暴法，即不经过任何考虑而产生尽可能多的解决方案，这些方案可能是好的，也可能是不太好的。头脑风暴法能够帮助人们通过较少的努力产生较多新的主意。

为了便于教学，咨询师可以给出以往对此案例进行讨论所产生的备选方案，如主动跟父母表达自己的感受，征求意见；借助其他亲人的力量；请求老师的帮助；改变自己的想法；通过 QQ、写便条等方式来表达感受，改变自己在父母心中的形象；等等。

4. 选择最佳的方法

引导语：通过上面第三步得到的方案很多，第四步就是对想到的所有方案进行优次排序，来选择最佳方案。请进行排序和分享。（注意：引导患者对通过头脑风暴法想到的每一种解决方案都做进一步的思考，根据方法的可行性及可能的效果来选择方案）（讨论和分享）

小结要点：肯定患者思维活跃，指出对所想到的解决方法进行辩证思考、排序，并选择最佳方法，这是解决问题的关键。

5. 评价所选方法的有效性

引导语：按照第四步大家选择的方案去实施，请设想一下，所选取的最佳方案会有什么效果？请大家评估所选方法的有效性。给这个方案一个公正的评价，看它是否能够解决问题。如果不能，考虑做什么可以弥补这个方案的不足，放弃或者尝试另一种方案。请讨论和分享。（讨论与分享）

小结要点：肯定大家预见了实施最佳方案的后果，指出应以能更好地解决问题作为衡量最佳方案的标准，对方案进行全面评估。告知组员，在运用该方法进行问题解决时会发现，有些问题好处理，有些问题较难处理。对于较难的复杂问题，可能需要反复运用上面的五步问题解决法来进行选择。同时，对于冲动型的组员，需要帮助其将问题具体化，想出比较多的方案，再进行选择。

（五）练习问题解决技能

目标：通过小组练习，让组员掌握问题解决技能，获得初步的感受和经验，以利于将来运用。

方式：请每人将困扰自己的问题写在纸条上，两人为一组，自由组合，对一个问题进行解决技能的练习。要求将五个步骤的讨论结果写在纸上，最后进行分享。

引导语：刚刚大家学习了问题解决的五个步骤，现在大家一起练习一下，通过练习掌握这一技能，获得亲身体验。练习的方式是……请大家按步骤讨论。

（各组进行问题解决练习）

　　大家做得差不多了，找到了解决问题的"钥匙"，现在请分享一下。（问题解决过程和体会的分享）

　　小结要点：肯定大家对问题解决练习的认真态度，归纳大家对问题解决练习的结果和感受，指出"实践出真知"的道理。

　　（六）分享感受和总结

　　引导语：今天大家进行了问题解决技能的学习和练习，通过这个过程，大家有哪些收获和感受呢？请分享一下。（组员分享）

　　总结要点：归纳组员的分享，指出问题解决技能具有普遍实用性。从意识到问题的存在开始，然后是具体化问题，考虑所有的问题解决方案，选择最佳方案，评价所选方案的有效性。五个步骤环环相扣，能帮助患者找到潜在的问题，明确问题后，采用问题解决方法来面对问题，解决问题，不回避，不逃避，选择最佳的方法去尝试解决。如果不行，再从备选方案中选取第二、第三甚至第四个方案去尝试解决，直到问题解决为止，中途绝不能放弃。

　　（七）布置作业

　　进行问题解决技能的练习：①识别并写下近期出现的两个问题，一个与吸毒有关，一个与生活、工作或人际关系有关；②清楚地描述问题；③使用头脑风暴法列出一份可行的解决方法清单；④根据科学分析，标记优次顺序，选择最佳方案；⑤评估最佳方案的有效性。

　　（八）注意事项

　　1）在问题具体化过程中，要注意引导组员找出问题，并尽可能地细化，以便找出问题背后的深层次原因。

　　2）提醒组员注意日常练习的重要性，不要只顾追求一时的效果。

第二十二章 时间与金钱管理

一、目标

1）认识时间、金钱和复吸的相关性。

2）学会管理时间与金钱的技能。

二、主要理念

时间管理就是更有效地利用时间，在一定的时间范围内决定该做和不该做的事情，严格控制变动，以方法、技术和工具作为提醒与指引。通过事先规划，帮助人们完成该做的事情，实现目标。心理学家认为，个人的时间管理倾向是个体在利用时间方式上所表现出来的心理和行为特征，是一种人格倾向（黄希庭，张志杰，2001）。时间管理有助于充实生活、减少忙乱、避免该做的事情堆积如山和由此带来的压力。戒毒出所或出院后的头几个月，许多患者处于待业状态，有较多的空闲时间，如果缺乏时间管理理念和技能，整日无所事事，就可能感觉无聊和心烦。调查得知，绝大多数患者就业困难，存在空虚、无聊、心情烦躁等不良感受在所难免，他们可能会找毒品打发时间，是复发的危险因素。若患者学会制定实用的时间管理计划，并坚持实施，则有利于充实生活，避免因空虚、无聊导致复吸（王增珍等，2003）。

金钱是满足生存需要的重要资源。在日常生活中管好钱财，保证生活所需并有一定的积蓄，才能心里踏实，有安全感，没有经济压力。金钱管理主要是合理

---

① 本章作者：王增珍，谌丁艳，王云翠。

收支，让金钱发挥最大效用。金钱也会刺激消费，如果没有节俭意识，没有计划地乱花钱，可能会入不敷出，产生心理压力。有的患者吸食毒品，挥金如土，最后可能会人财两空。离开戒毒所或出院后，患者手头若有钱，可能会刺激其联想到毒品及吸毒的感觉，继而萌发复吸借口。因此，帮助患者增强金钱管理的意识和能力，有助于减少他们复吸的借口，降低复吸风险。

三、计划

1）与患者讨论时间、金钱和复吸的关系。
2）患者了解自己日常的时间与金钱管理状况。
3）患者制定个人的时间与金钱管理方案。

四、操作方案

（一）开场

音乐暖场，让组长带领呼喊队名、口号，展示风采，以振奋精神，引导组员进行放松练习。

（二）回顾上次的内容并交流作业

引导语：大家还记得上次学过的内容吗？（组员回应）
　　　　　非常好，请大家回顾一下上次所学内容。（组员回顾）
小结要点：归纳组员回顾的内容，重述上次所学内容的重点（问题解决的 5 个基本步骤及相关技能）。
引导语：作业做得怎样了？大家交流一下吧！（回顾上次内容并交流作业）
小结要点：对作业完成情况进行点评，肯定组员完成作业的态度和完成质量，引出本次活动的主题。

（三）明确时间与复吸的相关性

目标：要让患者明确，大量空闲时间是复吸的重要危险因素之一。如果患者没有合理安排时间，就提高了利用毒品打发时间的风险。要让患者认识到时间管理对于降低复吸风险的重要性，进而激发患者学习管理时间的积极性。
引导语：戒毒前，你们是怎样打发空闲时间的？是否有做时间计划的习惯？（讨论）

小结要点：归纳患者打发空闲时间的方法，肯定其做得好的方面，指出不足之处，并告知时间管理不当是戒毒失败的重要原因之一。

（四）剖析一天的时间安排

目标：通过剖析患者一天的时间安排，让患者认识到时间安排对于避开复吸高危因素的重要性。

引导语：请回忆并写下入所前一天的时间安排，其中哪些安排是有可能接触到毒品的？（讨论）

小结要点：以某组员一天的时间安排为例，具体分析在各项活动中获得毒品的可能性。告知组员制定时间计划的原则，即必须放弃有高复吸风险的活动，或用无毒品获得可能性的活动来代替高危活动。

（五）制定个人的时间计划

目标：让患者根据自己的具体情况制定时间计划表，并适当安排一些放松活动，让患者感到生活充实，减少因空闲时间过多而产生无聊和烦闷等不良情绪。

1. 制定每天的时间计划

引导语：大家先想一想明天有哪些事情要做？同时考虑下面的问题，最后制定一份"日程表"（表22-1）。①哪些事情应优先完成？②哪些事情有导致复吸的危险，应被放弃或用别的事情来代替？③对你来说，一天中哪个时间段的复吸风险最高？你会怎样合理安排这段时间？

表 22-1　日程表

时段	要做的事情	是否与复吸有关	
		"+"	"-"
8：00—10：00			
10：00—12：00			
12：00—14：00			
14：00—16：00			
16：00—18：00			
18：00—20：00			
20：00—22：00			
22：00—24：00			

引导语：你对自己制定的计划满意吗？按这个计划执行的可能性有多大？（讨论）

小结要点：肯定组员制定的时间表和按计划执行的可能性。建议组员将待办事项按优先次序归为紧急且重要、紧急但不重要、重要但不紧急、既不重要也不紧急四类，并安排到计划表中，对于紧急且重要的事情优先去完成，放弃做有复吸危险的事情，制定出自己能够完成并且愿意去做的日程表。

2. 自我奖励

目标：患者在戒毒康复过程开始后的 2—4 个月内可能会感到厌烦或疲劳。在此期间，患者没有吸毒时"极其兴奋或腾云驾雾"的感觉，即使他的时间计划是合理的，坚持执行也有一定的难度。患者在计划执行过程中适度给予自己一些奖励，有助于激励自己坚持按日程表执行的决心。

引导语：当你每天都能坚持按自己的日程表执行，经历了一段时间后，你是否应该给自己一个奖励呢？什么样的奖励能激励你继续坚持采用日程表呢？（讨论）

小结要点：肯定患者提出的好的激励方法，协助患者归纳和整理自我奖励活动并列出清单。

3. 专注当下

目标：患者如果总是被过去的经历或被将来的恐惧困扰，复吸的风险就会提高。通过讨论，让患者增强专注当下的意识，如果以后患者的思想被过去的经历和恐惧干扰，有助于其把注意力拉回到当下的事情上。

引导语：请大家回想一下，是否有因为过去的经历或对未来的担心而复吸的情况？如果有，请想一想，从中得到了什么启示？（讨论）

小结要点：引导患者认识到，回想过去不好的经历或对未来的担心，都可能提高复吸的风险。过去的已经无法改变，担心的事情将来不一定会发生，因此，鼓励患者在思想有波动时把注意力拉回到当下，做好当下的事情，就会有成就感和感到快乐。

（六）明确金钱与复吸的相关性

目标：让患者深刻认识到金钱的正面作用和负面作用，特别是金钱对患者的刺激作用，尤其是大额现金。如果患者手头有大额现金，就会有很高的复吸风险。

引导语：请大家谈谈金钱的作用，有哪些正面和负面作用？你们平时是怎么管理家中钱财的？是否有因为金钱管理不当而导致复吸的情况？如果有，请谈一谈有关经历。（讨论）

小结要点：归纳患者对金钱的看法及过去的金钱管理情况，肯定患者做得好的方面，指出不正确的金钱管理理念和方式是导致吸毒和复吸的危险因素，引出即将介绍的金钱管理方法。

（七）金钱管理方法与技巧

1. 制定每月的财务计划

目标：一个稳定而平衡的财务计划可以让金钱处于严格的管控状态，对患者的合理消费具有指导意义。通过制定计划，让患者的所有消费都在计划当中，有利于杜绝吸毒的相关行为。

练习：假设今天是月初，你刚领到了上个月的工资（或者家人往你的账户上打了一笔钱），请按你的生活支出、娱乐支出、礼金支出和应急支出等方面，给这个月做一个消费计划并写入表 22-2。

表 22-2 ＿＿＿＿年＿＿＿月财务计划表

预计收入（元）	预计消费	
	消费项目	消费预算（元）
合计：　（元）		合计：　（元）

预计存款：＿＿＿＿（元）

小结要点：肯定患者制定的财务管理计划。通过预计收入和消费的对比，让患者评估自己制定的计划的合理性，使其消费时更谨慎，鼓励患者对剩余资金进行储蓄，从而没有多余的钱去购买毒品。

2. 邀请值得信赖的亲人帮助管理金钱

目标：鼓励患者将大额金钱交给一个值得信赖的亲人管理，在亲人的帮助下更有效地管理金钱，避免金钱刺激及其带来的诱惑。

引导语：你们有将自己的金钱交给亲人管理的经历吗？你觉得这样做对你预防复吸有什么帮助吗？（讨论）

小结要点：归纳患者分享的内容，指出如果对自己管理金钱没有把握或者经常入不敷出，就需要将钱交由亲人管理；如果想自己管理，则应主动要求亲人监督，这样能更好地保持良好的消费习惯。

3. 对不恰当消费坚决说"不"

目标： 吸毒患者在现实生活中常常会面临各种诱惑，同时，由于他们不够自信，缺乏拒绝技巧，往往无法拒绝他人的诱惑，从而不考虑后果地花钱买毒品，走上复吸的道路。通过讨论，引导患者对不必要的消费坚决说"不"，帮助其保持戒断状态，远离毒品。

引导语： 过去，是否有毒友约你们一起去买毒品或者去吸毒高危场所？如果有，你是怎样处理的？对不合理的消费说"不"有困难吗？（讨论）

小结要点： 总结患者的处理方式，肯定其正确的拒绝方式。告知患者，不说或不能坚决地对不合理消费说"不"，是导致复吸的重要原因，鼓励患者做出正面的、果断的、直接的拒绝，并杜绝不恰当的高消费。

（八）分享感受和总结

引导语： 请大家就今天的"时间与金钱管理"话题进行讨论，并分享感受。（组员分享）

总结要点： 归纳患者分享的内容。回顾时间、金钱和复吸相关性的讨论，剖析一天的时间安排，制定个人的时间计划，学习金钱管理的方法与技巧等内容。再次强调空闲时间较多以及缺乏有效的金钱管理技能，都是导致复吸的危险因素。鼓励患者珍惜时间和金钱，牢记生活充实和节俭的价值，运用所学技巧、时间与金钱管理计划表管理好自己的时间和金钱。希望患者能过得有成效、充实、快乐、有价值感和成就感，并且有积蓄，心中踏实和有安全感。

（九）布置作业

要求患者制定一周的个人日程表和财务计划表（参考表 22-1 和表 22-2），并按这两个计划表执行一周。患者列出那些能够进行自我激励的事件，写出能够帮助自己打理财务的亲人名单。

第二十三章　正念防复发训练简介①

一、目标

1）帮助患者提高觉察自身感受、情绪和想法的能力，进而提高觉察与吸毒相关的负性情绪及渴求的能力。

2）帮助患者以非批判性的态度和方式接纳可能诱发复吸的负性情绪、想法等，不与负性情绪、想法纠结。

3）帮助患者学会应对负性情绪、想法和渴求的出现，做出理性的选择，从而避免使用毒品。

二、主要理念

"正念"这一概念最早来源于中华传统文化。借鉴东方佛教和印度宗教的禅修技术，学者毕夏普等（Bishop et al.，2004）在对正念所下的定义是：对当下体内和体外所有的经历给予全部关注；对观察到的当下的经历抱有开放又不予以评价的态度。

20 世纪 70 年代，美国麻省医学院心理学家卡巴金（Kabat-Zinn，1982）率先将正念训练技术引入临床，用于缓解癌症病人的焦虑和疼痛，并开发出了一套为期 8 周的正念减压课程（mindfulness-based stress reduction，MBSR）。美国心理学家萨拉·鲍文（Bowen et al.，2009）团队将正念技术用于成瘾领域，逐渐形成一套标准化的基于正念的防复发训练干预方法，即正念防复发技术（mindfulness-

---

① 本章作者：罗桂伶，王静，尹露。

based relapse prevention，MBRP），主要技术有身体扫描、呼吸冥想、大山冥想、SOBER（stop，observe，breathe，expand，respond）呼吸空间法、渴求冲浪、静坐冥想、慈爱冥想、高危情景应对等具体技术。

正念防复发技术既体现了认知和行为心理学的原则，更强调正念冥想为其根基，旨在增强戒毒人员对生活中诸多方面的诱因、惯性模式以及"自动"反应的觉察，以非评判的态度接纳渴求和冲动，培养一种在每时每刻都可以停下来、观察当下体验和选择的能力，促进其形成更强的选择感、慈悲感和自由感，在面临药物使用的诱因、冲动、渴求时，不是自动地或习惯性地做出反应，而是可以创造机会做出技巧性回应，降低复吸的可能性。

正念疗法的神经认知机制主要包括以下几个方面：通过增强一些认知调节的关键过程来减弱成瘾，包括澄清认知评价和调节负面情绪，以减少持续的错误认知和情感唤醒；增强元认知能力，以调节吸毒行为模式，从而减弱成瘾的注意偏向；打破既往的条件偏好反应，以促进消退行为学习；减少线索反应，增强对渴求的认知控制；通过激活副交感神经，减轻生理性应激反应。

正念疗法的临床干预效应已得到多项研究的证实。一项随机对照试验显示，相较于常规治疗组，MBRP 组干预结束后，受试者使用毒品的剂量更少，渴求和压力更低，且压力是中介变量（Davis et al.，2018）。另一项最新研究发现，接受正念疗法的阿片类物质成瘾患者较常规治疗组表现出更高的痛苦耐受水平，磁共振成像（magnetic resonance imaging，MRI）结果显示，接受正念治疗的患者的前额叶/扣带网络强度增加，这是调节注意力、决策、动机凸显的重要脑区。此外，双侧纹状体/岛状网络组织也发生了变化，而这些与奖励、动机处理以及内部感知意识相关（Fahmy et al.，2018）。这些研究结果表明，正念疗法在物质使用障碍治疗中的神经效应可以通过前额叶、扣带回、纹状体和岛状网络强度变化来测量。一项系统综述研究的结果表明，正念疗法可以改善患者的不良情绪，成功地减轻患者对成瘾物质的依赖、渴求及其他成瘾症状，但是尚缺乏较长时间的随访评估研究。一项关于正念疗法对物质成瘾者临床疗效评估的荟萃分析表明，以正念为基础的物质成瘾干预对于降低药物滥用的频率和严重程度，降低对精神活性物质的渴求及压力水平等，都有积极的干预效应，并且相较于其他方法，正念疗法在减轻压力和降低渴求方面具有更好的效果（Li et al.，2017）。另一项荟萃分析结果显示，MBRP 主要对减轻戒断及渴求症状、物质使用的负面后果具有一定的干预效应（Grant et al.，2017）。

本章参照莎拉·鲍文（2016）的《基于正念的成瘾行为复发预防：临床医生

指南》一书，对正念防复发训练进行概括性介绍。

三、计划

1）了解自动导航模式，将觉察带入生活。

2）增强躯体的觉察，了解身体感受和复吸的关系。

3）学习识别复吸诱因、高危情境、渴求及想法，练习使用正念技术予以应对。

4）培养接纳的态度，以一种不同的相处方式对待挑战性体验，发展技巧性应对方式。

5）建立康复支持系统，将正念防复发技术延伸到日常生活的情境和挑战中，预防复吸。

四、操作方案

该项目共 8 次课，每周 1 次，每次 120 分钟。

（一）第一周：自动导航和复吸

1）团队形成：进行自我介绍；制定预期目标及保密规则；确定小组结构和课程形式。

2）葡萄干训练：正念进食葡萄干，了解自动导航及其与复吸行为之间的关系。

3）什么是正念：组员根据体验描述正念；介绍正念的定义。

4）身体扫描：进行身体扫描练习，觉察身体体验。

5）布置课后练习：身体扫描及日常生活中的非正式正念练习，填写练习跟踪表。

6）结语：用 1—2 个词描述当下的体验。

（二）第二周：诱因和渴求觉察

1）预备活动：说出关注到的 1—2 个事物，或描述当下的感受。

2）身体扫描：进行 20 分钟的身体扫描练习，强化体验。

3）作业回顾：课后练习回顾，讨论常见挑战和应对方法。

4）街头行走训练：冥想街头行走，觉察想法、感觉和情绪状态。

5）渴求冲浪：进行渴求冲浪训练，对渴求进行讨论，讲解渴求冲浪原理。

6）大山冥想：进行大山冥想练习，纳入稳固、尊严和力量。

7）布置课后练习：身体扫描练习；填写诱因发现作业表。

8）结语：用 1—2 个词描述当下的体验。

（三）第三周：日常生活中的正念

1）预备活动：说出关注到的 1—2 个事物，或描述当下的感受。

2）听力觉察：进行声音冥想练习，将正念延伸到日常生活中。

3）作业回顾：课后练习回顾，讨论练习挑战及应对方法。

4）呼吸冥想：进行呼吸冥想的练习，讨论分享体验。

5）SOBER 呼吸空间法：练习并分享讨论。

6）布置课后练习：静坐冥想练习；将 SOBER 呼吸空间法融入日常生活中。

7）结语：用 1—2 个词描述当下的体验。

（四）第四周：高危情境下的正念

1）预备活动：用 1—2 个词描述当下的体验。

2）视觉觉察：进行视觉觉察练习，将正念延伸到日常生活中。

3）作业回顾：回顾 SOBER 呼吸空间法的练习，分享体验。

4）静坐冥想：练习觉察声音、呼吸、感觉、想法。

5）复发风险：讨论个别和共同的复吸风险，找到高危情境。

6）挑战情境下的 SOBER 呼吸空间法：练习并分享。

7）正念行走：进行正念行走练习，将正念延伸到日常生活中。

8）布置课后练习：静坐冥想；SOBER 呼吸空间法练习；正念行走练习。

9）结语：用 1—2 个词描述当下的体验。

（五）第五周：接纳和技巧性应对

1）预备活动：用 1—2 个词描述当下的体验。

2）静坐冥想：声音、呼吸、感觉、想法、情绪。

3）作业回顾：上周练习回顾，分享讨论练习体验。

4）SOBER 呼吸空间法：两人为一组进行练习，引入人际关系要素。

5）挑战情境下的 SOBER 呼吸空间法：练习并分享。

6）主题讨论：讨论接纳和技巧性应对。

7）正念动作：练习并分享体验。

8）布置课后练习：静坐冥想、身体扫描、正念动作练习；挑战情境下SOBER 呼吸空间法练习，填写作业表。

9）结语：用 1—2 个词描述当下的体验。

（六）第六周：**想法只是想法而已**

1）预备活动：思考怎样将所学内容融入日常生活中。

2）静坐冥想：观察想法，给想法贴上标签。

3）作业回顾：上周练习回顾，分享讨论的体验。

4）想法和复发：讨论想法和复发行为之间的联系。

5）复吸环路：演示复吸环路的基本模板，讨论想法在复发中的作用。

6）SOBER 呼吸空间法：观察感受、想法和情绪，与当下重新建立联结。

7）布置课后练习：讨论学到的内容及练习计划，鼓励组员按自己的模式进行练习。

8）结语：静默片刻。

（七）第七周：**自我照顾和生活平衡**

1）预备活动：反思课程最具价值的部分，以及哪些需要日常继续练习。

2）静坐冥想：慈爱冥想，专注于友好、善意或慈悲。

3）作业回顾：分享形成"自己"的练习模式的体验和挑战，分享复吸环路作业表。

4）日常活动作业表：觉察典型的日常活动，区分"消耗性"和"培育性"，选择至少三种"培育性"活动，在接下来的一周进行练习。

5）复吸从何时开始：将关注点扩展到易于复吸的生活方式上，做出新的选择。

6）SOBER 呼吸空间法：尝试用不同方式练习，如睁眼或改变时长，增强灵活性和普适性。

7）提示卡：讨论并制作提示卡。

8）布置课后练习：选择练习；SOBER 呼吸空间法练习；完善提示卡。

9）结语：静坐，回想课程开始时所确定的目标。

（八）第八周：**社会支持和持续练习**

1）预备活动：用 1—2 个词描述当下的体验。

2）身体扫描：重新审视身体扫描，有哪些变化，有哪些保持不变。

3）作业回顾：分享体验，讨论参加培育性活动中存在的障碍及应对方式。

4）支持系统：认识支持系统的重要性；提供冥想资源清单。

5）课程反思：回顾、反思过去 7 周的体验。

6）将来的目标：今后练习的打算和生活目标。

7）总结性冥想：慈爱冥想；留存提示的小物件。

8）结语：分享对课程的感受，表达各种想法和反思。静默后结束。

（九）注意事项

1）适用于具有较强戒毒动机的患者，更适合曾经有过一定正念冥想训练基础的患者。

2）训练师必须经过正念防复发技术专业的培训，对正念冥想和防复发认知行为治疗都有很好的把握，具有很强的引导能力，只有这样才能带领患者进行有效训练。

3）训练中如果唤醒渴求，要注意在唤醒后采用放松技术和稳定技术予以处理，如采用大山冥想等，以防止引发复吸行为。

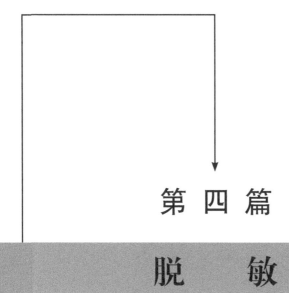

第 四 篇

脱　敏

第四篇

第二十四章　脱敏干预基础[1]

一、目标

1）让患者认识复吸和线索敏感的关系。
2）认识线索敏感和吸毒记忆的关系。
3）了解脱敏的基本理论，有信心、有意愿接受和配合脱敏治疗。

二、基本理念

记忆的神经生物学过程包括记忆的获得、巩固、提取、再巩固或消退等多个阶段。研究表明（Berridge & Robinson，2016），患者与吸毒相关的记忆经过多次强化而被稳定地储存，患者因此而被敏化，对吸毒线索敏感。当他们再次接触到与毒品相关的线索，便会激活毒品滥用的关联性记忆及反应模式，随后吸毒借口与渴求接踵而来，增加了患者戒断后复吸的风险。

如何淡化或消退成瘾记忆，以降低患者的线索敏感，是成瘾治疗领域的研究热点。半个世纪以前，路易斯（Lewis）和米沙宁（Misanin）等首先观察到记忆的再巩固现象，即记忆被激活之后，先前被巩固的记忆便进入了一个不稳定的时期（时间窗或窗口期），然后又稳定下来（Misanin et al.，1968）。时间窗内原有的记忆，即便是巩固了的长时程记忆，都可以得到修饰、加强、改变甚至消退，这个过程就称为记忆的再巩固（memory reconsolidation）。该理论对于成瘾记忆的消退与脱敏治疗有很好的启示。

---

① 本章作者：王增珍，陈家言，王云翠。

2009 年，蒙菲尔斯（Monfils）等基于记忆再巩固理论，首次提出了一种全新的提取-消退（retrieval-extinction）干预范式。这种干预范式可在记忆再巩固时间窗内进行消退训练，从而改写或擦除原有的记忆（Monfils et al.，2009）。利用这个原理，许多关于消除恐惧记忆治疗的研究均证明了其确切的疗效。根据这一原理，泰勒（Taylor）等提出了利用毒品相关线索激活成瘾记忆，在其不稳定的再巩固阶段利用相应技术使成瘾记忆得以消退乃至清除（Taylor et al.，2009）。此后也有研究陆续验证了类似的观点，为成瘾患者的脱敏治疗奠定了坚实的理论基础。

陆林院士研究组首次在大鼠药物寻求复发模型及海洛因成瘾患者身上验证了提取-消退训练可以降低条件性药物作用对大鼠觅药行为的影响，也可减少海洛因成瘾患者对毒品的渴求（Xue et al，2012）。他们认为，记忆唤醒-消退训练是一种很有发展前景的非药物成瘾干预手段。

基于记忆再巩固理论和提取-消退模式，笔者的课题组在国家自然科学基金委员会的支持下，自 2011 年在湖北省襄阳戒毒所对患者实施脱敏治疗以来，不断在湖北省多家强制和自愿戒毒机构内进行脱敏探索与实践。经过 10 多年对海洛因、氯胺酮、苯丙胺类兴奋剂依赖者的脱敏试验，逐步形成了以眼动脱敏与 EMDR 为基础，结合采用内观、催眠与 NLP 中的次感元改变技术为一体的"五步脱敏"干预方案，简称"五步脱敏法"。该方案采用提问、提示及内观觉察法提取或唤醒吸毒记忆；利用 EMDR 中的双向刺激方式、催眠疗法与 NLP，对吸毒记忆再巩固过程进行干扰，阻止其再巩固。经用量表和事件相关电位（event-related potential，ERP）测试分析发现，其脱敏治疗效果显著。

在进行脱敏干预的过程中，首先要让患者了解脱敏的原理、过程、注意事项，让患者明白吸毒记忆可以被激活、干扰和消除，从而调动患者的主观能动性，使其愿意积极参与和配合脱敏治疗。

三、计划

1）通过案例分享，让患者认识线索敏感与复吸的关系。

2）探讨线索敏感背后的原因。

3）认识脱敏干预在复吸预防中的价值。

4）探讨配合脱敏治疗的重要性。

5）完成脱敏干预前的准备工作（筛出符合脱敏治疗标准的患者，发放知情同意书等）。

6）认识五步脱敏方案及其基础疗法——眼动脱敏与再加工技术。

7）分享与总结。

四、操作方案

（一）开场

方式：组织组员呼喊队名、口号，进行风采展示，带领全体组员进行冥想活动，高呼队名和口号。

（二）认识线索敏感与复吸的关系

目标：通过案例分享，让患者认识线索敏感与复吸之间的关系。

方式：分享心理过敏反应的案例，介绍心理过敏反应的相关知识。

引导语：下面我给大家介绍两个案例。（案例分享）**案例 1**：护士小张性格开朗，各方面都非常优秀，但她不能见到狗。一见到狗，哪怕是一只小狗，她也会惊慌失措。**案例 2**：吸毒患者冬冬（化名）曾被强制戒毒两年。出所后，一旦看见毒品、毒友、吸毒用具（锡纸、"冰壶"、注射器等）或曾经吸毒的场所等，他就会心慌、冒汗……产生吸毒的念头和欲望。再跟大家介绍一个知识点：心理过敏反应（anaphylactic reaction）。

概念：心理过敏反应是借用病理生理的过敏现象来描述的一种病理心理现象。它是指由某一特殊生活事件引起的一种异常心理反应，如果再遇到类似的生活事件，又会出现和过去相同的异常心理反应。

引导语：现在请大家思考，上面介绍的两个案例说明了什么。（组员分享）

小结要点：对患者的分享表示肯定，告知患者，上述案例中的人物都是发生了"心理过敏反应"的患者。戒毒后的心理过敏反应与复吸之间关系密切，强调接受脱敏治疗的重要性。

（三）讨论线索敏感背后的原因

目标：让患者对线索敏感发生的原因和过程有所认识，进而引入脱敏干预的主题。

引导语："一朝被蛇咬"，后半句是什么？它背后的道理是什么？（讨论）

小结要点：对患者正确的看法表示肯定。结合"一朝被蛇咬，十年怕井绳"，重述心理过敏反应与当事人对自己经历事件的记忆有关，告知患者脱敏需要让过敏相关的记忆信息、感受与感觉淡化，使信念发生改变，才能达到理想的效果。

（四）讨论脱敏干预在复吸预防中的价值

目标：让患者认识到心理过敏反应的可治疗性，以及脱敏干预在复吸预防工作中的价值，激发患者对脱敏干预的兴趣，提高其对治疗的接受度。

方式：提问与讨论。

引导语：在过去的吸毒经历中，你们受到了毒品及相关线索（如毒友、毒具、吸毒场所等）的刺激，多次产生躯体感觉和情绪反应，形成了稳定的吸毒相关记忆。后来，大家再次遇到这些线索，心里就会有所触动，随即产生对毒品的渴求而复吸。很多患者告诉我们，复吸的原因是忘不掉吸毒的经历。现在告诉大家一个信息，吸毒的记忆可以通过心理干预来淡化或消退，相关理论和方法，下面会给大家介绍。如果你们通过脱敏干预使曾经的吸毒记忆淡化或消除，请大家猜一猜，再次见到毒品及其线索会怎么样呢？（讨论）

小结要点：对患者的讨论进行归纳和总结，强调脱敏干预是预防复吸的主要手段之一。

（五）讨论配合脱敏干预的重要性

目标：提高患者的治疗依从性，使脱敏干预得以顺利地实施。

方式：提问与讨论。

引导语：你们想一想，在脱敏干预过程中，治疗师和被治疗师之间的配合程度有多重要？（讨论）

小结要点：对患者的看法进行归纳，指出咨患双方的密切配合是治疗成功的关键。

（六）脱敏干预前的准备工作

目标：筛出适合进行脱敏干预的患者，让接受脱敏治疗的患者了解脱敏干预过程中的注意事项。

方式：给患者介绍脱敏干预的筛除标准，发放知情同意书，向同意和适合接受干预的患者介绍脱敏干预的注意事项。

引导语：哪些情况暂时不适合接受脱敏干预呢？我给大家讲解一下脱敏干预的筛除标准。

第一，接受戒毒治疗的患者，在其早期治疗阶段（2 周之内）不宜接受脱敏干预。原因如下：①对阿片类药物成瘾患者而言，在戒毒治疗早期仍存在严重的戒断症状；②对合成毒品成瘾患者而言，在戒毒治疗早期仍存在幻觉、妄想以及失眠、注意力不集中等精神神经症状。因此，暂时不宜实施脱敏干预。

第二，患有眼部疾病、高血压、心脏病或其他严重的心血管疾病，均不宜接受以眼球转动为主的双侧刺激脱敏干预。原因是这些疾病可能会使接受脱敏干预的患者感到不适，尤其是在实施眼球转动等双侧刺激时为甚。

在座的组员，如果有筛除标准中所述的疾病或症状，或不愿意接受此干预治疗者，请举手示意和暂时退场。愿意留下来接受脱敏干预的各位，请阅读和签署知情同意书。（发放知情同意书）

下面，我给大家介绍脱敏干预治疗的注意事项。

脱敏干预的注意事项：在脱敏干预过程中，患者需跟随咨询师的引导，积极配合，集中精力接受治疗。在此过程中，如有不适应及时向咨询师报告。在引导眼球转动时，若感觉眼睛不适，需及时闭上双眼。

（七）介绍脱敏理论和方案

目标：让患者了解脱敏治疗的理论和方案，对治疗过程有心理准备。

引导语：本次脱敏治疗的基本理论是记忆再巩固理论与提取-消退范式……（借助图 24-1 及基本理念中的内容进行介绍）

本次脱敏采用的方案为五步脱敏方案。第一步是准备阶段和采用 EMDR 技术，让大家了解有关理论、方法、适用对象等内容，然后采用 EMDR 脱敏；第二步是采用内观或觉察的方法加上 EMDR；第三步是采用催眠技术；第四步是采用 NLP；第五步是综合采用上述方法重点激活和消退顽固的吸毒记忆。上面说到的心理技术，在脱敏治疗过程中会逐步给大家讲解。

（八）介绍 EMDR 对信息加工的作用

目标：让患者对 EMDR 的理论、技术及其作用有所认识。

引导语：你们了解"眼动脱敏吗？"下面我给大家介绍眼动脱敏与再加工技术的相关知识。（知识分享）

适应性信息加工模型

人的身心具有一套天然的信息加工系统，能够对信息进行加工和整合。这套系统就像是我们体内用来治愈创伤的一种治愈系统。当我们面临创伤时，信息加工系统受到干扰——就像身上出现了一个伤口——不断引起一系列创伤后应激障碍的症状。为了治愈创伤，必须清理伤口，使机体能够发挥其天然的信息加工作记忆是由神经元之间复杂的连接系统在细胞层次进行编码的。例如，当一个动物懂得某个声音标志着食物奖励时，新的神经连接将会形成，以巩固该记忆。然而，在一定条件下，即使稳定的记忆也会变得容易被删除。记忆再巩固的理论正是为了尝试解释其中原因。

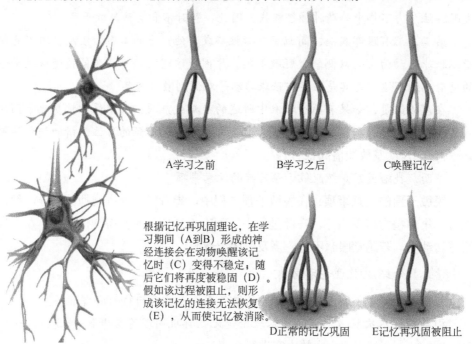

A学习之前　　　　　B学习之后　　　　　C唤醒记忆

根据记忆再巩固理论，在学习期间（A到B）形成的神经连接会在动物唤醒该记忆时（C）变得不稳定；随后它们将再度被稳固（D）。假如该过程被阻止，则形成该记忆的连接无法恢复（E），从而使记忆被消除。

D正常的记忆巩固　　　E记忆再巩固被阻止

图 24-1　记忆再巩固理论示意图

资料来源：爱米丽·辛格尔. 2010. 记忆操控. 科技创业，7：45-49

用。《EMDR 治疗师指南：成功治疗的手段和技巧》一书的作者帕内尔（L. Parnell）认为，在 EMDR 治疗过程中，治疗师需要让患者将注意力集中在一个与创伤相关的"目标记忆"上（例如，曾经被恶犬追咬的画面及相关的感觉、感受与信念），并加入眼球交替运动或其他双侧刺激（如左右交替敲打双肩），以激活机体的适应性信息加工系统，使那些令人困扰的信息得以进一步释放，并通过适合的途径加速释放过程，直至患者恢复到一种平衡和融合的状态（Parnell，2007）。EMDR 的特征之一就是加速信息的加工过程，使创伤带来的思想、情感、幻象和躯体感觉转瞬即逝。成功的 EMDR，最终能使创伤得到修复。

虽然 EMDR 的干预机制仍未完全明确，但眼球快速转动被普遍认为是 EMDR 取得良好效果的关键因素。相关研究表明，快速眼动可能消耗了工作记忆的信息处理资源，从而对记忆的再巩固产生了干扰；也可能由于强化了记忆的激活，进而降低了记忆信息所诱发的反应；还有可能是影响了海马体在记忆巩固过程中的作用。

我对眼动脱敏介绍清楚了吗？大家对此有什么看法？有什么疑问吗？（讨论）

小结要点：对患者的讨论进行归纳并进行答疑，指出 EMDR 等脱敏干预技术在降低心理过敏反应方面的效果已被许多研究证实。

（九）回顾分享与总结

方式：请组员回顾、分享感受，咨询师进行归纳、总结。

引导语：今天大家学习了脱敏有关事项，大家有哪些感受？请分享一下。

总结要点：归纳本次活动的主要内容及大家分享的要点，指出脱敏治疗的重要性，配合是关键，希望大家积极参与和配合，争取取得最好的效果。

第二十五章 脱敏干预实施[①]

一、目标

1）让患者了解脱敏方案中的各个心理疗法。

2）激活并干扰患者的吸毒记忆，阻止吸毒记忆再巩固。

3）逐步淡化患者的吸毒记忆，降低对吸毒线索的敏感程度。

二、主要理念

在对大量戒毒患者进行脱敏干预的过程中，一些患者自我报告不但脑子里的吸毒记忆挥之不去，而且身体里也有吸毒记忆，部分患者还被诱发出心动、心痒和对毒品的渴求感。但是，随着脱敏的持续进行，渴求感逐步消失。采用五步脱敏法对患者进行脱敏干预，关键的部分是激活他们的吸毒记忆和干扰其再巩固，在意识和潜意识层面淡化吸毒记忆，减少回放带来的刺激和由此带来的敏感。由于患者的吸毒记忆和感受深刻，脱敏治疗需要多次进行以降低其线索敏感程度。

在激活吸毒记忆的过程中，除通过对患者进行提问、提示，让其观看图片或视频之外，针对身体记忆的激活，引入了内观技术。内观是源自佛家的修炼方法，博大精深，从内观分离出来的正念疗法得到了国内外心理学界的普遍认可和广泛推广。通俗地讲，内观就是通过专注当下，觉察六尘（影像、声音、气味、味道、可触知之物、各种念头）带给自己的感觉、感受、想法或身体记忆，不加评判，不产生反应，从而使其消散，达到疗愈身心的效果。脱敏方案中内观的应

① 本章作者：王增珍，陈家言，王云翠。

用仅仅是引导患者觉察与吸毒相关的部位或器官，提取或激活这些部位蕴藏的身体记忆，以达到全面激活吸毒相关记忆的目标。

吸毒记忆被激活之后需要干预其再巩固，以达到脱敏的目标。除采用 EMDR 中的双向刺激之外，还可以采用催眠疗法与 NLP 进行干预。催眠疗法是引导患者进入和探查潜意识，引导其改变的一种疗法。催眠疗法在脱敏中的应用如下：一是激活患者潜意识中的吸毒记忆；二是通过心理暗示手段阻止吸毒记忆在潜意识再巩固。研究表明，催眠疗法应用于酒精成瘾患者后，77%的患者可以保持操守 1 年以上（Potter，2004）。

NLP 是心理学领域的一种疗法。NLP 的次感元理论认为，人体内储存的信息是由经验元素组成，经验元素是记忆的基本单元，也称为感元，分为视感元、听感元和触感元，即看到、听到和感觉到的内容。感元再细分为更小的成分，称为次感元。视感元的次感元有光亮度、形状、大小、颜色、清晰度、位置、速度、光的角度等。听感元的次感元有来源方向、距离、速度、音量、声调、清晰度、位置等。触感元的次感元有压力、位置、范围、强度、形状、重量等。NLP 认为，人的神经网络里储存的各种各样的记忆，都是由不同感元、次感元组合而成，可以凭改变构成记忆的次感元来改变它带给自己的情绪。脱敏过程中，可以采用 NLP 引导患者觉察吸毒相关的视感元、听感元与触感元来激活吸毒记忆，通过引导患者想象将激活的吸毒记忆传送到外部介质，来干预其再巩固，以达到脱敏的效果。有关 NLP 技术的研究显示，该技术可以简单地通过分离和改变心理图像的子模态或特征来消除由压力事件引起的"刺痛"记忆（Ahmad，2011）。

在记忆提取的过程中，提问或提示的指令发出或视听资料播放后的瞬间，患者的吸毒记忆即可被激活，脑海里播放出相关的画面，身体再次感受到吸毒时的感受，即这些记忆进入了可改变的时间窗。因此，采用边激活边干预的策略为宜。若采用提问或提示方式，在实施过程中，提示或提问语句之间要有短暂的时间间隔，以保证患者有时间提取和消散提示语唤醒的多种记忆画面和感受。

结束治疗时，应使患者达到如下状态：无论如何进行提问、提示或令其觉察，患者报告脑海里呈现的吸毒记忆画面极少，且画面模糊、不完整、不连贯，回忆吸毒记忆时费力，给予想象或画面刺激也不能激发出对毒品的渴求；采用视觉模拟评估量尺（visual analogue scale，VAS，0—10，0 表示无，10 表示非常多）对患者的毒品渴求、记忆清晰程度、印象深刻程度、感觉强烈程度及吸毒记忆画面多少进行过程评估来监测脱敏过程，这 5 个方面的强度均下降到 1 分以下，或采用药物成瘾记忆量表评估，分数下降到 2 以下即可结束治疗。

三、计划

1）开场，回顾上次活动内容，进行药物成瘾记忆情况评估。

2）回顾 EMDR，告知患者注意事项与引导其脱敏。

3）讲解内观疗法，引导患者觉察吸毒记忆，并采用双向刺激（即 EMDR 的一种引导方式）脱敏。

4）利用案例讲解催眠疗法，引导患者进入潜意识和进行催眠脱敏。

5）讲解 NLP 的次感元理论，引导患者脱敏。

6）重复上述疗法，觉察和干预顽固记忆。

7）线索暴露测试。

8）分享感受、总结与吸毒记忆再评估。

四、操作方案

（一）开场

目标：让患者的思想回到干预场所，从心理上做好接受治疗的准备，强化上次所学的内容。

方式：带领患者呼喊队名、口号，进行团队风采展示；复习脱敏理论。

引导语：请组长带领大家呼喊队名、口号，进行团队风采展示。（团队形象展示）

上次学习了脱敏的理论部分，大家还记得吗？请说说自己还记得哪些。（患者回忆和发言）

刚才大家都谈到了记忆再巩固理论和提取-消退范式，说明大家认真学习了，非常好。记忆再巩固理论的关键是被遗忘的记忆可以被激活，激活之后进入不稳定的窗口期，在窗口期若被干预，记忆再巩固出现困难，记忆便会消散或消退。提取-消退范式就是进行记忆的提取-消退的方式，通过反复练习让记忆消退。如果吸毒的记忆完全被消除了，就会回到没有吸毒时的状态。但是由于吸毒记忆的信息量大，比较顽固，大家必须下定决心。正如一块白布掉进了黑色的染缸里，要彻底洗白很不容易，必须下大功夫、花大气力来干预吸毒记忆，以最大

的努力争取最好的成绩，大家愿意下大功夫吗？（回应）

非常好。相信大家一定会努力的，咱们共同努力，争取取得最好的效果。

（二）EMDR脱敏

目标： 带领患者采用EMDR技术进行脱敏。

方式： 回顾EMDR的方法，并引导患者进行脱敏练习。

引导语： 我们上次学习了五步脱敏干预方案，也了解了眼动脱敏技术。我们再回顾一下，然后就开始练习。

EMDR可加速信息加工的过程，使大家因心理创伤或吸毒累积的记忆图像、感觉、感受和信念得以清除，使信息由紊乱转为正常。近年来，部分研究者将EMDR用于治疗药物成瘾患者，在降低渴求及成瘾记忆清晰度方面均取得了良好的治疗效果。下面我们利用EMDR引导大家激活及处理成瘾记忆信息。在干预前进行评估，请大家填写评估表（辅助人员引导填写）。

我们一起回忆毒品以及与毒品使用相关的场景、毒具、操作、感受、感想等信息，同时进行双向刺激。请大家坐成2—3排，互不干扰视线；我站立或坐在离你们前面1.5米左右的地方，用手指或指挥棒平行地向左右移动，让你们每个人的眼球都能够跟随引导而左右转动。咱们先进行10次左右的眼球转动，频率为1秒钟1个来回，让大家先适应。（引导进行眼球左右转动的练习）

大家是否有不适的感觉？如果你感觉到不适，就马上闭上眼睛休息，或改用交替敲打双肩、双手大臂或双膝关节进行双向刺激。如果没有不适或其他问题，我们就开始进行。引导你们左右转动眼球，同时让你们回忆与吸毒相关的信息、感觉与感受。

请大家坐好，眼睛看着指挥棒，跟着指挥棒转动自己的眼球，同时跟着提示语或提问搜索自己的吸毒记忆，让吸毒记忆重新在脑海里回放，感觉过去吸毒时的感受。中途，会让大家休息，如果眼睛有酸痛等不适，可以随时闭上眼睛。

回想一下，你在哪里吸过毒，和谁一起吸过毒？毒品提供者是谁……（每半个小时休息10分钟，然后继续）

请大家感觉一下，脑子里吸毒的画面是多了还是少了？还有什么感觉？请分享。（组员分享）

总结要点： 归纳组员的感受，指出由于吸毒时长、频率、吸毒量等的不同，首次脱敏治疗，无论吸毒画面增多还是减少，都是正常现象。对于吸毒次数、吸毒量少和时间短的人，画面可能是减少的；对于吸毒年限长、吸毒次数多的人，多年累积的吸毒画面很多，通过提问或提示，就会激活许多遗忘了的记忆，一次治疗的时间有限，消除不了那么多吸毒记忆，就会感觉到吸毒画面增多。无论如何，随着多次接受脱敏治疗，吸毒的画面、感觉与感受都会逐步淡化。要到达全部消除的程度，需要做很多次脱敏治疗，因为吸毒记忆是多次吸毒事件累积而成的，因此组员在今后的时间里要继续努力。

引导语：请大家再次评估渴求、吸毒记忆清晰度、记忆深刻程度、感受的强烈程度、脑海里吸毒相关画面的多少（1—10 分），圈出符合自己的分数。感谢大家今天的积极配合、耐心和坚持，今天的眼动脱敏告一段落，下次再会。

（三）内观及双向刺激脱敏

目标：引导患者觉察和释放与吸毒相关的躯体部位中的画面及感受。

方式：介绍内观疗法及其要领；引导患者进行放松练习；引导患者依次觉察与吸毒相关的躯体部位（脑、心、口、手、小腿、脚等），同时对其进行双向刺激（如眼球转动、交替拍打双肩或交替拍打双膝等，根据患者的适应情况采用不同的双向刺激方式）。

引导语：今天采用的脱敏技术是内观加双向刺激的方案。内观是佛学中的一种修行方法，其关键点是如实、非评判性地觉察内在……（见"基本理念"部分），以净化身心。由于吸毒事件反复发生，不但脑子里有吸毒记忆，而且身体里也有，尤其是在与吸毒相关的器官或组织里，吸毒记忆较多。吸毒行为与开车、骑自行车行为一样，都有身体记忆。身体记忆让学会的技能成为自动化行为，有些患者反映，本来不打算再吸食毒品，但是不知不觉地走到了吸毒场所，这就是身体记忆导致的自动化行为。本次脱敏治疗中，主要通过觉察和吸毒有关的部位，来激活或提取吸毒的身体记忆，同时辅以双向刺激来消退。双向刺激包括眼球转动，交替敲击双肩、双手臂、双膝关节或双锁骨中点下缘。好，现在进行放松练习（见其他章节的放松内容）。

下面，请大家闭上双眼，把注意力集中在左脑，将手指放在眼前轻轻地左右移动（或交替敲击双肩、双手臂、双膝关节等），觉察左脑里有什么吸毒的画面，有什么吸毒的感觉和感受（重复次数根据患者的反馈决定）；然后将注意力转移到右脑，觉察右脑里有什么吸毒的画面，有什么吸毒的感觉……（引导患者觉察每个脑区及吸毒涉及的相关脑组织与核团。引导患者觉察五官、心、肺、手、小腿、两脚）。（每半个小时休息 10 分钟）

最后请分享感受或进行提问。（患者分享）

小结要点：归纳组员分享的内容，解答问题，指出本次脱敏治疗主要采用内观的方法激活或提取与吸毒相关的身体记忆，再用双向刺激来使其消除，以预防未来由吸毒的身体记忆导致寻找毒品的行为发生。

引导语：请大家再次填写脱敏治疗监测表。今天的内观与双向刺激脱敏治疗告一段落，下次再会。谢谢大家。

（四）催眠脱敏

目标：通过催眠技术，使患者发现和释放在潜意识中与吸毒有关的记忆。

方式：举例介绍催眠；介绍催眠疗法的禁忌证和注意事项；引导患者通过深度放松进入催眠状态，继而引导其释放潜意识中与吸毒相关的记忆。

引导语：今天采用的是催眠疗法脱敏。催眠疗法是以安全的方式处理潜意识里的特定记忆。本次的目标是激活与消退潜意识里的吸毒记忆。催眠疗法的步骤是首先跟着引导语进行放松训练，然后进入深度放松状态，即可进入被催眠的状态。催眠状态并不是睡着，而是头脑清醒，容易接受咨询师的引导而进入潜意识。在这样的状态下，请你跟着暗示性引导，将潜意识里的吸毒记忆激活并导向外界，从而使潜意识里的吸毒记忆消退。

例如，小的时候，父母说"你真笨"，你不加分析地接受了，随着后来父母的不断强化，遇到使他们不满意的事情时，他们又说你很笨，"你真笨！"这句话在你的心灵深处扎下了根，你也认为自己很笨。长大后，你完全忘记了父母说你很笨时的那一幕幕情境，因为被丢入潜意识里，不知道为什么总是觉得自己很笨，自卑，遇事总是逃避，解决不了困难或问题；听到别人说到"笨"这个字的时候就很敏感；当你的配偶对你做的事情不满意时，你也觉得配偶认为"你很笨"，自卑一下子就泛滥起来，心情骤然低落。这就是典型的小时候被父母负面的评价"催眠"了的结果，你变得容易敏感并活在过去被认为"笨"的阴影下。

在上述例子中，当事人若想让咨询师帮助自己消除自卑，咨询师可以使用催眠疗法，让当事人做到全面深度放松，具有觉知能力，进入潜意识，将潜意识里的相关信息与感受激活、释放及转化，并注入正面信念，让当事人找回自信，不再对"笨"字敏感，不再对别人的看法敏感，不再让别人的观念左右自己，这样就达到了脱敏的效果。听了这个案例和对催眠疗法的简介，大家对催眠有什么想法或看法？（讨论）

小结要点：归纳大家的看法，指出催眠疗法是帮助患者摆脱潜意识里的阴影，活在当下，不再对特定的言语、情境敏感的一种疗法。催眠疗法是安全的，在日常生活中，每个人都可能有意或无意地催眠他人或被他人催眠。

引导语： 下面介绍催眠疗法的禁忌证和注意事项。

禁忌证：①精神分裂症或其他重型精神病。在催眠状态下，这类病人的病情会恶化，诱发幻觉、妄想等症状；②器质性神经系统疾病并伴有意识障碍的病人，催眠可使这类病人的症状加重；③严重的心血管疾病，如冠心病、脑动脉硬化、心力衰竭等；④对催眠有严重的恐惧心理，经解释后仍然持怀疑态度者，不予以催眠治疗。

注意事项：①每次治疗前要排空大小便，不要吃得太多太饱；②消除杂念，以平和的心态对待治疗；③绝对禁止饮酒（饮酒后会出现兴奋、烦躁、头昏、头痛等反应），亦不宜服用人参、激素类药物等；④坚持有规律地生活；⑤有任何情况，均要及时向咨询师如实地反映自己的体验和变化。

大家清楚了吗？（组员回应）

下面做一个练习，通过练习使大家对催眠有真切的感受。现在，闭上眼睛，关注两肩，让两肩放松，想象两肩下垂，带动全身放松。请大家左手掌心朝上，右手直立放在左手掌上，指尖朝上，与左手垂直，想象我在你的左手上放了一本很厚的书，你的左手感到越来越重，越来越重；再想象我在你的右手中指的指尖上拴了一个大的氢气球，一直向上拉你的右手，你的右手被拉得一直向上，向上，向上。再同时想象，左手上的书越来越重，右手被气球一直向上牵拉。（稍微停顿几秒钟）

好，大家停下来，看看两只手的位置和距离和开始时有无差别。如果有差别，说明大家可以接受暗示。这个练习就是让大家经历一次催眠。（如果一些患者感觉不明显，再重复进行练习，直到组员都能跟随引导）

下面，请大家将眼睛闭起来，放松你的身体，放松你的心，注意你的感觉，让你的心灵像扫描器一样，慢慢地，从头到脚扫描一遍，你的心灵扫描到哪里，哪里就放松下来了。

现在开始，你发现你的内心变得很平静，好像你已经进入另外一个奇妙的世界，远离了世俗，你只会听到我的声音，其他外界的杂音都不会干扰到你。甚至如果你听到突然传来的噪声，你不但不会被干扰，反而会进入更舒服的放松状态。

现在，注意你的呼吸，深呼吸，有规律地深呼吸，慢慢把空气吸进来，再慢慢地把空气呼出去。深呼吸的时候，想象你把空气中的氧气吸进来，空气从鼻子进入你的身体，沿着气管流过鼻腔、喉咙，然后进入你的肺部，再渗透到你的血液里，这些美妙的氧气经由血液循环，输送到你全身的每一个部位、每一个细胞，使你的身体充满了新鲜的活力。

呼气的时候，想象你把身体中的二氧化碳呼出去，也把所有的疲劳、烦恼、紧张送出去，让所有的不愉快、不舒服都离你远去。

每一次的深呼吸，都会让你进入更深沉、更放松、更舒服的状况。

现在请跟着我的引导继续想象，想象你的眉心是一个与外界相通的出口，想象可以从眉心里把你头脑里过去吸毒的记忆录像带拉出来，请你配合做拉录像带的动作，直到吸毒的记忆录像带全部从脑子里拉出来为止。（给予一定的时间，观察组员）

（观察到大家都停下来）好，现在想象你的两侧乳头之间是一条通道，可以从这条通道里拉出存在于内心和身体里的吸毒记忆录像带，现在想象从这个部位向外拉录像带，直到拉完，手可以停下来，但是眼睛仍然不要睁开。

（观察到大家都停下来）好，再跟着我的引导语想象自己是一台电脑，左手是屏幕，身体是硬盘，将硬盘里的吸毒记忆用心驱动到左手上展示，想象右手是黑板擦，当下意识地看到左手上展示出吸毒记忆图像，就用右手擦掉，一直让这些图像展示，一直擦，直到展示不出来为止。再换右手为展示屏，左手为黑板擦，展示和擦拭吸毒记忆，直到擦完为止。

（观察到大家都停下来）好的，请大家双手心朝下，拇指与拇指对接，食指与食指对接，想象过去吸毒极度兴奋的感受都涌现在手心里，将涌现到手心的吸毒感受释放到外界。

（观察组员练习，直到大家停下来为止）好的，大家做得非常认真。请慢慢地睁开眼睛，搓搓手，搓搓脸。

参与这个活动的感觉如何？请大家分享。（组员分享）

总结要点：归纳组员的感受，肯定组员的认真态度，指出组员每一次努力都会清除部分与吸毒相关的记忆。

引导语：请大家填写今天的吸毒记忆自我评估表，请选择在适合的数字上画圈。好的，感谢大家的配合。今天的脱敏活动到此结束，下次再会。

（五）NLP脱敏

目标：进一步清除与吸毒相关的记忆信息。

方式：通过放松和引导想象，让患者将不利的视觉、听觉和感受的次感元通过想象传送到躯体外。步骤如下：①介绍NLP的脱敏技术；②改变视觉信息次感元，引导患者利用电视机冥想，将吸毒画面信息发送到体外；③改变听觉信息次感元：引导患者利用音响进行冥想，把吸毒相关的声音信息发送到体外；④改变体感信息次感元：引导患者冥想，觉察吸毒的躯体感觉并发送到体外。

引导语： 下面介绍神经语言模式脱敏方法（参照"基本理念"部分）。脱敏过程如下：首先进行放松练习，然后跟着引导语进行想象，依次将不利的视觉、听觉和感觉的次感元或经验元素从神经网络里分离出去，导向外部的介质，从而达到释放这些次感元和改变内心状况的目的。

现在，请大家坐好，闭上双眼，跟着引导语放松，把注意力放在双肩，双肩放松（放松训练同前），想象面前有一台电视机，你随意拉动电视机，使它处在合适的位置。然后，回顾吸毒经历，将这些经历的画面发射到你想象的电视机里播放，用几分钟时间进行冥想，直到发射完毕，请大家点头示意。继续闭着眼睛，等待下一步的指令。（看见大家都点头了）现在请大家想象，你电视机里的画面由彩色的变为黑白的，由动态的变为静态的。电视机里的画面逐渐变成雪花点，最后黑屏了，电视机也逐渐缩小、向后退去，看不见了，带走了你发送给它的所有画面。

现在，我们针对吸毒经历的听感元进行脱敏。请继续闭着双眼，想象面前有一台音响设备，下面有轮子，可以拉动放在合适的位置。想象将过去你听到的关于毒品、毒具、吸毒、诱惑的言语等声音信息发送到你想象的音响里播放，一直发送和播放，直到发送完毕，想象音响里的声音慢慢变得不清晰了，最后没有声音了，想象音响设备变小，向后退，最终不见了。

最后，我们要对吸毒经历触感元的次感元进行脱敏干预。回想吸毒的感受和感觉所在的躯体部位，在心里、脑子里，还是在其他部位？其颜色、形状、大小与质地如何？如果你下意识地看到了，请你一直盯住它，在想象中让这个形状变得更圆滑、变得更小，把它转移到口中，呼出去。如果它变成液体，想象它顺着经络向下，从脚心流出去；如果它变成气体，想象让它向上飘，从头顶飘出去。

请继续闭着眼睛，回想吸毒的画面信息。当看到画面中有自己的身影，对自己的身影进行心理暗示："你已经知道吸毒的危害了，请你收手，我原谅你，请你回来，进入我心里，和我融合为一体，和我永远在一起。"伸出双手，在想象中双手抱住自己的身影，向心的方向拉，拉到胸口，再次对自己的身影说："请你进入我心里，和我融合为一体，和我永远在一起。"反复回想吸毒的场景画面，将画面中自己的身影一个个都拉回来，直到吸毒画面中没有自己的身影为止。（留时间让组员做完）

请大家缓缓地睁开眼睛，搓搓手，搓搓脸，回到当下。

请大家分享一下，有什么问题请提出来。（分享感受）

小结要点：归纳组员分享的内容，回答问题，肯定组员认真练习的态度，指出注意力和想象力强度会影响脱敏效果，越专注进行，效果就会越好。

引导语：最后请大家填写视觉评估表，选出符合自己的分数。谢谢大家的积极参与。今天的活动到此结束，下次再见。

（六）处理顽固记忆，植入正面信念

目标：对患者顽固的吸毒记忆信息进行处理，给患者植入正面信念，使其对戒毒充满信心。

方式：对于印象深刻的吸毒记忆信息，通过脱敏疗法反复进行脱敏干预。首先询问患者以确定记忆中较为深刻的吸毒画面和感受，然后反复进行提示，重复上述第二至五步进行脱敏。

当患者的吸毒相关记忆信息与感受降到预定目标（几个条目的评分都在1以下），即可植入正面信念。首先，让患者默念一句正面的语句（如"我一定能坚持操守"），然后让患者伸出手指，在自己面前画圈，让圆圈从大到小，同时念出自己的正面信念语句；最后，将手指指向自己认为是心所在的位置，植入正面信念。重复3遍上述植入信念的过程。咨询师可做示范，为患者植入正面信念，然后让患者进行个人练习。

（七）线索暴露测试

目标：测试脱敏的效果。

方式：通过引导想象吸毒线索，测试患者有无心动、渴求等症状。

引导语：前面让大家努力消除或淡化吸毒记忆，目的就是降低对吸毒线索的敏感性。我们现在就检验一下脱敏效果。如何检验呢？我来引导大家通过想象进入吸毒场所，请大家觉察自己有没有心动及渴求的感觉。我说清楚了吗？（组员回应）

好的，下面请大家闭上眼睛，深呼吸。好的，现在请你想象：你出院回家了，在家待了几天，觉得烦闷，就想出去走走，散散心。这一天，你走在大街上，走着走着，前面来了一位毒友，他邀请你去一个很神秘的地方。你觉得反正也没有什么事，去看看也行，就跟着他拐入一条小巷子，又进入一栋楼里，上到三楼，在一个门口停下来。敲门，有人给开门，你们进入房子里。你们被引进到里间，看到有几个人正在吸毒。有一个毒贩招呼你们坐在沙发上，请你们也一起感受一下新产品，拿来毒具和两个锡纸包（毒品）放在茶几上，你看着眼前的毒品和毒具，内心的反应是什么呢？接下来想象你采取的行动是什么呢？（组员想象）

好，请大家慢慢睁开眼睛，分享刚刚想象出的情况和内心的感觉。（组员分享）

小结要点：归纳组员的分享，指出如果组员想象到吸毒场景，没有心动，而是心烦甚至感到恶心，采取的行动是离开了那个场所，说明组员的脱敏效果较好。如果组员想象到在那个吸毒的场景里，自己有心动、心慌或渴求，或者又忍不住开始吸，说明组员还需要继续接受脱敏治疗，直到测试没有心动与渴求为止。

（八）分享感受与总结

方式：组员分享感受，咨询师对本次脱敏的系列治疗活动进行回顾和总结。

总结要点：归纳与总结组员所分享的感受和想法，回顾进行了哪些脱敏治疗活动，对组员的投入、坚持和配合表示肯定。告诉组员可能还有少量的吸毒记忆画面在脑海里出现，因为可能还有少量的吸毒记忆潜藏在更深的层次，没有被激活和消除。如果通过上面的想象线索暴露，没有心动和渴求，说明初步检验的脱敏效果较好，接下来的 3 周，每周做一次巩固治疗即可。如果想象线索暴露中有渴求感，需要继续接受脱敏治疗，直到没有心动与渴求后再转入巩固治疗。最后请组员填写评估表。

（九）注意事项

1）脱敏干预的实施过程涉及多种心理疗法，因此在实施干预前必须接受相关的系统培训。

2）脱敏干预可分成多次进行，每次进行一个步骤的干预。

3）每次干预开始前，将上次干预的步骤重复实施一次，以巩固疗效。

4）全部干预完成后，若没有达到预期的评估目标，应找出原因（如患者是否配合、干预过程是否存在疏漏等），重复某一步或几步干预，直至达到预期目标。

5）实际脱敏治疗时间至少在 10 小时，根据患者的吸毒时间、频率、吸毒量、开始吸毒年龄进行调整。开始吸毒时的年龄越小、吸毒时间越长、频率越高、吸毒量越大，脱敏治疗需要的时间越长。5 个步骤的脱敏治疗全部做一遍后，在后续的 3 周内每周再做一遍，达标以后视情况进行复诊和复治，以确保脱敏效果。

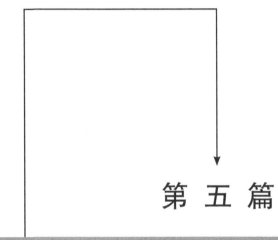

第 五 篇

心 理 能 量

第五章

第二十六章　转化情绪　提升正能量[①]

一、目标

1）让患者了解正能量。

2）了解情绪和正能量的关系。

3）了解积极情绪的作用和情绪配置。

4）学会转化消极情绪和提升正能量的方法。

二、基本理念

正能量是指一切能予人向上的希望，促使人追求生活圆满幸福的动力和情感。和正能量相关的词语有愉悦、振奋、振作、积极、信任、豁达、进取、努力、乐观、勇敢、坚强、信心、坚毅、勤奋、幸福等。如果患者有足够的正能量，积极向上，追求真正的幸福，就会给远离毒品带来极大的动力。

正能量与积极情绪密切相关。积极情绪是指个体因为需要的满足而产生的伴有愉悦感受的情绪。心理学家芭芭拉·弗雷德里克森（B. Fredrickson）认为，积极情绪是个人对有意义事情的独特、即时的反应。常见的积极情绪有喜悦、感激、宁静、兴趣、希望、自豪、逗趣、受激励、敬佩、爱等。2004 年，弗雷德里克森提出积极情绪的拓展与建构理论，认为积极情绪是一种再生资源，积极情绪有资源建构和拓展功能（芭芭拉·弗雷德里克森，2010）。其资源建构功能如下：促进细胞生长，建构健康的体魄，建构人的品格优势、良好的心智习惯，拓展人际资源和增强心理韧性，使心跳缓和、血压平稳、身体放松和胸腔扩展。拓展功能如下：增强创造力、开放性，拓宽视野和扩展对自己的看法，看到更多的可能性，想到更多通往目标的途径，提高对别人的信任度，看到自我和他人之间更多的联系，更愿意帮助他人，消除人际偏见，促进人际关系的发展，感到与大自然的同一性，与自然的关系更加和谐。积极情绪适用于无威胁的情境，使个体心跳缓和、血压平稳、身体放松、胸腔扩展、思维开放，个体愿意尝试和接收新信息，采取缓和、间接的非特定性行为。

　　与积极情绪相对的是消极情绪，常见的消极情绪有愤怒、羞愧、轻蔑、厌恶、仇恨、悲伤、恐惧、压力、内疚、尴尬等。每种情绪都有其价值，没有好坏之分。消极情绪适合有威胁的情景，使人心跳加快，分泌肾上腺素，肌肉收缩，能够促使当事人直接、立即采取行动，如逃跑或攻击，帮助生存，暂时获益，但是会窄化个体的思维广度。

　　积极情绪与消极情绪在生活中常常交替出现，一天中积极情绪与消极情绪的比例达到多少才好呢？较多的积极情绪（如75%—95%）与较少的消极情绪（如5%—25%）既有利于自己的健康，充分发挥自己的聪明才智，高效学习与工作，又对自身及环境中的不利因素有警觉作用，少犯错误。心理学家马夏尔·洛萨达（M. Losada）提出了积极情绪与消极情绪的最佳配比，简称积极率。他认为，能够引发个人、家庭与组织蓬勃发展的积极率是 2.9∶1，他预测这一数值达到 3∶1，才可以滋养人类欣欣向荣。但是积极情绪并非越多越好，消极情绪也并非越少越好，最佳配比的上限为 11∶1（盖笑松，2020）。

　　毒品成瘾患者通常表现出情绪不稳定、烦恼、易激怒、焦虑、情绪低落、忧郁、紧张、惊恐、空虚、孤独、多疑等，自卑感强烈且隐蔽。在吸毒行为被发现之前，患者虽能极力掩饰，却沉浸在自责与焦虑之中，不愿与家人沟通，既孤独又恐惧。吸毒行为被发现后，患者感到有社会压力、内心空虚、自卑，害怕亲朋好友疏远自己。吸毒行为导致患者的低自尊、低自我效能感、高羞耻感，正能量下降。我们通过深度访谈得知，许多患者感到前途暗淡、渺茫、苦闷等，为了排解这些消极情绪而复吸；也有的患者积极情绪过高（如，太开心了，要庆祝一番）而复吸，但是复吸之后，却感到悔恨、羞愧、内疚、厌恶自己、恐惧等，消极情绪占比很高。因此，有必要让患者建立情绪配置的概念。

　　心理学的绝大多数理论和方法都是为了使个体的消极情绪转化为积极情绪，消极认知转变为积极认知，促进人格发展与心理成长，使个体获得积极向上的正能量。若患者了解正能量与积极情绪的关系，积极情绪对个人健康和发展的作用，积极情绪与消极情绪的最佳配比，学到消极情绪的转化方法，并从练习中感受到情绪转化给自己带来的良好感觉，就能提升正能量，有助于坚持操守。

三、计划

1）解读正能量及其与情绪的关系。
2）介绍积极情绪和消极情绪的作用及最佳配比。
3）交流消极情绪转化、提升正能量的方法。
4）学与练转化情绪和能量的方法。

四、操作方案

（一）开场

音乐暖场，呼喊队名、口号，展示风采，振奋精神。

（二）解读正能量

目标：让患者对正能量有正确的认识。

引导语：凭个人的感觉，你们认为什么是正能量呢？（讨论）

小结要点：归纳组员所提到的，肯定组员对正能量的理解。

知识点介绍：心理能量是指人意识到自己的需求和主体性，驱使自己采取适当行为的冲动、勇气与意志力以各种不同的特征表现出来的情绪和情感。正能量就是充满爱心、认真负责、努力进取，促进个人、家庭与社会更美好的力量和情感。理查德·怀斯曼（R. Wiseman）认为，正能量是一切予人向上和希望、促使人不断追求、让生活变得圆满幸福的动力和情感（理查德·怀斯曼，2012）。滕少冬等提出了自由心理能量-约束能的观点（滕少冬，2007），认为自由心理能量是在适当的心理状态下，自发地产生的一种心理能量，用于引导个体从事感兴趣的活动（求知、创造性的活动等），自由地表达感情。如果自由心理能量得不到正常释放，变成受压抑的心理能量，则被称为约束能。约束能如果能找到适当的渠道释放，又可以变回自由能，自由能和约束能两者可以相互转化。该观点实际上也是论述了正能量、负能量及其相互关系。

总之，正能量是带领人们积极向上，使人们坚定追求自己的梦想，实现自己的目标，促进个人、家庭与社会发展的力量与情感；负能量让人产生有压抑、难受、烦恼、痛苦、不开心、不舒畅等情绪与情感，阻碍个体向上向前，活在痛苦的世界里，个体的内心状态是认为自己是受害者，难以突破自己的情绪及思想障碍。个体的思维与行为模式可能是抱怨，如抱怨社会与家人，甚至怨恨自己，不接纳、不喜欢和不爱自己。将不良情绪释放出来，看到其背后隐藏的价值（如让自己汲取经验教训，学到新东西，提升自我），将负能量转化为积极向上的正能量，有助于促进个体的心理成长。

引导语： 大家想一想与正能量相关的词语有哪些？（讨论）

小结要点： 归纳和欣赏组员提供的正能量相关词语。

引导语： 如果你们的心理状态可以用这些与正能量相关的词语来描述，你们该会有什么样的感觉呢？（讨论）

小结要点： 归纳组员的讨论内容，希望和祝福组员都充满正能量。

（三）讨论正能量的影响因素

目标： 让患者认识到影响降低或提高正能量的因素，使他们愿意提升自己的正能量、增强积极实践的自觉性。

引导语： 就你们所知道的，哪些因素可以降低或提升正能量？（讨论）

小结要点： 归纳组员谈到的影响正能量的因素，肯定组员提到的正确观点。

介绍影响正能量的因素： 导致正能量降低的主要因素是非理性的信念，如"我不行""我不漂亮""别人不喜欢我""外界太可怕了""别人太能干了""我怎么都超不过他""社会不公平"等。这些局限性信念不但会使自己的信心下降，导致出现无助感与绝望感，而且会伴随出现悲伤、抑郁、失落等负面情绪，个体心境低落，正能量下降，裹足不前。

如果朝着自己的人生目标去努力，天天有进步，看到自己的进步，就能增强成就感、生活意义感，会提升正能量，得到外界的肯定，从而认同和肯定自己，增强信心。此外，要适当锻炼身体，注意增加营养，多交正能量高的朋友，到大自然中去，发展自己的业余爱好，助人为乐，体现自己的价值，使自己受到鼓舞，提高自我价值感和自尊水平，这些都可以提升正能量；感恩自己的努力，感恩亲朋好友的爱和帮助，感恩社会为自己提供安全的环境，就会感受到周围的亲朋好友关心自己、爱自己，感受到祖国母亲的爱，与亲朋好友、祖国之间有心理联结，内心感到温暖，正能量得以提升。

（四）交流提升正能量的方法

目标： 让患者相互学习提升正能量的方法，同时认识到吸毒可以提升能量这一观点是错误的。

引导语：你们在吸毒前和吸毒后是怎样提升自己的正能量的？（讨论）

小结要点：归纳组员提到的方法，指出如果采用吸毒的方法来提升正能量，结果会得不偿失。虽然在早期阶段吸毒可能让人有暂时的良好感觉，但是晚期阶段吸毒没有这个作用。久而久之，吸毒会使自己颓废、抑郁、脑损伤，远离亲朋好友，最终脱离社会，这表明吸毒是导致正能量下降的因素，不可以再采用。

（五）介绍积极情绪与消极情绪及其最佳配比

目标：让组员了解积极情绪的拓展和建构功能，了解积极情绪与消极情绪的最佳配比。

方式：介绍积极情绪与消极情绪的概念、作用和最佳配比的相关知识点。

引导语：心理专家把情绪分为积极情绪和消极情绪……（参考"基本理念"部分）通过上面的介绍，你们知道了积极情绪与消极情绪的作用和最佳配比，你们有什么感想呢？请分享。（组员分享）

小结要点：归纳组员的分享，强调积极情绪对患者康复和个人发展的积极作用，注意每天配置情绪，尽量使积极情绪与消极情绪的比值较高，保持在3—11。如果觉得不开心，可以通过下面的方法释放消极情绪，提升积极情绪，让积极情绪占主导地位。如果自己的积极情绪太高涨，高兴得难以入睡，需要想想"范进中举"的故事，想想中医"喜伤心"的观点，想想凡事都有利与弊，想想自己的弱点或不足，将自己的积极情绪调到平和状态。

（六）情绪和能量转化方法的学与练

目标：通过练习情绪和能量转化的方法，让组员有感性认识，便于记忆和应用。

1. 发声治疗

方式：让组员跟着自己的感觉发出内心的声音，如"啊""呜""哦"等单个音，引导组员进行练习。

引导语：声音是沟通的媒介。生物体通过发出声音来表达想法和感受，让自己的感受得到释放并和外界交流。声音治疗有多种形式，音乐治疗已得到广泛的认可和应用。可以通过锣鼓、音叉、钟、铃铛、颂钵、摇响器等乐器发出声音，使听者的身心振动频率发生改变，以达到治疗的目的。它是一种非常古老的治疗形式。传统养生文化中有"六字诀"，即通过发出六个不同的声音来调理五脏六腑，从而达到养生的目的。婴幼儿不会说话时，他们只能发出单调的声音来表达自己的感受和需求。发声治疗是采用婴幼儿发声的方式，让患者跟随自己的感觉发出自己内心的声音，让自己的情感得到抒发。可以先问问自己："我自己发出什么声音感到舒畅呢？"此时，头脑中可能会出现一个字，可能是"啊""哈""呵"等，跟随感觉发出声音。也可以不问自己，老师喊 1，2，3，你就跟着感觉喊，自发地喊出什么字或词，就是你需要喊出的、能够帮助自己释放的声音，然后跟着感觉自主地发出不同的声音。

请大家闭上双眼，放松，想象自己从这个房间走出去，来到郊外，来到了你熟悉的一座大山上，面对山谷，你想喊什么就喊什么，我喊 1，2，3，大家一起喊出自己内心的最强音。1，2，3……1，2，3……1，2，3……1，2，3；1，2，3……请大家再跟着感觉发出不同的声音，喊出声或者默默地发出声音都可以。

通过大声喊，喊出自己心里的最强音及后来跟着感觉发出声音，大家现在有什么样的感受和感觉？请分享。（组员分享）

小结要点：归纳组员的感受，解答疑问，指出声音的音调高低、音色等元素和心理有着密切联系，通过发出内心的声音，产生振动，能够疏通或化解心理郁结，减少消极情绪。

2. 冥想

方式：通过冥想，带走消极情绪。首先，引导组员放松，想象吹气球，把消极情绪吹进气球里，将气球扎牢，把它释放到空中。

引导语：现在，请大家闭上双眼，深呼吸 5 次，全身放松。想象自己身边有几只气球，有几根白色的线，想象拿起一只红色的气球放到嘴边，开始吹，将过去所有的烦闷、苦恼、愤怒等情绪吹进气球里。再吹，将由于感到不被理解的憋屈、苦闷、生气等情绪都吹进气球里。气球吹得足够大了，想象拿起一根白线，将气球扎牢。想象吹进气球里的气体比氢气还轻，然后手一松，嘘！气球飘到空中，飘到了很远的天边，不见了。

请大家想象拿起一只黄色的气球，再放到嘴边吹，将自己的压力、气愤等消极情绪都吹进气球里，将不被理解带来的怒气吹进气球里。吹，再吹，想象气球变得很大很大了，又想象拿起一根线，将气球扎牢，然后手一松，嘘！气球又飘走了，飘到很远很远的天边，不见了。

请大家再想象拿起一只绿色气球，再吹，将自己的悲伤、懊恼、仇恨等消极情绪都吹进气球里，将因不被理解带来的憋闷吹进气球。吹，再吹，想象气球吹变得很大很大，又想象拿起一根线，将气球扎牢，然后手一松，嘘！气球又飘走了，飘到很远很远的天边，不见了。（根据对患者情绪的觉察，决定继续或停止）

很好，大家非常投入。现在请大家动动手指，稍微晃动一下身体，慢慢地睁开眼睛，回到当下。

通过吹气球的冥想活动，大家有什么感受呢？（分享）

小结要点：归纳组员分享的感受，指出这一方法简便，可以经常使用，用来释放消极情绪和感受。

3. 舞动

方式：在播放音乐的同时，引导躯体各个部位逐步跟着节拍随心舞动起来，最后让全身心忘我地舞动。

引导语：请大家跟随身体的能量，随着音乐节拍，放松地舞动自己身体的各个部位。先动一个手指，再动两个手指，逐步动多个手指，然后是整个手、脚，直到全身。整个身体跟着感觉舞动，忘我地舞动。（根据当时组员的情绪状态选定曲目或播放大家熟悉的音乐）

刚才我们随着音乐自由舞动，大家的感觉怎么样？请分享。（组员分享）

小结要点：通过舞动，我们身体的能量流动起来了，全身心得到了舒展，消极情绪、不良感觉、感受得到了释放，情绪转化了，变得轻松、愉悦，增强了正能量。告诉组员，在日常生活中也可以听着自己喜欢的音乐来舞动、释放与转化消极情绪，提升正能量。

4. 绘画

患者拿一张或几张纸、铅笔、水笔或彩笔，跟着自己的感觉与感受随便画，或者随便画一条线，再接着想怎么添加就怎么添加。感觉画得像什么，就将其涂上颜色。例如，感觉画得像一座山，就用颜料或彩笔涂成一座山；再添加，感觉像一条河，就用彩笔涂成一条河……慢慢地，就将自己的消极情绪画出去了。还可以画一棵树、雨中人等，随着情绪的释放，后面绘出的画跟着变得明快、有更强的正能量，自己也有了更多的积极情绪。

5. 撰写自己的生命故事

患者将将自己的生命故事写出来。第一部分从自己出生写到小学毕业，用第三人称写；第二部分从小学毕业后写到现在；第三部分是将前两个部分重新写一遍，或补充内容。写第三部分之前，考虑下面的问题：一路走来，哪些人对自己不错？哪些事情对自己有启发？自己有哪些好的品质、能力和习惯？什么时候、在什么方面自己发挥得很好？当发挥出最高水平的时候，有什么好的感受？得到过什么人的认可？他（她）说了什么让自己受用？……如果认为自己现在有什么问题，那么这个问题对自己有什么意义？未来是否能帮助到自己？展望未来，自己有哪些资源、能力和潜力？如何才能更好地利用它们，让自己过得更好一些？……考虑这些方面之后，再改写前两部分的故事及编写未来的故事。

通过撰写和改写自己的生命故事，可以释放消极情绪和改变消极信念，找到自己的能量源泉，使自己的积极情绪增多、正能量提升。

（七）淡化对负面事件的印象

目标：让患者学会如何淡化对负面事件的印象，减少负面影响。

方式：冥想。

引导语：在经历负面事件之后，内心可能会留下深刻的印象，通过冥想，可以淡化对负面事件的印象，使自己更快地走出心理困境。现在，请你闭上眼睛，做三个深呼吸，然后把注意力放在两肩，让两肩放松……（参见"放松练习"部分）。现在，想象在你的对面有一台电视机……回想一个负面事件，例如，找工作被拒绝的画面，包括声音、老板或面试你的人、面试场地等有关信息，想象你的脑子是一个发射台，将这些负面的画面信息发射到电视机屏幕上……最后让电视机带走你发给它的负面事件的全部信息（省略部分请参见第二十五章中的 NLP 脱敏。组员冥想）

好的。大家做得很投入，请大家动动手指，按一按座椅，回到当下。慢慢地睁开眼睛。通过这个冥想，回想你想象中播放的负面事件的画面，有什么感觉和感受？

小结要点：归纳组员的感觉和感受，指出发生负面事件后心里存留的内心图式（印象），使其难以走出心理阴影。通过淡化负面印象的冥想，促进接受事实，总结经验教训，组员能够变得更加坚强。

（八）看到真相，提升正能量

目标：让患者看到消极事件背后的价值，汲取经验教训，认识到负面事件背后隐藏的爱，提升正能量。

方式：换位思考、觉察与角色扮演。

引导语：在前面的活动过程中，大家释放了一些消极情绪和淡化了对负面事件的印象。请大家再换位思考和觉察一下，曾经带给你心理伤害、让你有消极情绪的那个人（可能是你的某位亲人、老师或其他人），那时他有什么想法？有什么感受？他内心深处真正想对你说什么？你从中汲取到了哪些经验教训？收获了什么？有什么打算？

示范：咨询师带领一位组员进行角色扮演。让组员先说出过去的某一负面事件、对那一事件的想法、产生的感受及其对自己后续的影响，再引导组员觉察那个事件中对方的真正想法和感受。咨询师代表伤害他的那个人表达歉意，说出当年自己是怎样想的、有什么感受，表达对组员的本质和优点的肯定，表达爱；组员再反馈感受和想法。然后，角色还原，引导组员总结可汲取的经验教训，计划下一步打算怎么办，从而促进组员心理成长。

分组练习：组员自由组合，两人一组。一人扮演受伤者，另一人扮演伤害者，最后让受伤者得到心理疗愈，收获经验教训，获得被肯定和被爱的感觉，引导其说出下一步计划做出的改变。最后，组员分享。

小结要点：每一个负面事件发生之后，如果没有及时化解，都可能给一方或双方造成心理创伤，包括消极情绪、信念和躯体感觉，甚至可能导致人际关系模式扭曲，性格、行为模式改变。在创伤修复的过程中，一方重述当年的负面事件、想法、感受、对自己的负面影响；另一方代表反馈深深的歉意，让对方能够谅解，准确表达事件背后的内心感受、想法与本意，肯定对方的本质和优点，表达爱，让对方收获被认可、被爱的感觉，使事件得到圆满解决，让组员重建与他人的心理联结，提升正能量。最后，组员通过总结经验教训，促使自己做出改变，对未来进行规划。

（九）分享和总结

引导语：通过这部分内容的学习和练习，大家有什么感想和感受？请分享。（组员分享）

总结要点：归纳大家分享的内容，指出情绪状态的改变会带来能量的改变，这些情绪转化的方法可供组员将来选择。组员每天都可以觉察当天的感觉，选择方便的方法释放不良感受；过去可能也有一些心结，如果感觉安全，可以通过发声、吹气球、舞动、绘画等活动使负面的情绪找到释放出口，释放累积在内心的负面能量，通过冥想淡化对负面事件的印象，促使自己接受事实。通过撰写自己的生命故事、换位思考和感受对方的意图来理解负面事件背后他人对自己的爱，总结经验教训，激发和提升正能量。

（十）布置作业

做一件能够提升正能量的事情（回想自己得意的时刻）或者做一项能提升正能量的锻炼活动，下次活动时对经验和感受进行交流。

引导语：现在，让我们再次呼喊队名、口号，提升正能量。感谢大家的积极参与，下次再见。

（十一）准备道具

音乐、纸张、彩笔。

（十二）注意事项

1）本章内容可分 2—3 次进行，每次的最后阶段可通过带领患者走动、舞动、引导正面认知等，将其带回到平静或良好的情绪状态。

2）强调日常练习的重要性，让组员不要强求效果，只要能经常练习就好，水到必渠成。

3）进行角色扮演时，伤害者的代表要进入角色，设身处地表达感受、想法、肯定和爱，要有感情，言语贴切，让对方收获到爱和正能量，对未来改变有动力。

第二十七章　转变信念　提升正能量[①]

一、目标

1）认识信念、价值观和正能量的关系。

2）学会转变信念和价值观的方法。

3）通过转变信念与价值观，提升正能量。

二、主要理念

信念是人们对事物的判断、观点或看法，相信某事物是事实或即将成为事实。核心信念与丛生信念组成了信念系统。人们所持有的信念决定了其会产生什么样的情绪、能量状态和欲望。信念也是情感、认知和意志的有机统一体，是人们在一定的认知基础上确立的对某种思想或事物坚信不疑并身体力行的心理和精神状态。信念是人类引导自我前行的本因。

信念与乐观、希望、创造力和智慧相互影响。如果持有积极而合理的信念，则会乐观，心中有希望，激发自己的智慧、创造力和潜能，提高心理韧性，使生活更有动力和乐趣，有较高的心理能量；相反，如果持有消极的非理性信念，则会导致思维窄化，创造力、潜能与智慧不能很好地发挥，处于较低的能量状态。非理性信念通常表现为以偏概全、灾难化、绝对化、完美主义、苛求别人、苛求公平、对不确定性的低容忍度、易放弃、自我贬低、个人化等。如果目标暂时没有实现，就认为"完了"；难以容忍不完美；无法容忍与某类人打交道；若看到有人议

---

① 本章作者：王增珍。

论什么，容易认为是在议论自己；若心情不好，会认为是别人造成的；如果努力没有得到赞许，就认为努力没有意义；对没有把握的事情，易产生焦虑；容易抱怨命运、家庭与他人；认为外界不公平；如果暂时不能做到某事，就会自我贬损。因此，持有非理性信念的个体需要转变不合理的信念，以改善情绪和能量状态。

价值观是指个人对客观事物（包括人、物、事）及对自己的行为结果的意义、作用、效果和重要性的总体评价，也是人认定事物、判定是非的一种思维或价值取向。价值观具有激励与推动改变的作用，是行动的动力来源。价值观对改变动机的产生有导向作用。如果患者认为戒毒之后社会仍然不会接纳自己，戒毒对改变自己的处境没有价值，就会产生悲伤、无望感，导致正能量下降，难以做出戒毒的决定；相反，如果患者认为不管他人暂时怎么看，戒毒对自己、家人和社会都是很有价值的，就会增强戒毒的动力，促进自我改变。

我们通过调查了解到，吸毒患者对自己、家人、社会及对戒毒均持有较多的消极信念和价值观，例如，认为自己不行，认为家人不喜欢吸过毒的自己，社会对吸毒者不接纳，戒毒不会成功，即使戒掉毒品社会还是不接纳。这些负面信念和价值观使他们处于不良的情绪中，导致战胜毒品的信心和勇气下降。若被公安机关抓获，许多患者会认为自己"这辈子完了"，产生绝望感，正能量下降，难以产生戒毒的动机。因此，需要让患者认识到信念、价值观、正能量、戒毒动机以及能否成功戒毒之间的关系，帮助他们从练习中感受到转变信念和价值观的必要性与正面效果，促使他们形成转变信念和价值观的意识与自觉性，从而增强戒毒和操守的信心、动机与动力。

三、计划

1）学习情绪 ABC 理论，认识信念和感受之间的关系。
2）学习及练习转变信念的方法。
3）学习及练习转变价值观的方法。
4）让患者体验转变信念带来的能量和心理感受变化。

四、操作方案

（一）开场

引导语：欢迎大家回来。还是先请组长带领大家呼喊我们的队名和口号，进

行风采展示，振奋精神，进入良好的精神状态。（风采展示）

（二）活动

目标： 让患者从中感受到正面信念的力量。

名称： 大辩论。

方式： 全体成员分为正方与反方两组，每组选出一个代表。双方进行辩论，反方的观点是：家人不信任，努力也没有用；正方的观点是：家人不信任，努力有用。

引导语： 我们在电视上都看过大学生的辩论比赛，青年才俊们唇枪舌剑，看着真叫人振奋。咱们今天也来一次辩论比赛，看看谁的口才最好。下面请自由组合，分为两组，正方的观点是：家人不信任，努力有用；反方的观点是：家人不信任，努力也没有用。

（看已分成两组）好！给你们 10 分钟的准备时间，通过抽签决定发言顺序后，辩论就开始。（准备及辩论）

请大家分享一下感受。（感受分享）

小结要点： 对组员的口才表示赞赏。指出若反方说服了正方，结果是双方都不开心，因为没有动力了；如果正方说服了反方，则双方都开心，因为大家觉得有希望，愿意向前看，而不是自暴自弃。这说明了正面的信念对于每个人的重要性。告知患者，今后如果遇到负面的信念，大家来共同将其转变成正面的，慢慢地自己就会成为坚持正面信念的、积极乐观的人。

（三）学习 ABC 理论

咨询师介绍情绪 ABC 理论（借助图 27-1）。心理学家阿尔伯特·艾利斯提出了情绪 ABC 理论，A 为激发事件，B 为信念，C 为后果。他认为不良情绪（C）产生的原因不是 A，而是 B，即人们对事件的看法或信念决定了他们的情绪。例如，某人吸毒—戒毒—复吸，他认为自己这辈子完了，心情特别糟糕。要调整不良情绪，首先就要调整非理性信念。具体调整方法见后文。

（四）转变信念和价值观

目标： 让患者对信念、价值观有清晰的概念，愿意并学会转变信念与价值观。

知识点分享： 信念、价值观的概念（见"基本理念"部分）。

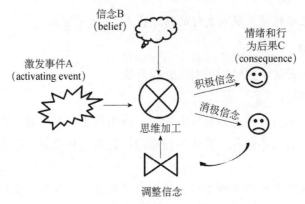

图 27-1　情绪 ABC 理论示意图

引导语： 大家肯定早就知道信念和价值观这两个词，也可能有自己的理解，到底什么是信念和价值观呢？我想先给大家介绍一下。信念是……常见的非理性信念有……价值观是……大家是否曾经有过这样的想法："社会不接纳吸毒的人，所以努力也没有用。"如果有了这个信念和价值观，你有什么感受呢？如何转变这一信念呢？（讨论）下面让我们共同学习、练习几种转变信念和价值观的方法。

方式： 咨询师介绍以下几种转变信念和价值观的方法。

1. 辩证法

辩证法就是全面地看问题的方法。唯物辩证法的三个基本规律是对立统一规律、质量互变规律、否定之否定规律，这三个规律是全面、系统、动态地看问题的方法，与我国传统文化中的阴阳学说不谋而合。毛泽东（1975）在矛盾论中指出，唯物辩证法的宇宙观主张从事物的内部、从一事物对他事物的关系去研究事物的发展，是最完整深刻而无片面性弊病的关于发展的学说。

常见的非理性信念是以偏概全，即只看到事情糟糕的一面，没有看到积极的一面，这样会让人们产生消极情绪。因此，需要实践辩证法，从多个角度看问题，从负面事件对未来多方面的影响来看问题，修正非理性信念，减少消极情绪。当遇到负面事件，有负面想法与情绪时，人们需要问自己几个问题：负面事件固然不好，但是让自己对社会的什么现象有了更深刻的体会？可以汲取到哪些经验教训？促进自己学到了哪些知识？未来，这些经验教训和知识如何帮助自己成长？通过辩证思考这些问题，看到负面事件带给自己的价值，人们会豁然开朗。另外，塞翁失马的故事、成语"因祸得福"、诗句"山重水复疑无路，柳暗花明又一村"，都具有一定的辩证法意蕴，想一想传统文化中的辩证法会让人们茅塞顿开。科学、辩证的思维方法及先人的智慧，能帮助人们战胜非理性信念。

案例：凯凯（化名）找工作没有成功，他产生的非理性信念是"没有单位要我"，心情沮丧，发出哀叹，情绪低落，不想干家务活。

引导语：请组员应用辩证法来帮助凯凯纠正非理性信念，并推测可能对某人产生的多方面影响。（讨论）

小结要点：归纳组员实践辩证法中的理性信念及可能带来的心理效应，肯定组员的表现。强调辩证法对人生价值来说非常重要。

2. 反驳法

反驳法就是反驳或批驳非理性信念的方法。阿尔伯特·艾利斯还提出了ABCDE 治疗模式。ABC 的概念同前，D 是反驳（disputation，D），E 是通过反驳获得有效的理性信念（effective rational belief，E）。例如，当觉察到自己唉声叹气（C），回溯自己前一刻的想法（B），若发现自己持有的是非理性信念（如抱怨命运不好），需要对此信念进行反驳（D），反驳会激发积极情绪或给自己增能（energization，E），产生有效的理性信念。

非理性信念是对事件及后果极端化、彻底否定、泛化、自我贬损等想法，因此我们可以从重新解释、寻找证据、质疑假设、思考后果四个方面来反驳非理性信念。①重新解释，指的是为失败或失利寻找暂时的、特定的、非人格化的原因。例如，第一次戒毒后不久复吸，认为"毒瘾戒不掉"，这就是灾难化、绝对化、极端化、彻底否定的非理性信念，应该将这件事重新解释为"自己尚没有学会怎样戒断"。②寻找证据，即通过寻找反例来说明事情并没有那么糟糕，通过找到戒毒成功的榜样、自己曾经有过的阶段性戒断成功经历，说明戒毒是可以成功的。③质疑假设，即识别和质疑非理性信念中暗含的前提假设。例如，第一次戒毒后复吸了，认为自己戒不掉，其中暗含的假设是第一次戒毒治疗就应该成功，没有成功就是不会成功。对于这个假设，需要提出质疑：第一次没有戒断，不能说明永远戒不掉，可以在第二次、第三次或第四次戒断。④思考后果，即问问自己，即使是这样的结果，那会怎么样呢？第一次戒毒后复吸了，结果就是自己身体再次受害，再次去戒毒，那么给自己第二次机会来尝试戒断也没有什么大不了的。

案例：亮亮（化名）对妻子提出一个请求，但是妻子没有答应，亮亮便产生了非理性信念"妻子不尊重我、不爱我"，于是非常生气。

引导语：请大家从重新解释、寻找证据、质疑假设、思考后果四个方面来进行反驳练习，然后请大家分享。（讨论）

小结要点：归纳组员的讨论，肯定组员的学习能力，指出通过四个方面来反驳，组员能够理性看待问题，感到生活有希望，情绪有所好转。希望组员在不开心的时候，留意自己是不是有了非理性信念。如果是，就要进行反驳。

3. 意义换框法（转变价值观）

例句：因为社会不接纳，所以我再努力也没用。

意义换框法是 NLP 中通过修改句子来纠正信念和价值观的方法。将非理性信念中反映不利情况或条件的字词留下（**"社会不接纳"**），正视或直面现实，将其中的"因为"一词拿掉备用；将具有绝对化、灾难化、否定性意味的字词删掉（**"也没用"**），留下其中对积极行动有益的部分（**所以我再努力**）；将"因为"一词放到最后，引出积极部分的理由，形成新的完整句子。要求至少写出 5 个理由和结果。

引导语：（咨询师将例句改为："社会不接纳，所以我要努力，因为我努力了社会将会慢慢接纳我。"）请组员写出其他 4 个理由和结果，写完后，把 5 个句子一起念 5 遍。（组员补写和一起念改写后的句子）

改写出这些句子后有什么感受和感想呢？（分享）

小结要点：归纳组员的感受，指出句子改写后带来了完全不同的感受，还带来了方向感和正能量。

引导语：请大家想一想，平时有什么消极的想法、信念或价值观？请提出来，归纳一下，有哪几种，大家一起来转换，然后进行分享。（练习和分享）

小结要点：归纳组员转换前后的信念、价值观以及感受和感想，指出组员每当脑海里涌现出非理性信念或价值观时，要及时觉察、识别和转变。

4. 五步脱困法（改变对困境的信念）

目标：将患者误认为不可能的信念变为有可能的信念，使患者从中看到希望，增强战胜困难的信心，找到前进的方向，从消极低落的心态变成积极进取的心态，有明确的行动目标和途径。

方式：患者对自我否定的信念划定时间界限，找出原因和改进的办法，看到这一转变实现的可能性。

举例：芳芳（化名）说，我战胜不了他人的诱惑。①处境：我战胜不了他人的诱惑；②改写：到现在为止，我尚未能战胜他人的诱惑；③因果：因为过去我不懂得该怎样做，所以到现在为止，尚未能战胜他人的诱惑；④假设：当我学会了，我便能战胜他人的诱惑；⑤未来：我要学会怎样做，我就会战胜他人的诱惑（表 27-1）。其中，第三步的因果必须是其本人所能控制或能够有所行动的事。

表 27-1　五步脱困法工具表

①处境：	我做不好_____	
②改写：	到现在为止，我尚未能做好_____	
③因果：	因为过去我不懂得_____	所以到现在为止，尚未能做好_____
④假设：	当我学懂_____	我便能做好_____
⑤未来：	我要学_____	我将会做好_____

引导语：请大家利用表 27-1 进行练习，找出困境，共同运用五步脱困法脱离心理困境，然后请大家分享。（找困境，进行脱困练习及分享）

小结要点：归纳组员的感受，指出持有消极信念和价值观会使自己处于不良情绪状态，正能量降低；转换后，情绪很快得到改变，同时明确了方向，获得了前进的动力和正能量。因此应及时发现自己对环境、自我的消极信念，然后及时转变，获得良好的感受和动力，这样有助于自己在未来获得成功。

5. 二者兼得法（改变方式方法）

目标：打开思路，在两难之地找到突破口。打破"鱼和熊掌不可兼得"的信念束缚。

方式：患者思考"鱼和熊掌兼得"的做法，当确定两个目标都必须达到时，对自己发出指令"二者可以兼得和必须兼得，我应该怎样想或怎样做呢？"这样患者就把自己引导到找方法和找途径上来了。

案例：有人认为，我要过得舒适，就脱离不了毒品。

给自己发出指令："我既要过得舒适，又要脱离毒品，我怎样才能做到呢？"写出未来的打算，让自己朝着二者兼得的目标努力。

引导语：请大家自由组合，两人一组，先对案例进行改写，然后再提出新的二者不可兼得的局限性信念，用二者兼得法转换，写出打算，最后分享。（练习和分享）

小结要点：欣赏组员能够找到"鱼与熊掌可以兼得"的方法，指出问题的关键是首先要确信二者可以兼得，只有兼得对自己才有利；然后找到二者兼得的方法。还要坚信办法总比困难多，打开思路，确信能够找到二者兼得的方法。

（五）分享与总结

引导语：请大家分享学习转变信念和价值观的感受与感想。（分享感受）

总结要点：肯定组员的表现，重述辩证法、情绪 ABC 理论、ABCDE 治疗模式、神经语言模式的要点，指出通过辩证法、反驳等方法可转变自己的非理性信念与价值观，从而转变情绪，获得信心、勇气与正能量；通过五步脱困等方法，可以找到方向和改变的动力；经常觉察自己的信念和情绪，及时释放与转变，可以让自己保持积极的信念、价值观和情绪，提升正能量；通过破除"两者不可兼得"的局限性思维，坚信办法总比困难多，组员可以增强克服困难的信心。

（六）布置作业

患者找出对自己、家人及处境的非理性信念和价值观，采用反驳法、意义换框法、五步脱困法、二者兼得法来转换信念、价值观和做法。

（七）注意事项

1）此次知识性内容比较多，咨询师可分次进行讲解，要注意把握进度。讲解情绪 ABC 理论及 ABCDE 治疗模式时，咨询师要注意了解组员的理解程度，讲究实效。

2）对于五步脱困法中的找出因果关系、提出假设和计划未来，要注意"必须是其本人所能控制或有所行动的事"，而不是依靠别人来控制的事；咨询师在讲解五步脱困法时，每步都要确认组员是否理解，不能走过场。

3）课程进度可根据组员的学习情况进行调整。

第二十八章　发掘个人积极因素　提升正能量①

一、目标

1）增强患者的自我意识。

2）提高患者自我接纳的程度，增强自信心，以提升正能量。

3）激发患者不断完善自我的动力。

二、基本理念

人本身具有向善向上的本质和力量。助人者只是应该考虑怎样提供条件，让人展示本质和发挥力量。人本主义心理学派认为，人的本性是善良的，恶是环境影响下的派生现象，这与我国传统文化中"人之初性本善"的思想不谋而合。人本主义流派强调人的尊严、自主性、责任心、创造力、价值、自我实现和成长，强调心理品质和人格特征的培育，让人们认识到他们有能力做自己想做的事情，把人本性的自我实现归结为潜能发挥。存在主义心理学主张帮助人们从自己的内心深处认识和体验自己的存在，发现自己的潜能，重新鼓起生活的勇气，重视人的价值和尊严，关心人的潜能和发展，把人生的意义、价值观、自由选择、潜能和责任等作为研究的主题。积极心理学同样持积极的价值取向，认为人具有自我完善的内在动力，预防心理障碍的关键是激发人内部的积极潜能。助人者应该做的是让患者获得积极的情绪体验，对过去和现在感到满足、有幸福感，对未来充满希望，并注重激发患者的能力与潜力。积极心理学所倡导的与人本主义、存在

---

① 本章作者：王增珍，陈家言。

主义流派所强调的都是关注人的积极品质，调动和发挥人的积极因素。

　　吸毒患者尽管有这样或那样的问题，但是他们同样有很多积极的品质和力量。正确地引导，可以重塑患者的优秀品质，促使其形成良好的人格特征，促进其发挥潜能。美国密歇根大学临床心理学克里斯托弗·彼得森（C. Peterson）项目组总结了近 3000 年来人类历史上不同文化中备受推崇的人性美德，将其归纳总结为 6 大类、24 种品格优势，分别是智慧与知识（好奇心、爱学习、开放性思维、创造力、洞察力、社会智慧）、勇气（勇敢、毅力、正直/诚实）、仁爱（仁慈、爱与被爱）、公正（公平、领导力、团队精神）、节制（自我控制、谨慎、谦虚）、超越（美感、感恩、希望、宽恕、幽默、热忱、人生目的感）（Peterson & Seligman，2004）。这些品格优势是幸福之源与成功的基石，并能够抵御风险，帮助人们在相关任务中更加自主、投入、乐观地解决问题与达成目标，满足胜任需要；帮助人们获得良好的人际关系，得到好评和社会支持，满足与人连接的需要；有更强的调节能力，更热爱学习，更加乐观，有利于将工作转化为使命，积极贡献力量，得到良好反馈，更努力，更有价值感和意义。调查研究显示，品格优势与快乐、意义感、投入都呈正相关关系，这三者与生活满意度也呈正相关关系。因此，重塑和发展患者的品格优势非常重要。

　　以往的研究集中在吸毒患者消极的心理特征方面，认为患者性格优柔寡断，意志薄弱，自制力差，情绪冲动，易紧张、焦虑等。其中，关于心理障碍和负性情绪（如抑郁、焦虑、孤独、敌对等）对复吸影响的研究较多，发现患者多数具有消极的人格特质，如具有冲动、回避型人格，多愁善感、易激惹等。在分析社会因素对吸毒的影响时，研究者也特别关注消极刺激和消极环境对吸毒与复吸行为的影响。但是，如果忽视患者的积极因素，任由他们认为自己一团糟，感到羞耻、无价值、无自尊，他们的情绪体验就会更差，正能量和自主性更低。如果外界一味地输血式救助和管教，非但不能调动患者的主观能动性，反而会使患者处于被动地位，导致其出现逆反心理，结果则是帮教成本高昂却效率低下。

　　多数患者使用毒品的原因是使自己获得良好的情绪体验，如让自己舒适、开心、有掌控感、思路更开阔、更有力量等。从中可知，患者追求的是对自身有价值的方面，但是不幸误入歧途。因此，有必要从积极的角度看待患者，挖掘他们身上的积极品质和潜力，激发他们觉察自我、意识到问题和责任，发挥主观能动性，促进自发改变与自我实现。

三、计划

1）通过问题讨论促进患者对自我的觉察，发现自我，激发责任感。

2）让患者发现自己的优点和优势，发掘自己的积极因素。

3）患者找出自己的能力所在和潜力。

四、操作方案

（一）开场

引导语： 大家好。非常高兴再次见到大家。现在请大家在队长的带领下呼喊队名和口号，振奋精神。（组员叠起手喊队名、口号）

（二）回顾上次内容与交流作业

引导语： 请大家共同回顾上次学到的内容，然后交流上次布置的作业。（回顾和交流）

小结要点： 归纳组员谈到的内容，重述上次学过的内容，对组员完成作业的情况进行点评，肯定其做得好的方面，强调完成作业的意义。

（三）认识自己的品格优势

目标： 引导患者建立品格优势的概念并认识其作用。觉察自己的品格优势，提升自尊，引导患者注重发扬自己的品格优势。

方式： 咨询师介绍品格优势的概念及内涵，患者个人觉察自己的品格优势并写下来，然后交给组长读出来。

知识点分享： 品格优势的概念及其作用（见"基本理念"部分）。

引导语： 大家都知道好品德、好品质、好品行能够成就人的一生。国外的心理学专家总结了 3000 多年来人们推崇的美德，把它称为品格优势。先给大家介绍品格优势及其作用（见"基本理念"部分）。

大家是不是对讲到的某些品格优势特别有感觉，觉得自己也有很多品格优势？是的，大家的感觉没有错，因为每个人都是向善向上的，都有很多品格优势。你们中很多人都很有智慧，具有仁爱、公正等特点。请根据图 28-1 的提示，认真觉察自己的品格优势有哪些，并写下来，交给组长读一遍；再默默告诉自己有这些品格优势，为自己点赞，最后分享感受。（练习和分享）

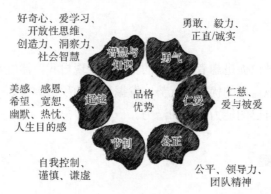

图 28-1　6 大类 24 种品格优势示意图

小结要点：归纳组员的品格优势并为他们点赞。指出每个人都需要发挥自己原有的品格优势，培养自己新的品格优势，以此来逐步完善自己。只要组员不断发展和发挥自己的品格优势，在社会上找到适合自己的位置，坚持和努力奋斗，就一定能够取得成功。

（四）认识自己的能力和潜能

目标：让患者提高自我效能感，促进其开发自己的潜能，利用自己的能力去创造自己向往的生活。

方式：进行能力和潜能大清查。请每位组员找出自己拥有的能力，写出来分享；觉察自己还有哪些潜能或潜力，并相互交流。

引导语：每个人都有自己的能力，你认为自己有哪些能力呢？请把自己全部的能力写出来，交给组长读出来，分享听到后的感受。（分享）

小结要点：对组员的能力表示赞赏和肯定，请组员为自己有这么多能力而鼓掌，指出每个人都要发挥优势，利用好自己的能力，做好该做的事情，提升成就感、价值感和自尊感。

引导语：大家刚刚总结了自己的能力，请再思考，这些能力是怎样帮助自己获得成功与幸福的呢？知道自己有这么多能力时，有什么感受？请分享。（分享）

小结要点：指出组员都是有能力的人，将自己的能力用到做正确的事情上，就可能取得成功，带给自己快乐与幸福。在遇到困难的时候，要想到自己的能力，增强克服困难的勇气，坚定克服困难的信心。

引导语：每个人不但有很多能力，而且还有很多潜能或潜力。请大家觉察自己可能还有哪些潜能或潜力，分享并举例说明。（分享）

小结要点：每个人都有潜能或潜力，而且潜力无限。面对快速发展的社会，我们要不断开发自己的潜能，把潜能转化成能力，克服困难，与时俱进。

（五）转变对自己的负面认知

目标：转变患者对自己的负面认知，接纳自己，展示更好的自己。

方式：换标签，每个人写出1—3条自我负面信念或标签，然后将负面的标签改写成正面的标签，最后将改换好的标签念3遍，并分享感受。

引导语：尽管我们看到了自己的品格优势、能力与潜力，但自己对自己可能也有一些负面的评价，例如，觉得自己吸毒后伤害了家人，自己是一个罪人。因此，要针对这些自我的负面评价进行转换，换成既切合实际，又有方向和希望的自我评价。这个活动叫作"换标签"。

每个人再思考一下，脑海里经常出现的对自己的负面评价有哪些？把它们写在纸上，给大家5分钟的时间，将想到的负面评价都写出来，写1—3个，写完后交流。（交流）

请大家对自己写的负面评价进行转换，比如，将"我是一个失败的人"转换成"我是一个正在从失败走向成功的人"；将"我是一个冲动、莽撞的人"转换成"我是一个正在从冲动转变为谨慎的人"。下面再给大家5分钟的时间，完成从负面评价向积极正确的评价的转换。若自己不会转换，可请组内成员协助转换。若有困难请提出来，大家一起帮助。请大家练习。（练习）

现在请大家轮流说出自己的负面评价和转换的结果，念3遍，并分享感受。（分享）

小结要点：归纳组员换标签之后的感受，指出吸毒使其自我贬损，感到耻辱，认为伤害了家人和社会，在心灵深处滋生出许多对自己的负面评价，若长期持有这些负面评价，就会不接纳自己，甚至嫌弃、厌恶或怨恨自己，产生耻辱感、罪恶感和无价值感，导致自尊感和正能量下降。通过换标签，其错误行为成为历史，向光明大道迈进。由此可知，"换标签"活动可以给组员指出方向，带来希望和正能量，希望组员今后及时觉察和及时转换。

（六）自我状态觉察

目标：让患者觉察自我，认识自我，意识到自己需要成长，促进患者改变和成长。

方式：患者按表28-1共同归纳大男孩（大女孩）和真正的男人（成熟的女人）的特点。每个人对照自己的情况，归纳自己有哪些方面符合真正的男人（成熟的女人）的特征。

引导语： 大家一起讨论一个新的话题 "何谓真正的男人（或成熟的女人）？" 表 28-1 左边是常见特征，通过讨论逐项完成表格中的内容。

表 28-1　大男孩（大女孩）和真正男人（成熟的女人）特征表

特点	大男孩（大女孩）	真正的男人（成熟的女人）
信念系统		
对命运的掌握		
责任心		
独立性		
思想成熟程度		
人生规划		
自省能力		
自控能力		
心胸		
勇气		
信心		
恒心、毅力		
对子女		
对长辈		
对事业		
对社会		

完成后，每人用一张表格，对照表格中的内容，看自己在每一方面更像真正的男人（成熟的女人）还是像大男孩（大女孩），找出自己成长的方向，然后分享自己的觉察和感受。（觉察自我、分享、讨论）

小结要点： 对组员的觉察能力和坦诚表示欣赏，指出真正的男人和成熟的女人所具有的心理特征是成年男性和成年女性应有的心理品质。有人认为自己在很大程度上属于大男孩或大女孩，不够成熟。通过今天的活动，每个人都发现了自己还需要成长的方面。心理的成长需要经历挫折、艰苦的磨炼，要不断总结经验教训，悟出道理，从而变得更坚强。然而，由于使用毒品，组员在经受痛苦时没有来得及经受磨炼，就匆匆借助毒品暂时脱离痛苦，麻醉了自己，虽然减轻了痛苦，却失去了成长的良机，同时还带来了新的痛苦。希望组员今后能坚持从挫折中总结教训，觉察需要成长的部分，注重个人的心理成长。

（七）个人习惯觉察

目标：激发患者恢复原有的好习惯。

方式：患者觉察自己原有的好习惯，发现需要改变的习惯。

引导语：常言道，习惯成就未来。英国著名哲学家培根曾说，习惯真是一种顽强而巨大的力量，它可以主宰人生。成功的捷径恰恰在于不起眼的良好习惯。过去，大家都可能有过成功，应该与自己的好习惯有关。请大家回想在吸毒前有哪些好习惯？这些好习惯是如何帮助自己的？回想到自己有这些好习惯，有什么感受呢？吸毒后丢掉了哪些好习惯？自己最需要改变的行为习惯是哪些？打算怎样改变？请大家思考后分享。（逐条讨论和分享）

小结要点：对组员都能觉察到自己原有的好习惯表示欣赏，希望其能发现自己需要改变的习惯。对组员因吸毒而失去的好习惯表示遗憾，指出好的习惯肯定能够帮助自己健康生活并取得成功。希望组员能够改掉不好的习惯，建立好的习惯，用 3 周时间坚持培养一个好习惯，巩固下来后，再建立另一个好习惯，逐步恢复自己原有的好习惯和建立新的好习惯，进而成就自己的未来。

（八）分享与总结

引导语：今天通过分享、讨论大家的品格优势、能力、潜能、习惯等内容，大家有什么收获和感受呢？请分享。（分享）

总结要点：对组员的积极投入表示赞赏，归纳组员的收获和感受，指出每个人在本质上都是向善向上的，只是品格优势各有不同。我们需要经常想想自己的品格优势，注重发扬和培养；想想自己的能力和潜能，产生自我效能感，对困难不畏惧，勇敢面对；每当想到对自己的负面评价时，应及时将其转换成有努力方向的正向评价，接纳自己，喜欢自己；记住自己需要成长成熟的方面，努力改变，让自己早日成长为真正的男人或成熟的女人。"千里之行，始于足下。"希望组员按照自己的理想，摒弃不好的习惯，逐步建立好习惯，一步步走向成功。

（九）布置作业

引导语：再想想自己的优点和值得发扬的方面，写到纸上，下次带来。

第二十九章　提升幸福力[①]

一、目标

1）让患者理解幸福、幸福力的内涵，树立正确的幸福观。

2）学习获得幸福的方法，提升幸福力和正能量。

二、基本理念

什么是幸福？仁者见仁，智者见智。有人认为，幸福是寒冷中的一件外套、口渴时的一杯饮料，众多解释的共同点就是，幸福是心理需求得到满足和感到喜悦，并希望这种状态保持下去的心理活动。美国哈佛大学讲授幸福学的泰勒•本-沙哈尔（Tal Ben-Shahar）认为，人们需要意义，也需要快乐，幸福是快乐和意义整合的经验（泰勒•本-沙哈尔，2013）。情商专家张怡筠（2012）认为，幸福是一种深刻的生命满足状态，幸福感是一种持续、自在的愉悦心境。积极心理学创始人赛利格曼（M. Seligman）认为，幸福由五个要素组成，即积极情绪（positive emotion，P）、投入（engagement，E）、人际关联（relationship，R）、意义（meaning，M）、成就（accomplishment，A），简称 PERMA 理论（图 29-1）（马丁•赛利格曼，2010）。积极情绪包括快乐、感恩、平静、希望、自豪、乐趣和爱；投入指的是对所做的事情专心致志，事后能回顾自己很投入的感受；人际关联是指与家人、同事、邻居、朋友构建的关系有助于提升幸福感，可以感受到来自他人的接纳、信任、感激、欣赏与关爱；意义是指投入有价值的、能够实现

① 本章作者：王增珍。

自我超越的事情并能够为之努力；成就是指对环境的掌控感，享受对目标的追求过程，有成就感，对自己更满意，能够跟他人分享。PERMA 是全方位的幸福观，如果想提升幸福度，就要找到有意义的事情，全身心投入去做，从中获得成就感，随之而来的就是积极情绪；在与他人共事或分享过程中建立人际连接，消除孤独感，激发活力，带来快乐。PERMA 幸福观很容易理解和把握。

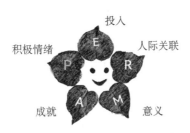

图 29-1　幸福的 PERMA 理论示意图

现实生活中有许多人在金钱和物质上都得到了满足，得到了暂时的快乐，但是如果在生活、工作中没有感觉到有意义或有价值，就会觉得空虚、无聊甚至厌倦。无意义感与无价值感在临床上常表现为酗酒、物质滥用、网络或手机成瘾、低自尊、孤独、抑郁以及个人认同危机。

幸福力就是获得幸福的能力或主观条件。有助于实现幸福的所有元素都是幸福力。高尚的道德品质或品格优势是幸福之基，此外，技艺、财富、理性等都有助于获得幸福；个体的思想、技能、创新性思维、奋斗精神、心理韧性、对幸福的感受力等都有助于创造幸福，都可以称为幸福力的要素。良好的人际关系对于获得幸福感也是至关重要的，通过与人接触和良性互动，能够获得心灵的慰藉，产生的愉悦、舒适与幸福感是人生中特别有意义的感受。良好的人际关系能力也是幸福力的重要组成部分。张怡筠（2012）认为，幸福力就是一种力量、一种技能，是可以在后天经过学习拥有，即渴望获得幸福的能力、感受幸福的能力、创造幸福的能力与传递幸福的能力。习近平主席于 2018 年 2 月 14 日在 2018 年春节团拜会上的讲话中明确表明了他的"奋斗幸福观"。他讲到，"只有奋斗的人生才称得上幸福的人生"，"奋斗者是精神最为富足的人，也是最懂得幸福、最享受幸福的人"（习近平，2020）。从中可知，奋斗的意愿、奋斗精神，以及奋斗所需要的知识、技能、坚持力和感受力等都是幸福力。

如果想拥有充实的幸福生活，必须提升自己的幸福力，并追求有意义的事情。当认识到所做的事情有意义之后，自然能够在做事的过程中找到快乐，反过来快乐感又可以增强对做事意义的坚信度。开创人生意义治疗的心理学家维克多·弗兰克尔（V. Frankl）认为，人类最大的动力来自对生命意义的追求（维克多·弗兰克尔，2018）。米哈里·契克森米哈赖（M. Csikszentmihalyi）毕生致力于研究高峰体验和巅峰表现，他曾说人类最美好的时刻，通常是在追求某一个目标的过程中把自身的实力发挥到淋漓尽致之时，即"心流"状态，心流是指全神贯注做一件事情，忘记时间，忘记周围的一切，达到一种忘我的境界，充分发挥出自己的光和热，会感到舒畅、开心和幸福（哈里·契克森米哈赖，2017）。真正幸福的人，在自己觉得有意义的生活和工作中享受它的点点滴滴。幸福感水平越高，内心就会越强大，正能量水平越高。因此，每个人都应该以幸福为目标，以幸福感为基础来思考、计划自己的行动，提升生活品质，活出真正的幸福。

幸福观是人生观的重要组成部分，正确的幸福观引领人们在有意义的工作中努力拼搏，在拼搏的过程中、在每个阶段性的成功中，收获价值感、成功感和幸福感，对自己更有信心，能够把聪明才智充分运用到有意义的工作中。

一些患者持有不正确的幸福观，把吸毒带来的暂时的所谓满足感当成快乐与幸福而误入歧途，结果越陷越深；部分患者戒毒后为了再次体验暂时的快感，又再次复吸。因此，让患者认识幸福的真正内涵，有助于他们对幸福的真谛有实质性的理解和感悟，促进他们建立正确的幸福观，激发他们的幸福力，通过正确的方法来创造自己想要的生活，从中提高幸福感和正能量。

三、计划

1）通过分享有关快乐与幸福的故事，让患者领悟幸福的真正内涵。
2）介绍幸福的不同定义。
3）讨论幸福的类型。
4）讨论与练习提高幸福力的方法。

四、操作方案

（一）开场

引导语：大家好。非常高兴，又见到你们了。请大家在队长的带领下呼喊队名和口号，振奋一下精神。（全体组员叠起手，呼喊队名、口号）

（二）热身活动

引导语：现在，我们一起做热身活动，活动的名称叫作"牙齿秀"。它有一个小小的规则：每个人露出上下的8颗牙齿3分钟，展示给大家，友好地互相看着身边的组员，不能笑出声。如果笑出声，就要他大笑3声，大家模仿他。（牙齿展示）好，看到大家都露出了笑容，请大家分享一下，从这个活动中能得到什么启示。（组员分享）

小结要点：归纳大家的分享，指出"牙齿秀"能带来微笑，这个活动的意义既是给自己带来了快乐，也感染了别人，让别人快乐，从而让自己更快乐。

（三）回顾上次内容与交流作业完成情况

引导语：让我们回顾上次学习的内容。大家记得吗？请回顾。（回顾上次内容）

小结要点：归纳组员能够回顾到的内容，重述上次的主要内容，并强调重点。

引导语：上次布置的作业，大家做得怎样了？请大家交流一下吧！（交流作业）

小结要点：肯定组员对作业的认真态度和做得好的方面，归纳作业中的要点，提炼有关内容，深化组员的认识。

（四）讨论"什么是幸福"

目标：让组员了解什么是真正的幸福。

引导语：今天，我们讨论关于幸福的话题。每年春节。大家互赠祝福，祝福自己的亲朋好友快乐幸福，那么什么是幸福呢？天上掉馅饼了，幸福吗？（组员回应）

即使你认为是幸福，那么这种幸福能长久吗？（组员回应）

如果馅饼来得不正当，比如，是别人用偷的钱买来送给你的，来路不明，你知道后感到幸福吗？（组员回应）

好，大家认为天上掉馅饼并不能得到长久的幸福。那么，沉溺于某种成瘾行为的人会幸福吗？比如，吸毒就是想要得到快乐和满足感，但这真的幸福吗？（组员回应）

大家认为做什么样的人会幸福？什么样的状态最幸福呢？（组员分享）

好，先给大家讲两个小故事。第一个故事："这几个大学生为什么感到不快乐？"哈佛大学某心理学家给一些大学生发工资，对他们的要求是什么也不能做，他们的基本需要可以得到满足，但是禁止做任何事情。在 4—8 小时之后这些大学生开始感到沮丧，尽管收入非常可观，但他们宁可放弃参与实验而选择那些压力较大一些，同时收入也没有这么多的工作。

第二个故事："叶女士为什么感到这么幸福？"下面是上海戒毒成功者、禁毒社工叶女士的自我表述："因为觉悟，我认识到了毒品的危害，又有缘碰到了一群有爱且有力量的人，扶持我从地狱爬回了人间，成功戒毒康复 20 多年。自己的努力和改变被社会、亲人、朋友看到，得到了认同、接纳与尊重。在人们的协助下，我将以往一段苦难的经历变成了一份资源，在社会工作的平台上从一名受助者成了助人者，实现了自身的社会价值；在帮助他人重拾健康与生命意义的同时，成就了自己，成了一个对社会、家庭有用的人。在探索与实践戒毒领域同伴教育模式的过程中，工作带给了我满满的幸福感。"

为什么第一个故事中参与实验的大学生不快乐？为什么叶女士有满满的幸福感？（讨论）

小结要点：归纳组员的看法，肯定组员看法中正确的部分，指出无事可做时，虽然物质条件都得到了满足，刚开始还觉得不错，但时间一长，心里就会感到空虚、无聊、厌倦和烦恼。叶女士从废墟中站立起来，并帮助很多患者脱离了苦海，从中得到意义感、成就感，感到自己很投入，与戒毒人员及其亲属等很多人有连接，获得了积极情绪，感到了幸福，符合 PERMA 理论。

引导语：刚才大家听了关于幸福的故事，现在请大家谈谈，什么是真正的幸福？（组员分享）

小结要点：归纳组员的发言内容，指出组员说的合理之处。

引导语：关于什么是幸福，不同的人有不同的理解。跟大家分享几个观点……（参见"基本理念"部分）。根据自己的人生经历，参考 PERMA 幸福观，你认为什么时候自己是最幸福的呢？请分享。（分享幸福经历）

小结要点：咨询师归纳和提炼组员的幸福经历，指出真正的幸福是做对人对己都有积极意义的事情，在努力做好的过程中全神贯注；在做事的过程中与他人有连接；做好之后有成就感，和他人分享；成功之后进行归纳、总结，再找到下一件有积极意义的事情去做，在努力迈向目标的过程中和取得阶段性成功后，人会感到无比喜悦和幸福。

（五）认识不同类型的幸福

目标：让患者认识到吸毒属于什么类型的"幸福"；认识真正的幸福是怎样

的状态，有助于患者认清自己的状况，建立真正的幸福观。

引导语： 因为不同的人对幸福有不同的理解，所以幸福也分为不同的类型，下面介绍 4 种类型的幸福。第一，**忙碌奔波型：** 整天忙忙碌碌地做事情，压力和焦虑消除后感到幸福，其实是"幸福的假象"，难以长久维持。第二，**享乐主义型：** 总是寻找快乐而逃避艰苦，只顾盲目地满足欲望，从来不认真思考后果，认为充实的生活就是不断地满足自己的种种欲望。第三，**虚无主义型：** 沉迷于过去，放弃现在和未来。他们被过去的心理阴影所缠绕，例如，有人找工作一再受挫，成天待在家里，成了啃老族，有吃有喝，什么事都不做，整天打游戏、玩手机。第四，**真正幸福型：** 设立有意义的目标，做自己喜欢的、有价值的事情，能够享受到自己争取做得更好并取得进步的过程。

请大家说一说，叶女士的幸福属于哪种类型？吸食毒品，感受毒品带来的满足感，这样的幸福属于哪一种类型的幸福？（组员分享）

小结要点： 肯定组员的判断，指出吸毒者开始是想寻找快乐、逃避痛苦，属于"享乐主义型"；后来沉迷在毒品中，躲在某个地方，"享受"毒品带来的感受，是"虚无主义型"。而叶女士的幸福才是"真正幸福型"。

引导语： 大家喜欢什么类型的幸福呢？（组员分享）

小结要点： 肯定组员的正确选择，指出设定有意义的目标，并付诸努力，就会在努力的过程中收获到幸福的感觉。习近平总书记（2000）在 2018 年在春节团拜会上的讲话中教导我们："幸福都是奋斗出来的，奋斗本身就是一种幸福。"习近平总书记的论断道出了幸福的真谛，牢记这个幸福论断，按照习近平总书记（2000）指出的方向"培养奋斗精神，做到理想坚定，信念执着，不怕困难，勇于开拓，顽强拼搏，永不气馁"，就能在奋斗中收获到幸福。告诉组员，努力奋斗是首要的、必需的，同时还可以采用一些其他方法收获幸福感，从而引出下面要学习与练习的内容。

（六）学习提升幸福力的方法

目标： 和患者一起探索提升意义和幸福力的方法，促进患者探索获得真正幸福的途径。

1. 赢得尊重

引导语： 接下来，我们来讨论如何赢得尊重的话题。被歧视，是什么感觉？（组员回应）

被尊重呢？是不是内心的需要得到了满足？幸不幸福呢？（组员回应）

现在请大家观看一段尼克·胡哲的视频。（播放尼克·胡哲的视频，10分钟）

下面我们围绕以下 4 个问题来讨论。第一，尼克·胡哲为什么能从被歧视转变为被尊重？第二，怕被歧视的是吸毒行为还是吸毒者本身？第三，被尊重或被歧视，关键点在哪里？第四，怎样的思想境界、行为方式会受到尊敬？请大家讨论，然后小组分享。（分享）

注意事项：在这个过程中，咨询师应注意引导组员对尊重与歧视形成正确的认识。如果组员表达改变的想法，一定要及时予以肯定和支持。如果组员仅仅就一些社会上的不公平事件发牢骚，就要帮助他们认识到，社会不接纳的是吸毒行为本身，而不是吸毒者；组员需要努力的是什么？组员可以控制的和行动起来的又是什么？整天抱怨或埋怨有意义，还是行动起来有意义？

小结要点：肯定组员分享内容中正确的部分，指出在实现目标的同时也能帮助他人，会收获到价值感、成功感、被尊重，就会感到快乐和幸福。被歧视会感到痛苦，但被歧视的是吸毒的行为，而不是吸毒者本人；只要摒弃吸毒行为，做正确、有意义的事情，努力对自己、家人和社会负责，就能够赢得尊重，获得内心满足和幸福。

引导语：被信任、被尊重都是幸福的。那么，从哪些方面做可以提升自己被信任的程度呢？怎样才能获得他人和社会的尊重呢？请大家思考一下，分享自己的想法。（分享与互动）

小结要点：归纳组员分享的提升被信任程度和获得尊重的好方法，指出信任和尊重也是他人对自己的认可与肯定，这会让自己觉得过去做的事情有意义，内心会得到满足，也会开心，感觉幸福。希望组员继续努力，做诚实的人，只要认真做事、助人为乐，就一定能够得到他人的信任和尊重，提高幸福感。

2. 让生命更有意义

引导语：现在大家一起做一个活动，方法是每个人拿一张纸，折成 16 份，每份代表 5 岁，总共 80 岁，代表人的平均期望寿命。总结过去的时间里做了什么，有什么收获与意义；估计自己的寿命是多少岁；撕去活过的年龄段，再撕去估计寿命后面的年龄段，计划在剩余的年龄段里怎样有意义地度过。

首先，我们将一张 A4 纸对折 4 次，然后展开。我们可以看到，这张纸被平均分成了 16 个长方格，每个长方格代表 5 年时间，这张纸现在就代表我们的生命年限。

纸的最左端代表 0 岁，最右边代表 80 岁，假设人的一生就是这 80 年。现在根据自己的实际情况总结一下，想想在已经度过的各个年龄段里，自己做过哪些事情，有什么收获，接着把已过去的年龄段撕去，然后估计自己能够活多少岁，再把多余的时间从纸上撕掉。那么，所剩下的就是我们剩余生命的时间。

大家看看自己手上剩下的长方格子，就是你剩下生命的时间。你可以拿它和一张完整的 A4 纸做一下对比，你会想到什么？大家拿着纸条，回答问题，写上下面这样几句话：第一，我的存在对亲人、社会有什么意义？写出 1 句话。第二，我希望后代怎样评价自己？写出 2 句话。第三，我希望给我的后人留下什么有价值的东西？写出 3 个有价值的东西。第四，假设生命还有最后一年，我最想做的 5 件事情是什么？写出要做的 5 件事。

都写完后，大家来分享。

第一个题目，你的存在对亲人、社会有什么意义？你们写了什么呢？请分享。（组员分享，与组员互动）

注意事项：对组员的消极信念要予以接纳；在团体辅导中，对于组员某些显得空洞、不现实、不积极的话语，咨询师也要予以接纳，保持中立的态度，并更多地关注他们话语背后的动力是什么，相信每个人都想把日子过好，只是被自己的非理性信念困住了，看不清方向，这正是咨询师要帮助他们的地方。

小结要点：归纳组员谈到的对亲人和社会有意义的方面，并表示肯定和欣赏，指出他们做对家人和社会有意义的事情，给亲人带来快乐和幸福，自己也会感到幸福。

引导语：第二个题目，你希望后代怎样评价自己？自己写了哪两句评价呢？请分享。（组员分享）

小结要点：归纳组员的分享，对组员希望后代给自己做出正面的评价的想法表示欣赏，指出这就是希望自己的生命有意义，希望过有意义的人生，希望做好自己。

引导语：第三个题目，你希望给后人留下什么有价值的东西？请大家写出 3 个。请分享。（组员分享）

小结要点：归纳组员分享的留给后代的有价值的东西，肯定组员希望留给后人有价值的东西，以激励后人。其实，组员还是希望自己做的事情有意义。

引导语：第四个题目，假设生命还有最后一年，你最想做的 5 件事情是什么呢？请分享。（组员分享）

小结要点：归纳组员的分享。对组员打算在最后一年里要做的 5 件事情中体现出的生命的意义、爱心和孝心等美德表示肯定。

引导语： 通过大家分享的对 4 个问题给出的答案，我看出了大家内心中阳光的一面，大家都渴望自己过有意义的人生，自己的所作所为对亲人、社会都有价值，反映出大家期盼着过真正幸福的人生。同时，要想提升幸福力并不难，如果大家能够从以下几个方面努力，一定会提升幸福力。①培养良好的品质，提升自己的思想道德品质，拥有更多的品格优势，夯实幸福的基础；②为人诚实守信，做事认真负责，赢得信任和尊重；③努力创造满足自己和家人基本生活需求的物质条件或精神产品，体现生命的意义；④提升人际交往能力，多交乐观和正能量多的朋友；⑤培养获得幸福的习惯；⑥养成感恩的习惯；⑦幸福冥想；⑧增强使命感；等等。下面我们进行一些体验。

3. 养成感恩习惯

引导语： 一路走来，有很多人帮助过我们。大家想一想，并拿出纸和笔，把你要感谢的人名写出来。他为你或为你的家庭或为国家和社会做了些什么？你想起来有什么感受？给大家 10 分钟时间，写出你人生中最想感激的人和事，然后分享。（组员分享）

小结要点： 归纳组员的分享，指出一生中有很多人为我们做了很多事，才使我们成长和进步。我们感激他们，感觉有人支持，觉得自己不孤单，这种感觉会带给我们温暖和幸福感。如果我们感恩身边的人和事，就会让幸福感充满我们的心间。建议每天晚上在入睡前，写下几件让自己感恩的人和事。这些事情可大可小，从一顿饭到和一个好友畅谈，从工作到信仰，在写下感恩的同时，要回想经历每件事时的体验和感受。当感恩成为一种习惯的时候，我们就会更多地感受到生活的美好。

4. 幸福冥想

引导语： 请大家跟着指导语进行幸福冥想，提升幸福感。首先，让自己处于舒适的姿势，背部和颈部保持挺直。闭上双眼，深呼吸，吸气要吸到底，呼气时，要通过口或鼻慢慢地呼出，使自己进入平静的状态。用意念扫描自己的全身，如果有任何部位感到紧张，就将你的呼吸带到那里，这个部位就会放松。然后，至少保持 5 分钟，专注呼吸。如果你的注意力分散了，只要简单而自然地把它重新带回到你的呼吸上就可以了。继续深呼吸，然后灌注积极的情绪。想象自己在阳光明媚的春天里，在公园里，那里绿树成荫，草地像绿色的地毯一样平整，在草地的中间和周边是一簇簇盛开的鲜花，树上也开着各种各样的花；你和家人在一起，你搀扶着老人，孩子在阳光下嬉戏，爱你的亲人在你身旁，你们在一起享受着明媚的阳光和大自然的美景，你的心情很平静、温暖、喜悦、惬意。

过了一会儿，你们一家人坐在草地上，分享着美食，你非常快乐，非常开心，非常幸福，非常满足。这种快乐、幸福的感觉充满了你的心间，流遍你的全身。好！慢慢睁开双眼，搓搓手，搓搓脸。请大家分享感受。（感受分享）

小结要点： 咨询师归纳组员的感受，指出做这个练习之后，甚至不需要再去想象什么情境，只要想着幸福、宁静或者愉悦这样的字眼，就可以把正能量激发出来，组员就会开心。咨询师建议组员每天都做一次。

5. 提升人际交往能力

引导语： 常言道，朋友多，就快乐。提升人际交往能力，会为人处世，可以让我们获得更多的尊重和信任。从哪些方面可以提升人际交往能力，获得他人的尊重和信任，使我们更加幸福呢？请分享。（分享）

小结要点： 咨询师归纳组员的分享，肯定其提出的好的方法，指出有道德、诚实守信、热情、和气、善良、乐于助人、愿意分享、善于沟通、通情达理、尊重他人，可以提升人际交往能力，获得尊重和信任，交到真正的朋友。如果在遇到困难时得到朋友的帮助，就会有被支持感，感到温暖和幸福；或者朋友遇到困难时，自己能够帮助朋友，也会有成就感、有能力感和幸福感。

6. 培养获得幸福的习惯

引导语： 如果把幸福定为最终目标，那么要获得幸福就需要创造条件，培养获得幸福的习惯，就能提升幸福感。怎样培养获得幸福的习惯呢？请大家思考，分享自己的想法。（组员分享）

小结要点： 归纳组员的分享，指出只要培养使自己获得幸福的好习惯，剩下要做的事情就很简单了。一旦确定了要培养的习惯，首先把它们写在自己的笔记本里，然后立即行动。刚开始可能会感到别扭，但通常30天左右，一种新的习惯就可以巩固下来，变得像每天刷牙一样自然。

7. 增强使命感

引导语： 每个人在这个世界上都承担着一定的使命，想一想哪些是对你有意义的事情？什么事给你带来了使命感呢？例如，孝敬父母，给父母养老送终，是每个人的使命。此外，还有哪些事情是自己的使命呢？（讨论与分享）

小结要点： 今天每个人都探索了自己此生的使命，完成使命才能使生命更有意义。在完成使命的过程中，我们会感到幸福。如果有人暂时还没有找到自己的使命，也不要紧，慢慢探索，那些应该去做的、有意义的事情就是自己的使命。

8. 培养良好的品质

引导语： 每个人都有一些好品质，如有勇气、毅力、信仰，开朗、乐观、诚实、守信等，好的品质有助于获得成功与幸福。思考一下，自己有哪些良好的品质，知道自己拥有这些特质，有什么感受吗？如果继续提升自己，使自己拥有更多的好品质，那会有什么感受呢？如何让自己拥有更多的好品质呢？（组员分享）

小结要点：归纳组员拥有的良好品质，并表示欣赏。肯定组员提出的让自己拥有更多好品质的方法，指出拥有这些品质或称为美德，周围的人都会因此而更乐意接纳组员，喜欢组员，让组员感到自己存在的意义和价值，有更高的自我认同感，从而使自己感到快乐和幸福。让自己拥有更多好品质的方法有很多，前面提到奋斗是首要的和必需的，如果组员在奋斗中磨炼自己的意志品质，在挫折中砥砺前行，不怕艰难困苦，坚持自己的梦想，不在意他人的闲言碎语，不为诱惑所动，坚持戒毒，改掉吸毒习惯、遵守诺言，一定能够让自己拥有更多的好品质。

9. 从孝道中提升幸福感

引导语：《孝经》是中国古代政治、文化、哲学与伦理名著，是"十三经"之一。《孝经·开宗明义章第一》记载，"身体发肤，受之父母，不敢毁伤，孝之始也。立身行道，扬名于后世，以显父母，孝之终也。夫孝，始于事亲，中于事君，终于立身"。

说一说，你是否认同《孝经》中的"孝"？你的孝道体现在哪些方面？（组员分享）

感谢大家的分享，下面我们来填写"孝与不孝行为评价表"（表 29-1），请看清每一种行为，并在后面适当的地方打"√"，做完之后想想自己有什么感受？给大家 3 分钟时间填写，然后分享。（组员分享）

小结要点：肯定组员在分享中提出的观点，指出孝道就是珍爱自己的生命，对长辈尊重，发挥自己的才干，对自己、家庭、社会负责，做有益于家庭与社会的事情，让长辈放心、安心、舒心、开心。组员在有些方面做得很好，比如孝敬父母，然而有些方面却没有考虑到。希望组员记住孝道的真正含义。

表 29-1　孝与不孝行为评价表

行为	孝	不孝
爱惜自己的身体健康		
对自己的前途负责		
陪伴或照顾父母		
建立自己的幸福家庭		

续表

行为	孝	不孝
使用毒品		
努力工作		
帮助兄弟姐妹		
坚持走正道		
生育养育子女		
凭诚实劳动生活		
沉溺于赌博或游戏		
真诚为人		
为社会负责		
以不正当的手段获得财物		

引导语：如果你按照《孝经》的本意去做，你的父母会有什么感受？他们对你的态度和行为是怎样的？社会怎样对待你？你会有什么感受呢？（组员分享）

小结要点：肯定组员谈到的好的方面，指出行孝，做对个人、家庭和社会都有意义的事情，能提高组员的意义感、价值感、成就感，父母会为组员骄傲，组员会感到更加幸福。

（七）分享感受与总结

引导语：大家共同学习了幸福的内涵，进行了一些体验，对提高幸福感和幸福力进行了激烈的讨论。现在，请大家就今天关于幸福的学习和讨论，谈谈收获和感受。（组员分享收获和感受）

总结要点：归纳组员的分享，对组员良好的表现和拥有的好品质给予肯定，再次回顾幸福的真正内涵。同时，指出培养良好品质、提升使命感、获得信任、获得尊重、提高人际交往能力、培养好习惯、学会感恩、进行幸福的冥想等，都可以提升幸福力和幸福感。希望组员都能够拥有幸福的人生。

（八）布置作业

要求组员每天对1—3个人或事情感恩，建立感恩的习惯。

第三十章　表达性艺术治疗[①]

一、目标

1）通过艺术表达的方式处理创伤，尤其是早年的心理创伤。

2）释放负面情绪和躯体感觉，改变内在意象。

3）修复和家人的关系与心理再建构。

4）促进心理成长，提升正能量。

二、基本理念

艺术本身就是用来调节身心与培养气质的。艺术治疗是在专业人员的指导下，在与患者的艺术互动中，对某些身心疾病进行诊断、治疗与康复的过程。在这个过程中，咨询师可以触及患者内心深处难以表达的经验，释放其被压抑的情感，促使其重新接纳和整合外界信息，以达到心理治疗的目的。艺术治疗可以有效帮助患者突破心理防御机制，克服情绪或人格障碍。弗洛伊德认为，艺术作品可以作为个体无意识表达的通道。荣格最早使用绘画的方式对精神病进行心理治疗，彻底治愈了一名中年女性精神病患者（西格蒙德·弗洛伊德，2010）。在弗洛伊德精神分析理论和荣格心理实践的推动下，学者逐渐认识到了艺术治疗的巨大潜力。

美国艺术治疗协会（American Art Therapy Association，AATA）给艺术治疗下的定义是：艺术治疗提供了非语言的表达和沟通机会。艺术治疗领域有两个取

---

① 本章作者：王增珍。

向：一是艺术创作便是治疗，这种创作过程可以缓和情绪上的冲突，有助于自我认知和自我成长；二是若把艺术学习应用于心理治疗，则个体完成的作品和关于作品的一些联想，对于维持其内心世界与外部世界的平衡关系有极大的帮助（迈克尔·萨缪尔斯，玛丽·洛克伍德·兰恩，2021）。英国艺术治疗师协会（British Association of Art Therapists，BAAT）将艺术治疗界定为：艺术治疗是一种治疗方法，在艺术治疗师的协助下，通过绘画、雕塑等艺术媒材，从事视觉心像表达，借此心像表达把存在于内心尚未表达出来的思想与情感向外呈现出来；这种表达或呈现出来的心像产品，具有治疗与诊断功能；在治疗期间，当事人的情感常常包含在艺术作品里，并在医患关系中加以处理和解决。据美国莱斯利大学报道，各种艺术治疗，包括舞蹈、音乐、美术、戏剧、讲故事、咏诗与即兴写作，可统称为表达性艺术治疗（expressive art therapy），是当今国际上广泛用于临床的一种心理治疗模式。

意象是艺术的灵魂，是人类内心世界的象征，与情绪、情感直接相关。人之所以有心理障碍或人格障碍，就是不良的体验、认知和反应等消极意象在潜意识里凝缩的结果。表达性艺术治疗利用音乐、绘画、雕塑、戏剧、舞动等形式展示意象和改变意象，使当事人的内心体验发生改变，排解心理障碍，促进心理能量的流动，从而改善心身健康状况。

绘画疗法（drawing therapy，DT）是通过绘画者、绘画作品和治疗师三者之间的互动，以绘画创作活动为中介的一种非言语性心理治疗，目的是发展象征性的言语，触及潜意识，并创造性地整合到人格中。绘画还可以激发内心面对问题的新想法和新的可能性，跳出旧有模式的束缚，以创造性的方式获得新的领悟和转变。农伯格（Naumburg，1966）把绘画作为显现无意识的一种途径，认为人们在绘画中表达了自己的内心冲突。克莱默（Kramer，1993）则强调了人的创造性，认为创造性艺术过程本身就具有治愈功能，绘画这种创造性的工作激活了某些心理过程。通过绘画，当事人可以在安全的环境下，发泄存在于潜意识中的东西。个体可以在安全的氛围中释放出内心的情感与冲动，梳理和整合自己在不同时间、地点所积累的感受，使内心不被接纳的能量得到释放和升华。有人将绘画治疗用于海洛因依赖者，从绘画中发现，涉及暴力、毒品及性方面问题的患者对未来感到迷惘，同时通过图画也发现海洛因依赖者仍然拥有渴望，有向往改善家庭关系与成功戒毒等向上的激情。

舞蹈是艺术门类中利用肢体语言进行思想与情感表达的艺术。跟随音乐节奏的舞动直接作用于人的感觉与运动神经系统，通过动作激发人的审美意识，使人在心理和生理上感到愉悦，并使情感得到充分的释放。美国舞蹈治疗协会（American Dance Therapy Association，ADTA）将舞蹈心理治疗定义为：在心理治疗中通过运用舞蹈动作，以达到促进患者的情绪和身体整合目的的治疗方法（赵旭东等，2020）。通过集体舞蹈，人们能走出个人封闭的小圈子，创造强韧的社会和情感纽带，感受到在社会大家庭中的幸福；有节奏的动作帮助人们消除肌肉的紧张，减少焦虑，提高活力，接受自我，使人变得更加愉悦和自信。创造性的舞蹈动作可以激发患者个性化的表现，启发人们尝试采用新的思维方式和行为，打破认知屏障和精神束缚，注重对事物的情感体验，激发创新潜能，令舞者享受到创新带来的成就感和自我价值感，为个人创造一个接近自我和重新认识自我的机会。

音乐治疗运用与音乐相关的手段，如听、唱、乐器演奏、曲目创作等及其他艺术形式使患者达到康复的目的。我国学界将音乐治疗学定义为：一门研究音乐对人体机能的作用，以及如何应用音乐治疗疾病的学科，属于应用心理学的范畴（高天，2007）。国内外的研究成果显示，音乐刺激能影响人大脑的某些神经递质，如乙酰胆碱、去甲肾上腺素等的释放，从而改善大脑皮层的功能；音乐能直接作用于下丘脑和边缘系统等人脑主管情绪的神经中枢，对人的情绪、情感进行双向调节，帮助治疗某些心身疾病；音乐能超越意识而直接作用于潜意识，因而在心理治疗中具有特殊的功效（高天，2007；Blum et al.，2017；Menon & Levitin，2005）。

人们逐渐认识到，很多时候令人陷入困惑之中的往往是由自己或他人用言语构成的非客观"现实"，当事人由问题的叙说或言语出现困扰。叙事疗法认为，问题是被保持在言语中的，所以问题也可以通过叙事或在谈话中得到化解。叙事是赋予人们经验和意义的一种方法，涉及人类的行为和意向。人们在讲述自己的经验或故事时，并非确实客观地描述和反映事实的真相，而是在相关背景和环境的影响下，主观地叙述被其主流文化过滤之后的"客观事实"，它是叙述者用言语构建的产物，言语是叙事或讲述的载体。治疗师通过引导求询者用辩证思考的方式解读自己曾经经历的不堪，用言语重新构建自己的故事，带给自己新的方向、希望和力量，从而达到心理治疗的目的。

目前，音乐治疗在国内外成瘾领域应用较多。功能性磁共振成像（functional magnetic resonance imaging，fMRI）数据显示，音乐治疗有力地改变了担负奖赏活动的中脑边缘系统，如使伏隔核的结构发生良性变化，控制情绪刺激对自主神经和生理反应的影响。有研究者（Blum，2017）通过总结前人的研究，推断音乐治疗可能会通过多巴胺的募集增强脑白质的可塑性。研究表明，在艺术治疗过程中，参与者的舒适感增强。患者不愉快的经历可能主要储存在视觉与情感记忆中，通过艺术进行可视化治疗，能帮助成年患者处理问题。还有一些研究者将艺术治疗作为动机访谈和列联管理的补充，使成瘾治疗的效果得到强化。国内有研究者将鼓圈音乐应用于女性新型毒品成瘾者的心理干预，结果发现，相比对照组，实验组的敌对、焦虑、抑郁等症状有所改善，躯体化症状有显著改善（张刃，吴丽花，2014）。有研究者在治疗社区中对伴发情绪障碍的女性甲基苯丙胺依赖者给予打击乐治疗2个月，结果表明，实验组患者的症状自评量表中的强迫、抑郁和焦虑的因子得分较对照组显著降低，汉密顿抑郁量表（Hamilton Depression Scale，HAMD）总分和焦虑、认知障碍、迟缓、绝望感得分显著降低，睡眠障碍因子得分下降；汉密顿焦虑量表（Hamilton Anxiety Scale，HAMA）总分和精神性焦虑因子与躯体性焦虑因子得分也都降低（朱志伟等，2013）。另有研究也明，音乐辅助治疗可以提高海洛因依赖者的戒毒动机与脱毒疗效（洪汉林等，2007）。艺术治疗有助于深入探索成瘾者的心理历程，对成瘾治疗起到积极的推动作用。

表达性艺术治疗的方式很多，本章综合运用绘画、雕塑、音乐、舞蹈、叙事等形式，让患者的心理创伤得到修复，释放累积的负面情绪，改变消极意象，重新认识客观现实，改善人际关系，增强患者的正面信念，从而达到心理重建与增强心理能量的效果。

三、计划

1）舞动和自我介绍，根据名字编故事、选择图片、编排和讲故事，投射内心世界，提升组员之间的信任度和组员对自己的信心。

2）观察自我、回顾童年的经历、绘画、关于童年经历的叙事、舞动，释放童年时期累积的消极情绪。

3）编剧、绘画、叙述青少年期及以后经历的故事，释放成长过程中沉积的消极情绪。

4）雕塑曾经的照顾者生气时对待自己的方式及自己渴望的方式，用绘画的方式表达当时的感受，修复曾经的照顾者给自己造成的心理创伤。

5）通过触觉、味觉、嗅觉等感官感受不同物品的质地、味道与气味，激活与修复潜意识中相关的心理创伤记忆。

6）引导内观，觉察父母为自己做了什么，自己给父母带来了哪些困扰，引导患者进行感恩父母及祖祖辈辈的冥想，修复与父母的关系，与家族建立更深层次的联结，从而获得家族带来的正能量。

7）引导觉察和利用资源，迎接挑战，对自我经历叙事进行再创作，分享与表演，提升正能量；引导患者进行碎纸片艺术创作，增强成就感和增加积极情绪；回顾以往活动的内容，以祝福礼结束本期活动。

四、操作方案

（一）第一单元：提升信任度和信心

目标：（若是新的团体）打消陌生感和局促感，活跃环境氛围，提高组员彼此间的熟悉度，增强团队意识，建立信任关系，提升组员之间的默契度，展现组员的创造力和想象力，增强自信心，提升正能量。

方式：①舞动、自我介绍；②根据名字编故事，或即兴讲故事、表演；③选图片、编排、看图与故事接龙。

材料：彩色图片，包含人物、风景、食物、运动项目等图片若干张（数量为组员人数的 8—10 倍）；A4 纸，每人 1 张；小纸片，每人 3 张。

时间：3 课时。

引导语：很高兴和大家相聚，从今天开始，我们要进行一个新的主题，就是表达性艺术治疗。大家对表达性艺术治疗可能比较陌生，但如果注意到"艺术"这两个字，大家就比较熟悉了。绘画、音乐、文学、舞蹈、戏剧等，这些都是艺术的表现形式（见"基本理念"部分）。它是当今广泛应用于咨询、临床、教育以及日常生活中的一种心理治疗模式。我们的重点在于体验，邀请大家在活动中积极参与，呈现自己，触及和感知我们的内心深处。现在，进入今天的活动。

活动一：舞动

目标：破冰（用于新建团体）。

方式：播放暖场音乐［如 *Let It Be*（《顺其自然》）］，随音乐舞动。

引导语：首先，请大家围成一个圆圈，站起来，和我一起随音乐舞动身体！随心而动，没有特定的动作和要求，只在乎放松身心。在场的组员也许还有彼此不相识的，那就先和你身边的同伴打个招呼，和他握手，做一个自我介绍，说"我叫××，很高兴认识你"，也可以简单地对他说"嗨！"

好的，如果你已经打完招呼，就跟着我随着音乐的节奏轻轻地摆动手臂。来，伸出手，挥舞你的手臂，随着节拍左右摆动，感受音乐给我们带来的轻松和愉悦。来吧，让我们享受其中，轻轻地扭动我们的身体，随着音乐的节拍，彻底放松身体，让我们整个身体都扭动起来！让我们全身心地融入音乐的海洋，得到彻底的舒展和放松，动起来吧！（待组员进入轻松自然的舞动状态后，可以改换节奏比较欢快的音乐，如《小苹果》等，引导组员按节拍自然舞动，进一步提升集体的开放度和活跃度，使全体组员的热情被彻底地调动起来）

活动二：特别名片

目标：加深认识。

方式：将 A4 纸、笔和同等大小的纸片（每人 3 片）发给组员。每个人用 A4 纸做一个自己的台签。

引导语：为了方便每一位组员和我更好地记住彼此，请你用 A4 纸来做一个自己的台签。首先，将 A4 纸折成一个立体的三角形，也可随个人喜爱发挥和创作，只要 A4 纸能够立于桌面（或地面）上即可。在台签上写上你的名字或昵称；在 3 张小纸片上写上你的兴趣爱好、喜欢的食物、喜爱的明星，不要写你的名字，只写具体的兴趣爱好。写完之后，要向大家介绍你自己，展示你自己，这就是你的特别名片。这个活动便于加深我们之间的了解。希望大家都认真做，更要用心记。好，给大家 5 分钟的时间。（组员制作台签，在小纸片上写下自己的特点）

好，来看看大家做好的台签和写有自己特点的小纸片。非常棒！看来大家都是心灵手巧的啊。接下来，请每名组员拿着自己的台签和小纸片，向大家一一介绍，更加详尽地展现自己！好，从××开始吧。（组员逐个进行自我介绍，介绍后大家给他鼓掌）

现在，我们彼此有了一个全新的认识和了解，是不是还找到了兴趣相投的人呢？从今天起，我们就是共同学习的好伙伴了。

活动三：对号入座

目标：加深印象。

方式：全体组员均将自己的 3 张小纸片集中放到一起，再打乱，然后每个人从中随意抽取 3 张，根据纸片上的内容找到它的主人。

引导语：这个环节要用到刚才大家写的 3 张小纸片。首先，我要收集起大家手中的小纸片，全部放进备好的纸盒里，并充分打乱。然后，让每名组员从中随意抽取 3 张，再回到各自的座位。

　　接下来，我说规则和要求：请凭借上一个活动的记忆和对彼此的了解，拿着现在手中的 3 张纸片，分别找到纸片上所写内容相对应的组员，并递到该组员手中，由该组员来辨别是否正确，看谁能又快又准确地完成"对号入座"。都听明白了吗？好，给大家 3 分钟时间，凭自己去猜想，彼此间不要交流。如果想好了，就开始吧！（组员进行"对号入座"）

　　很好，没想到大家进行得这样顺利，大家都很认真地投入活动中，记住了对方的兴趣爱好，我们彼此间的印象是不是更加深刻了呢？

活动四：名字的故事

　　目标： 在表演名字的活动中增强自信。

　　方式： 3 人为一组，在组内介绍自己的名字或昵称的故事，说说名字的由来和意义，并用肢体语言表演出来。

　　引导语： 现在我们要进行的活动是每 3 人组成一组，自由组合。在组内自我介绍名字或昵称的故事、由来、意义等。一边讲关于自己名字的故事，一边用肢体语言来表演出你名字的故事。在小组里面，自己一个人表演最好，当然也可以邀请你的同伴一起表演，他可以帮助你更好地演绎出你的名字的故事。最后，你还要唱出你的名字。大家都清楚了吗？

　　好的，那么请大家先在小组里演一演，然后邀请每一位组员在团队里给大家展示。如果觉得表演自己的名字难为情，可以根据 3 个人的名字的由来和意义进行再创作及表演。现在请大家表演。（组员表演）

　　好，非常好！大家都表演得非常好。每一个名字背后都有很多奇妙的故事，有的寄托了家人的期望和祝福，有的具有纪念意义。每一位组员的表演能力都非常棒。我欣赏你们！

活动五：选图编故事

　　目标： 投射内心世界，展示创造力，增强信心。

　　方式： 将内容多样的彩色图片在地上摆开。每人挑选 1 张图片，分享图片的内容和意义；再把选出的图片放在一起，大家随意移动这些图片，直到不想再移动为止；将图片分组，每组图片代表一个故事，然后对每组图片的故事进行排序；要求每个人发挥想象力，根据图片内容编故事，编到哪张图片，该张图片的选出者便进行故事接龙。

　　引导语： 请大家都看地上的图片，请你们认真地看，然后挑选其中的 1 张。大家都挑选出自己想要的 1 张图片了吗？

　　好的，都选好了。现在，请你找一位搭档，然后和你的搭档一起分享，你为

什么要选这张图片？这张图片带给了自己什么感觉？（5分钟）

请大家将选出的图片放在一起，放在地面上，然后把全部图片都看一遍。看完了吗？

现在，请大家随意移动地上的图片，跟随自己的感觉，每个人都可以移动这些图片，你觉得怎么样好，就怎样移。

大家都摆好了，是吧？都觉得好了吗？都不想再变动了吗？如果大家都觉得好了，我们就可以把图片分成几个组。（图片分组）

好的，大家都同意这样分组吗？好的，你的图片在哪一组，你就在哪个组。接下来，我们根据这几组图片来进行故事创作，首先让我们来确定，在这几组图片中，哪一组图片的故事作为第一章、第二章、第三章……我们举手表决。

现在我们都确定了这些故事的先后顺序，那么就请在场的所有组员发挥自己的聪明才智和想象力，用第三人称讲故事，进行故事接龙。

谁的图片在第一章的最前面，就从谁开始，要以"从前/很久以前/几千年前，他/她/它……"等字句开头来讲故事。前一位组员说完后，下一位就可以接着他的话继续讲下去；第一章故事讲完，接着讲第二章、第三章……直到把故事讲完。

（组员讲第一章的故事）故事的第一章已经完成了，我们看看第二组如何接着第一组的故事继续讲下去……

故事第二章已经完成了，我们看看第三组如何接着第二组的故事继续讲下去……好，故事讲完了。

活动六：分享感受和小结

引导语：请大家分享今天的感受和感想。（组员分享）

小结要点：归纳组员的分享，对今天的活动进行回顾，解释每个活动的意图。对组员在整个过程中表现出的丰富想象力和创造力表示肯定。对组员的智慧表示赞叹和钦佩，邀请组员来为自己的表现鼓掌。对和组员一起度过了愉快的时光，表达自己内心愉快的感受。同时指出，在活动中，大家彼此熟悉、相互了解，对自己有了一个全新的认识，也拉近了彼此间的距离。在今后的学习和生活中，可能会遇到很多不同的问题，希望大家能将今天愉快的心情保持下去，不忘追求美好生活的初心，始终保持我们的激情，相互帮助，共同进步！

引导语：请大家把自己的台签收好，下次带来。好，期待下一次相聚！

（二）第二单元：成长的烦恼

目标： 释放压抑的情绪、情感，从而接纳自己、看到自己积极的一面，提升正能量。

方式： 以冥想、舞动、观看自己、绘画回顾童年、故事创作与表演童年的故事作为第一章——童年的故事。

材料： 音乐、镜子、彩笔、A4 纸。

时间： 3 课时。

引导语： 非常欢迎大家来到我们的活动现场。今天活动的主要目的是探访一下我们的童年。我们每个人都有属于自己的童年。人的童年中有快乐有烦恼，有幸福也有悲伤，有些是让你记忆深刻的，也有似乎被你忽视但深深地刻印在你心底的。今天，就让我们一起回顾一下我们的童年吧！

活动一：冥想

引导语： 在这次活动开始之前，我邀请大家来体验一次简短的冥想，希望大家跟随我的引导一起做放松练习。现在，请大家闭上双眼，身体舒服地坐好，做一次深而缓慢的呼吸，让身体自然地、慢慢地放松下来…①再来一次深而缓慢的呼吸…让你的脚趾放松…双脚放松…小腿放松…大腿放松…臀部、胯部放松…躯干放松…两手臂、两手放松…颈椎、脖子放松…头颅放松…全身每个部位、每个细胞都放松…想一想还有什么会妨碍我们能够全身心地投入这里的活动？让我们的内心没有牵挂，让身体完全全地放松下来，感觉到室内的空气、温度很舒服，这里的环境让你能够安然地待在这里。我邀请你来到这里，你的思维也来到这里，全身心地待在这里，参与我们的活动。如果你觉得自己已经完完全全准备好了，那就请你慢慢地睁开眼睛回到当下。（节奏要缓慢一点）

大家都回来了吗？好，欢迎大家回来！

活动二：舞动

引导语： 现在我们大家一起来舞动身体。随着音乐的节奏，轻轻地舞动自己，放松自己！（播放音乐 *Body Parts*，是一种舒缓的音乐，咨询师带领组员一起舞动）

首先，轻轻地舞动、舒缓你的脖子…摇摇你的头…耸动起你的双肩…随意地动起你的双肩…轻轻地扭动你的腰…让你的筋骨好好地舒展开来…然后尽情地动起来…舞动你的手…动起你的臀部…你的大腿…尽情地动起来…让你的全身完全

---

① …表示停顿。

动起来…你可以微闭双眼，让全身完全地动起来…好好地享受这个舞动的过程…

好的，现在请大家慢慢停下来，回到自己的座位上。

怎么样？大家感觉如何？请分享。（组员分享）

是的，舞动身体可以让我们躯体内的能量流动起来，随着乐曲的节奏和韵律的变化而使心灵产生愉悦和舒畅的感觉，非常好！

活动三：观看自己

引导语： 接下来，我请大家拿起摆在地面上的一面镜子，你看到了镜子中的自己。大家静静地看着镜子中的那一个你，看一看你有什么样的感觉，静静地欣赏一下自己，看看你有什么样的感受。（持续看镜子约 2 分钟）

过去，你有没有好好地关注过自己？现在你可以多花一点时间和耐心，用心地和镜子里的自己进行一次交流。观察一下镜中的你，是什么神态？是一种什么状态？看看自己的眼睛，它是明亮的还是暗淡的？看看自己的眼神，看看自己的眉心，它是舒展的还是蹙起的？你的皮肤呢？是润滑的还是干涩的？还有，你的脸颊、下巴、额头……看着他（她），他（她）就是你。你有没有仔细地认真地看过他（她），关注过他（她）呢？现在他（她）在对你表达什么呢？有没有想对你说的话？你感受到了什么呢……

好，大家都欣赏完自己了，现在我给每一位组员发一张纸，请把自己刚才的情绪体验或感受画下来。大家可以用彩笔。（提供 A4 纸，绘画时间约为 5 分钟）

好！大家都画好了。请每位组员找一位搭档，然后彼此分享情绪感受自画像，看看画中的每个部分代表什么意思，你还可以做一个表情来表达画里的内容。（组内分享）

活动四：回顾童年

引导语： 我还想邀请大家一起来做一个体验，让我们一起回到自己的童年，看看有些什么样的体验。

现在，请大家安静下来…大家把手里的东西都放下…请你轻轻地闭上眼睛…把注意力集中到你的头顶…感觉你的头顶开始慢慢放松…现在可以把注意力集中到你的呼吸上…让自己慢慢地平静下来…感觉你的面部开始放松…你的肩膀放松…手臂放松…胸口放松…腹部放松…背部也开始放松了…大腿放松了…小腿放松了…两脚放松了…现在从头到脚都放松了…

现在让我们一起伴随着音乐（背景音乐为《秘密花园》）一起回到自己的童年…你看到了幼年时候的自己，你在幼年时期所经历的很多事件…也许是非常开心快乐的…也许你的童年是孤独和寂寞的…也许有人曾经伤害过你…也许你遇到过一些让你特别伤心难过、惊恐、气愤的事情…你可以去感受一下…你看到了童年时期经历过的那些人和事情…让我们静静地看着小时候的自己…看到了那些你曾经的经历…看看它给你带来了一些什么样的感受和情绪体验…专注地感受它…如果你感觉心身不适，是正常的，这是一个帮你释放的过程，如果你能够坚持，就坚持，坚持几分钟，这种感受会消融，如果你不能坚持，就停止关注这种感受，后续找咨询师帮你处理。现在如果你准备好了…就可以慢慢地睁开你的眼睛…

现在请大家再领一张纸，把你刚才的这些情绪体验和感受都绘画下来。给大家 5 分钟的时间绘画。

好的，大家都画好了。现在我们还是每个人找一位搭档，彼此分享一下自己的绘画作品。（相互分享）

活动五：故事创作与表演童年的故事

引导语：好，现在大家可以把刚才完成的两幅作品都摆在自己面前，看着这些作品，请大家现在来写一个关于自己的故事，故事的内容总共包括 3 个部分。今天开始写第一部分，写自己的童年经历，请大家用第三人称来写。大家可以这样开头：从前，有一个女孩（男孩）出生在……她/他非常地……写故事的时间为 10 分钟。（组员写故事）

好的，大家现在都写好了自己的故事，请每人找一位搭档，将自己的故事读给对方听。在搭档讲述故事时，一定要专心地听。彼此分享，每人 3 分钟。

好！大家都分享了，请回到自己的座位上。刚才我们是在给自己的搭档分享自己的故事，现在我想邀请 1—2 名组员在大家面前分享自己的故事，请自告奋勇地分享自己的故事。（组员分享，10 分钟）

让我们再一次把掌声送给刚才分享的组员，谢谢他对我们的信任。现在需要志愿者，由我来讲出志愿者的故事，由志愿者把自己的故事表演出来。（示范两次，注重语速和情感表达。示范时间约 5 分钟）

通过示范，相信大家都明白了怎么做。下面，请每人找一位搭档，由搭档来讲你的故事，你来表演。（表演过程约 20 分钟，若有的组员有创伤被激发，咨询师及时协助）

好啦，大家完成表演了，看到大家都很投入，我非常感动。大家能够把心底里多年的感受都呈现出来，这是一件非常好的事情，我们的成长就是从点点滴滴的进步开始的！

活动六：分享感受和小结

引导语：我们今天的活动也接近尾声了，请大家分享感受和感想。（组员分享）

小结要点：咨询师归纳组员的分享，对组员的感受和个别组员的特殊感受进行解读。回顾今天进行的冥想、舞动、观看了自己、回顾了童年、创作了童年的故事，以及对自己童年故事的表演。同时指出，这个过程让每个人都对自己的童年有了新的觉察和更全面的认识，同时也释放了童年时期沉积的情绪，促进了心理成长。组员在活动中很投入，请组员为自己的精彩表现鼓掌。

引导语：请大家记住下次把自己的绘画和撰写的作品带来。期待下次再见！如果有需要心理协助的，请留下。

（三）第三单元：心声

目标：通过编剧、演奏乐器等不同的表演形式，充分发挥组员的想象力和创造力，进而提升患者的价值感和正能量；通过绘画、写作的艺术形式，提高组员的洞察力、自我表达能力，解除情绪上的困扰。在绘画过程中，通过感觉描绘和体验与生活相关的事情，引导组员自发地与不同人物对话，以提升自尊水平。

方式：冥想、编剧和表演儿时的梦想；利用乐器编剧，绘画，创作自己的故事并将标题设为"长大后"。

材料：背景音乐 *Body Parts*；小型乐器，如摇铃、小喇叭、沙锤、手鼓、木蛙等；A4 纸（每人 2 张）；彩笔、签字笔；组员带来的上次活动中完成的画作。

时间：3 课时。

引导语：很高兴又能和大家相聚了。首先想问大家一个问题，有多少人曾经幻想过做一名演员或者音乐工作者？（组员发言）

很好！看来不少人曾有过这样的想法。那么，今天就给大家提供这样的机会，来尝试创作和体验。下面，先让我们一起来做冥想。

活动一：冥想（5—8 分钟）

引导语：请大家坐好，保持放松、舒服的姿势…（引导冥想，引导语参见第二单元的活动一），大家感觉怎样，放松了吗？

活动二：编剧表演"儿时的梦想"

方式：根据每名组员儿时的理想（成为什么样的人、从事什么职业）进行分类，将同一类型的归为一组，每组根据职业类型的特点编排一个短剧，然后表演。

引导语：现在我请你们回想一下，小时候有什么理想、什么目标，希望成为什么样的人？（组员分享）

很好，有的人想当解放军，有的人想当老师，还有的人想当医生、科学家、农艺师。非常棒！看看，想当解放军的有几位，好，你们是一组；想当老师的，你们是一组（按理想分组）。

请你们想象，你们小时候的梦想都实现了，那就即兴来编短剧吧！每组编完后给全组表演。现在请各组编剧、排练，为表演做准备。给大家 10 分钟时间。（编排剧目）

好的，各组都准备好了吗？还有最后两分钟，请迅速准备就绪。好的，各组都准备好了，哪一组先表演？好，第一组先上场，大家掌声欢迎！（第一组上场表演）

太棒了，他们的表演很有创意。再次把掌声送给他们。（各组依次上场表演，咨询师给予反馈与肯定）

大家的表演都非常精彩，看来大家都有表演的天赋，能在这么短的时间内编排出一场场精彩的短剧，还体现出了职业的特点和你们对不同职业的理解，更重要的是，其中包含了大家的梦，大家每个人都很棒！

下面，大家一起听一段音乐（播放音乐 Body Parts），跟着音乐的节奏舞动身体，头部轻轻地晃，颈部轻轻地摇，肩部上下耸动，全身跟着舞动。好的。请慢慢地停下来，全体入座。大家的感觉怎么样？

活动三：乐器编剧

方式：将房间想象成大乐器，敲击，发出声音，按某个曲子敲出鼓点；再让每名组员从摆放在地上的乐器中任选一件，然后让拿着相同乐器的组员成为一组，各组组员用手中的乐器编排节目并进行表演。

引导语：请大家想象这个房间是一架很大的乐器，你可以敲击它的任何部位，让它发出声音，来，大家一起敲！敲出最大的声音…（停顿 2 分钟，让组员敲击），大家再敲击中等的声音…再敲击最小的声音…（敲击和欣赏）

我们再从摆放在地上的乐器中任选一种，然后敲击，大声敲击…小声敲击…一个人、一个人地敲击…（敲击和欣赏）

好的，现在请拿着相同乐器的组员组成一组。每组用乐器编排一个节目，请大家准备。（组员准备）

好的，还有两分钟，请大家赶快准备就绪。

时间到了。请各组开始表演。哪个组先开始？好的，第×组先开始。让我们

掌声请出第×组。（组员表演）

哇！他们表演得好精彩啊！很有气势。（各组轮流上场）

大家表演太棒了。你们说，哪一组表演得最好？（众组员均说"我们组最好！"）

大家说得对，每一组都很棒。大家都给自己鼓掌！

活动四：绘画

方式：全体组员将刚才的活动带给自己的感觉和感受用彩笔绘画的方式表达出来。

引导语：现在，每人取一张 A4 纸，请大家用彩笔将活动带给自己的感觉和感受画出来，没有对与错之分，跟着各自的潜意识画出你的感觉。可以是写实派的，也可以是抽象派的，不须讲究什么，没有好坏之分，没有对错之别，跟着感觉画吧！

好的，请大家把自己的画摆出来，和前面画的相比较，有什么不同吗？

活动五：创作自己的故事，第二章——"长大后"

方式：每人一张 A4 纸、一支签字笔。在听音乐的同时，回忆并撰写出初中及以后直至如今的成长历程。

引导语：下面，请大家听音乐，边听边回忆自己长大的过程中的各种情境。还记得吗？上一次我们写的是自己童年的故事，这一次的主题是"长大后"，要求写出自己长大后的故事，时间是从初中一年级到现在。好，如果听明白了，就开始你这一段自传的编写吧。给大家 15 分钟时间。（组员编写故事）

好，时间到了，大家都写完了吗？如果写好了，就请你们与搭档彼此分享。（组员分享初中一年级到现在的自传）

大家做得很认真。

活动六：分享感受和小结

引导语：今天的感觉怎么样？请大家分享。（组员分享）

小结要点：咨询师归纳组员分享的感受（如感觉放松了、很开心等），肯定组员的表现。同时指出，每个人身上都蕴藏着巨大的潜力和能量。询问组员："你们有没有被自己或者被别人惊艳到了呢？因为在短短的时间里，你们就编排出了两个短剧。如果时间再充裕一点，相信大家的表演会更加精彩！"

课后作业：组员随时跟着感觉绘画，尤其是在心情有波动时，要把心情画出来。

引导语：在生活中，当你快乐或不快乐时，要试着把它画下来。用我们今天的方法，随意地画，跟着感觉画，不讲究任何形式。但应注意一点，不快乐时的绘画时间不少于 10 分钟。请大家下次带来每次活动完成的画作。好，今天的活动到此结束。祝你们天天快乐！

（四）第四单元：形体雕塑

目标： 通过雕塑情绪和雕塑不同性别照顾者的姿态来激发组员的潜意识，并促使其与潜意识沟通，排解心里的郁结；通过雕塑不同性别的照顾者如同自己所期望的那样对待自己，从而获得被接纳、被爱与被肯定的感觉，达到内在能量的增长；通过描绘情绪和感受，与前几次活动所绘的图画进行对比，感受在不同的心性和心境下所释放能量的不同。

方式： 通过冥想、舞动身体、情绪模仿以及身体语言，分别雕塑自己的女性照顾者（如妈妈）对自己生气时的姿态和不生气时理想的姿态；再雕塑自己的男性照顾者（如爸爸）对自己生气时的姿态和不生气时理想的姿态；绘画。

材料： 音乐 *Body Parts*、《绿度母》；A4 纸（每人 2 张）；彩笔一盒、签字笔；组员带来的前几次活动中完成的画作。

时间： 3 课时。

引导语： 欢迎大家来到我们的活动现场。今天活动的内容非常有意思，希望大家都能用心去体会。活动开始前，请大家先思考一下，你是怎样知道周围的人是否开心、生气、忧伤甚至是愤怒的呢？除了言语上的表达，你怎么去辨别呢？好，这就是今天活动的中心内容——形体雕塑，即体语！

活动一：冥想（5 分钟）

引导语： 在活动开始前，我请大家一起先体验一次简短的冥想，希望大家跟着我的引导做一次放松练习。

请大家闭上双眼，身体舒服地坐好，然后做一次深而缓慢的呼吸，让身体慢慢地放松，再来一次深而缓慢的呼吸，想一想还有什么妨碍我们全身心地待在这里，让我们的身体完完全全地放松下来，感觉到这个房间里的空气和温度都很舒适，让你的身心全部待在这个房间里，现在你来到这里，你的思想来到这里，你的心灵也来到这里，全然地待在这里，参与我们的活动，如果你觉得你已经完全准备好了，就请慢慢睁开双眼回到当下。（节奏要缓慢一点）

大家都回来了吗？好，欢迎大家回来！

活动二：舞动身体

方式： 随着音乐节奏营造的轻松氛围，轻柔地舞动身体，达到放松的目的。

引导语：现在我们一起在音乐 *Body Parts* 的背景下来舞动身体，跟随音乐的节奏来舞动自己……（参见第二单元活动二的引导语）。

活动三：情绪模仿

方式：进行情绪模仿，体会他人和自己的感受，并进行交流。

引导语：我想大家都已经知道了什么是肢体语言。有时候，人的情绪是可以通过肢体语言来表达的。现在，请各位跟你左边的同伴打个招呼，再跟你右边的同伴打个招呼，然后再跟在场的每一位同伴都打个招呼。感觉怎么样？在这个过程中，大家都使用了肢体语言，如姿势、表情、语音和语调等。

现在，我请大家以你自己认为很舒服的姿势站好，用心去体察一下自己的姿势，你也可以用你平常的速度和姿势在这里走动一下。如果你在马路上追赶一辆公交车，那又会是怎样的速度呢？

我们每个人都有高兴的时候，现在，请每个人都做一个表示高兴的动作，要求当一位组员表示出高兴的样子后，其他组员全跟着一起模仿。（互相模仿）

现在大家都了解了，我们在用肢体语言表达自己的情绪和感受时有不同的方式。接下来，我们来体验更多的情绪表达方式。请大家找自己的搭档，两人一组，分别为 A 和 B，现在 A 表达，B 模仿，用你的肢体语言来表达愤怒…惊恐…惊讶…伤心…郁闷…烦恼…（可增加其他情绪词语）；好的，现在交换角色，B 表达（情绪词语同前），A 模仿…

在刚才的活动中，大家可能都有一些情绪体验和感受，现在请大家分享。（组员分享）

刚才有人提议需要有一些事件才能更好地引发出情绪体验，这个建议很好。因此，我请大家回忆自己和家庭成员相处的过程，看看自己有一些什么样的情绪体验。

活动四：冥想和雕塑女性照顾者（20分钟）

方式：每位组员找一个安全的、僻静的地方跟着引导进行冥想和雕塑（将活动室的窗帘拉上，营造一个封闭、光线柔和、感觉相对安全的环境）。

引导语：现在，我请大家都站起来，找一个你认为安全舒适的地方，然后把眼睛闭上。现在请大家做一次深而缓慢的呼吸，慢慢地放松自己的身体…（引导放松冥想）

现在请你回想你小时候的一位女性照顾者，她可以是你的妈妈、奶奶、外婆、姐姐或保姆。回想她习惯的动作，回想她对你生气时的姿态、她生气时的表情，用你的动作表达出来…让我们不断地把这个动作、姿势放大，尽可能地夸张，放大，再放大…然后慢慢地把它缩小，缩小，缩到最小…再想象你希望她对待你的理想的姿态，这种理想的姿态是什么样的身体动作和面部表情呢？啊！你的想象全部实现了，现在请你用你的动作表现出来，可以夸张地表达出来…现在请你不断地把这个动作放大，尽可能地放大，放大，放大，再放大…然后再把这个动作慢慢地缩小，缩小，缩小，缩到最小…（重复3次）

现在我请大家睁开眼睛，回到这里来（播放音乐《绿度母》），让我们随着乐声慢慢地走动，让自己平静下来。

活动五：冥想和雕塑男性照顾者（20分钟）

方式：通过冥想，想象小时候的一位男性照顾者对自己的姿态，用一个动作将他的姿态表达出来，并将动作放大和缩小；再请组员用自己渴望看到的姿态进行想象，并将动作放大和缩小。

引导语：接下来，我请大家再找一个你认为安全舒适的地方，闭上双眼，做一次深而缓慢的呼吸，慢慢地放松自己的身体，想象你小时候的一位男性照顾者，他可以是你的爸爸、爷爷、外公或哥哥。回想他习惯的动作，回想他生气时的姿态、表情，用你的动作表达出来…让我们不断地把这个动作放大，尽可能地夸张，放大，放大…然后再慢慢地把它缩小，缩小，缩到最小…

再想象你希望他对待你的理想的姿态，这种理想的姿态是什么样的身体动作和面部表情呢？啊！你的想象、愿望都实现了，现在请你用你的动作表现出来，可以夸张地表达…现在请你不断地把这个动作放大，尽可能地夸张，放大，放大，再放大…然后再把这个动作慢慢地缩小，缩小，再缩小，缩到最小…（重复三次）

现在请大家睁开眼睛，回到这里来，让我们的身体随乐声慢慢地走动，让自己平静下来。（背景音乐为《绿度母》）

活动六：绘画（10分钟）

方式：让组员把当下的情绪和感受画出来。

引导语：请大家回到自己的座位上，每人拿一张A4纸，将刚才的情绪和感受画出来（10分钟）。

大家都画得差不多了，现在请大家来分享一下自己的画。（组员分享）

现在请大家再做一个活动让自己的能量恢复，回到当下。举起双手，想象你的手不断地往上举，不断地往上举，插入云霄，想象你的脚插入地下，你是顶天立地的人；然后猛然向前压下来，同时大声地喊："哈！"好的，让我们再来一次，举起你的双手，感觉你不断地往上举，不断地往上举，然后猛然向前压下来，同时大声地喊："哈!"好的，再来一次，大声喊："哈!"现在请大家回到自己的座位上。

活动七：分享感受和小结

引导语：大家感觉怎么样? 请大家分享感受。(组员分享)

小结要点：咨询师归纳组员的分享，对组员分享的内容进行简短的解读，对组员的良好表现表示肯定。同时，指出通过不理想和理想的形体雕塑，让组员受伤的感受得到释放，心灵得到了一定程度的修复，给自己注入了正能量。希望组员在日常生活中学会关爱自己，学会和自己的心灵进行沟通，找到它受伤的地方，并进行自我修复。

课后作业：组员理解照顾者。

引导语：今天我们做的两次冥想和身体雕塑活动，想象了女性照顾者和男性照顾者小时候对待自己的动作姿态，如果(她)他们的姿态是不理想的，会让你身体里的感受被激发和释放；如果(她)他们的姿态是理想的，令你非常满意、舒服，那就最好，让你再次沐浴在爱中，获得正能量；如果不是，那么请你今天回去想一想，如果当时的照顾者是你，你会用怎样的姿态去对待被你照顾的小孩? 作为现在的你，又是怎样理解和体会当时的照顾者的姿态的? 请列举出其中的 3 个意义。好了，今天的团体活动到此结束。下次，请大家带回来所有的绘画作品。

（五）第五单元：触景生情

目标：借助某些材料帮助组员打开进入心灵深处的通道，触及那些深藏而难以表达的体验，修复心理创伤。

方式：通过冥想、舞动，找到代表安全感的物品或颜色；通过品尝不同的食品、闻闻不同的气味、触摸不同的布料，作为和潜意识连接的通道，激发在潜意识里的相关记忆，引导其化解并修复创伤。

材料：不同颜色的丝巾，彩色图案或图片，5 种不同味道的食品，5 种不同气味的物品，5 种不同质地的布料。

时间：3 课时。

引导语：欢迎大家来到我们的活动现场，今天我们一起做几个活动，通过品尝食品、闻散发不同气味的物品、触摸不同的物品来激发潜意识，帮助大家进入潜意识。首先，请大家一起来进行简短的冥想，跟随我的引导，让自己的身体完全放松。

活动一：放松练习

引导语： 现在，请大家轻轻地闭上眼睛，慢慢地吸气…呼气…让你的呼吸变得缓慢而均匀…（参见第二单元活动一）好！感受一下自己全身心放松的状态…现在再想一下有什么事妨碍我们全身心地关注当下…伴随着你的呼吸，把这个障碍呼出去…离开你的身体…现在请你想一种颜色，一种能让你感到安全的颜色。它可能是绿色，也可能是蓝色…如果你想到了这种颜色，那就让这种颜色呈现在你的脑海里…如果你已经找到了这种能带给你安全感的颜色，那么现在你就可以慢慢地睁开眼睛。

活动二：提升安全感

目标： 为组员的创伤处理准备足够的心理能量。

方式： 组员通过找到能代表安全感的图片或丝巾，体验其带给自己的感觉，增强内心的安全感，为疗愈心灵创伤做好准备。

引导语： 现在，请大家站起来，围成一圈。大家看到场地中间放着很多图片和丝巾，现在请各位找一张代表你的安全感的图片或者一条丝巾。

我看见大家都找到了代表自己的安全感的图片或者丝巾了。现在请各位再找一位搭档，告诉他为什么这张图片或这条丝巾能带给你安全感。

现在请你们把图片或丝巾放在地上，围成一圈。请大家再各拿一张纸，用彩笔画出一种你认为是安全的感觉。

大家都画好了，很好。请大家把自己画的画放在你刚才选择的图片或丝巾的旁边。现在，请大家慢慢地转圈走走、看看这些画、图片和丝巾，看一下它们有什么共同的特征，看一下别人的和自己的有什么区别，想一下为什么这些东西可以给自己带来安全感。看完这些图片有什么样的看法、感受？大家进行分享。（组员分享）

刚才大家分享的颜色主要是绿色和蓝色，还有花草、动物等，它们带给了大家宁静和安全感。请大家记住这些能代表安全感的颜色或物品，让它们带给我们守住安全的力量，让我们有足够的力量去抵御那些不愉快的感受。

活动三：触及潜意识与完形

目标： 借助物品和五感，引导组员进入潜意识，释放其潜意识中积累的心理障碍。

方式： 品尝不同的食品，再闻不同气味的物品，最后通过触摸不同质地的布料，触及过去经历的留在潜意识里的记忆。

引导语： 我这里有一些水果、干果，还有气味不同的物体，不同颜色和质地的布料。通过活动，让我们回忆过去的一些经历，释放这些经历带给自己的信息和感受。

现在，请一位志愿者上来和我一起展示这个活动，帮助大家了解活动的整个过程。有哪位组员愿意当志愿者呢？（一名志愿者上来）

我们给他掌声吧！

好，请你挑选一样你想品尝的食物。闭上双眼，先放松一下你的身体，关注你的呼吸，深深地吸气，慢慢地呼气。尝一下，有什么样的感觉？（例如，志愿者表示尝到了一种酸酸的味道，想起了自己第一次离开家时的情景……）

你尝到这种食品有酸酸的味道，想起离开家的情景，那是什么样的感受呢？（例如，志愿者回答说："我心里很难受，心酸……"）

请你探查一下这种感受停留在身体的哪一个部位？不用说出来，只要在内心深处去感受它…什么形状…什么颜色…什么质地…大小如何…如果是气体，你想象在头顶开个窗…让这种感觉飘走；如果是固体，问它和什么有关，脑海里会呈现相关的画面，感觉到相应的感受，这个固体逐步变小，直到最后消失。现在，请你对当年自己小小的身影说："你真了不起，小小的年纪就离开了家，外出去打拼，你真勇敢，谢谢你自己，我爱你！"

现在的感觉如何？（志愿者表达）

谢谢这位志愿者！请你回到座位上。

在这个过程中，我们能看到潜意识里情绪凝缩的意象（气体、固体或液体），通过引导可释放潜意识中负面事件的信息和相关情绪。闻、品尝、触摸某种物品是通过感官刺激来引导当事人触及自己的潜意识，激活当事人的某段经历留在其潜意识中的记忆和情绪。

现在，请大家两两搭档，对于带来的食品和物品一个个地品尝、闻或触摸，像志愿者刚才那样来完成这个活动。一位组员先作为引导者，另一位被引导，按照下述步骤进行闻、尝与触摸。

第一步：提高安全感。首先引导自己的搭档重温能带给自己安全感的颜色、丝巾或图片，想象将这种带来安全感的颜色吸入身体，让对方感觉到有足够的安全感。

第二步：觉察感受，释放感受。引导者拿起一种食品或物品，让搭档闻或品尝或触摸；问他，是什么气味、什么味道，触摸时的感觉让其想起来什么，有什么感受；这些感受让其想到了什么事情、场景或物品，现在有什么样的感受，若是正面感受，换下一个物质品尝、闻或触摸，如果是负面感受，引导其关注或内观自己的感受，探查这种感受在身体的哪一个部位；再让其形象化，问其像是什么样的"物体"，其形状像什么，大小如何，什么颜色，什么质地；引导其问这个"物体"和什么有关（留一点时间，让其在脑海里回放这些信息，再问其变化）；被引导者若感觉到这个"物体"在身体里像气团一样，让他把注意力集中在这个气团上，问这个气团和什么有关（被引导者觉察和回顾时，脑海里有信息回放，这个气团也可能发生变化，此时对方如果能够继续，引导其继续觉察和回放；如果不敢继续下去，引导对方再次回顾自己认为代表安全感的颜色或物品，并引导想象将其吸入体内，或请辅导者帮忙处理），若觉察到气团变小，引导其向上运行，当运行到头部时，想象头顶开个窗，让这种感受从头顶飘走；如果这种感受在身体某个部位，是固体状态，让其把注意力放在这个"固体"上，借助想象让其变小、变软、变钝，最后想象引导用某种物质融化这个"固体"，使其成为液体（例如，若感觉这个"物体"像冰，则想象利用阳光将其融化为液体），最后引导想象让这个液体流到足底，再流到地面。

第三步：认知重建。从两个方面来引导搭档：①重新认识曾经伤害自己的人。设身处地站在伤害方的角度观察和理解事情的来龙去脉。伤害方当时可能心情不好，可能因为时间紧、不耐烦，来不及向你解释，也可能是伤害方一时的情绪激动。我们要理解伤害方也有苦衷，原谅他。②重新认识自己。过去可能因为伤害方说了过激的话，使自己沮丧或自信心下降等。要认识到，对方说那些过激的话，可能只是说明对方不耐烦、情绪化，而自己不是真的像他（她）说得那样糟糕。让搭档认识到，尽管自己还不是十分完美，但是自己还是优秀的人、能干的人、有道德的人、努力的人，自己在很多方面的表现都非常棒，值得接纳、认可和欣赏。最后让搭档的心情变好，达到结局圆满，即完形。（若干分钟后或物品都被用过后交换角色）

（组员体验）

好，现在我们来交流一下，分享与交流自己在这个活动中的情绪和感受。（组员分享）

如果过去发生过有负面影响的事情，过了一段时间，我们似乎觉得已经没事了，而实际上事件中的部分信息或/和情绪仍存留在身体的某个部位，我们一时忘记了，感觉不到了，是因为它进入到潜意识了。但是，当我们在生活中再遇到相同或类似的事情时，存留在潜意识里的记忆和情绪就会被激活，又会带给我们愉快或者不愉快的感受。当不愉快的感受出现时，我们会为当下遇到的事件而苦恼、焦虑不安，会觉得当下的事情可怕，令人烦恼、痛苦等。通过品尝、闻或触摸等感官刺激，引导我们进入潜意识，使存留于内心深处的情绪得以释放，使相关记忆信息得到再处理、整合和淡化，打开了心结，消减了负面的情绪、感受与记忆对我们现在生活的影响，轻松自如地活在当下。

活动四：绘画

目标：让组员表达情绪和感受。

方式：组员在音乐背景中体验自己的情绪，画出自己的情绪。

引导语：请各位坐好，大家拿一张纸，在纸上画出你现在的感受，如愉快或不愉快，伤心或高兴……

（看到组员们已经画好后）好的，请你把画撕掉，撕成碎片。

现在，请每个人拿一个信封，把你刚才撕掉的画的碎片或者没有撕掉的画都放到信封里面。大家把信封收好，在以后的活动中，我们还会用到的。

活动五：舞动

目标：让内在复原。

方式：播放音乐，如 *Body Parts*。带领组员随着音乐晃动身体，跟着音乐的节奏一起舞动，也可以轻声哼唱，让身体和心情得以放松。

引导语：（略，可参考前面的身体舞动指导语）

活动六：放松

目标：让组员体验大自然给自己带来的放松的感觉。

方式：咨询师讲解大自然疗愈的意义和价值，带领组员到大自然中去体验。介绍不同的放松方式，并让组员体验。

引导语：请大家现在和我一起出去，到院子里逛一下，看看外面的风景，感受一下令人豁达的花草树木和蓝天白云，感受一下温暖的阳光和微风……

欢迎大家又回来了，出去走了一圈，大家看到了什么？听到了什么？感觉怎么样？（组员分享：湛蓝的天空，绿草如茵的草坪，飞舞的小鸟，拂面的微风，感觉到非常的放松、愉悦……）

大家感受着大自然的无限美好，身心得到了放松。这是一种非常好的放松方式。大自然中植物释放出来的氧气和分子让我们感到清新、舒适、轻松和愉悦。其实，放松的方法很多，例如，我们可以转动身体，用身体画圈；也可以模仿动物，能发出任何想发出的声音。我们一起尝试着做一做，看看哪种能帮自己更快地脱离负面情绪，感到豁达自如。（组员体验）

好，有没有找到更适合自己的方法呢？放松的方法有很多，总会有适合自己的方法。在后续课程中，我还会和大家分享更多的放松方法。

活动七：分享感受与小结

引导语：在结束前，请大家用一句话或一个词来描述一下今天学习和练习的感受。（组员分享）

小结要点：咨询师归纳组员分享的感觉和感受，解读组员的感觉和感受。回顾本次的活动内容、组员的表现及某些组员的突出表现和进步。感谢组员的投入及在活动中积极参与，也希望组员获得更好的感觉。

课后作业：①组员尝试用学到的情绪释放方法淡化负面情绪；②记录负面情绪发生的时间、事件、当时的躯体感觉和心理感受，采取了哪种情绪释放方法，结果如何。

注意事项：在两人一组的练习中，如果某位组员的负性情绪比较强烈，必要时应协助他的搭档进行处理。

相关表格："情绪释放记录表"（表 30-1）。

表 30-1　情绪释放记录表

时间	事件	躯体感觉	心理感受	方法	结果

（六）第六单元：感恩与心理联结

目标：①组员觉察与父母之间的心理联结；②察觉父母给予的爱和感恩；③察觉其他亲人及师长、朋友给予的关爱和感恩；④加固与父母及其他亲朋好友的亲情纽带，提升正能量。

方式：①冥想放松；②觉察父母给予的爱；③觉察其他亲人给予的爱；④通过仪式进行感恩；⑤绘画。

时间安排：3 课时

所需材料：彩笔若干盒；A4 白纸或彩纸（每人至少 5 张）；播放器；冥想音乐《新世代-默林斯魔术-恰克拉》。

引导语：欢迎大家来到活动现场，首先请大家一起来体验一次简短的冥想。

活动一：放松冥想

引导语：现在请你轻轻地闭上眼睛。好，现在深深地吸气，慢慢地呼气……（参见第二单元活动一的引导语）。让自己平静、全身心地待在这里。如果你完全放松了，就请你慢慢睁开双眼。

活动二：内观

方式：组员回想"父母为我做了什么？我为父母做了什么？我给父母带来了哪些困扰？"3个问题，并写出来、分享。引导组员察觉自己与父母之间爱的联结。

引导语：请在座的每一位组员拿一张纸、一支笔。在纸上写出以下3个问题的答案。给大家20分钟时间。现在，请你回想一下：父母为我做了什么？我为父母做了什么？我给父母带来了哪些困扰？请尽可能都写出来，写出你的感受。（组员思考及书写）

现在，请大家找一个搭档，彼此分享刚才写的内容，写的时候有什么想法及感受。（10分钟，两两分享）

大家都分享完了吗？现在请大家回到大组来。每对搭档选出一人在大组分享自己所写的内容、感受和想法。（大组分享）

谢谢你们的分享，从大家的分享中可知，父母为我们做了很多很多，我们为父母做得很少，而且还给父母带来了不少困扰。但是，父母总是那样宽容、包容和无条件地爱我们。

活动三：感恩父母

方式：组员制作写着父母名字的台签，将台签放到各自的座位上，闭上眼睛，以蹲、跪或者其他礼貌和感恩的姿势，对着台签闭上眼睛，回忆父母抚育自己成长，以及在陪伴中的点点滴滴，想象父母此时就在自己面前，自己最想对他们说的话、最想为他们做的事是……

引导语：现在，请每一位组员拿出两张纸，做两个台签，在台签上分别写上父亲和母亲的名字……

好的，现在把这两个台签靠在你座椅的靠背上。现在，请半蹲、跪着或者以其他礼貌、感恩的姿势面对写着父母名字的台签。

请看着眼前的这对父母，正是他们俩给了你生命，把你带到了这个美好的世界。有资料记载，用刀把人手上的肉割开，疼痛指数是6，而分娩的疼痛指数是8。就在多年前，在你眼前的这位妇女，也就是你的母亲，她冒着生命危险，忍着疼痛指数为8的痛苦，把你生了下来，把你带到了这个世界。

现在，请大家闭上眼睛，回忆一下，当我们来到这个世界后，开始只会哭、闹，后来会笑。在你面前的爸爸妈妈，每天要给你喂奶7—8次，换尿布、洗尿布。每晚，因为你哭闹而不能入睡，他们耐心地哄你睡，心甘情愿，不怨天，也不尤人。就这样，在父母温暖的怀抱里，你一天天地长大。他们花了很多时间耐心地教你用勺子、筷子吃东西，教你穿衣服、系鞋带、扣纽扣，教你洗脸、梳头，教你做人的道理；你生病的时候，父母着急、担心，没日没夜地照料你；好的东西让你先吃。天气转凉时，父母叮嘱你"天冷要加衣"。也许有一天，就在你不经意间，他们穿衣服忘记扣纽扣，穿鞋忘了系鞋带……吃饭时弄脏衣服，拿梳子的手颤颤发抖。时光在飞逝，我们已经长大，父母却在老去。

现在，想想父母对你的恩情，你最想对他们说什么呢……你现在最想对他们做一个什么动作呢？鞠躬、作揖都可以……请你在心里默默地说出你想对他们说的话，做一个你想对他们做的动作……

如果你已经完成了，就请你慢慢地睁开双眼，回到当下。

大家都回来了吗？现在请每人拿一张纸，把你想对父母说的话、想为他们做的事，写在这张纸上。（组员书写）

写完了吗？请你把纸收好。我还希望大家下课后给父母打个电话，或者回去后给父母说说你想说的那些话，做你想为父母做的事。

活动四：回顾及感谢其他恩人

方式： 除父母之外，还有祖父母、外祖父母、哥哥、姐姐、弟弟、妹妹、师长、好友等有恩于自己的人，请组员向他们表达感恩。

引导语： 刚刚大家回顾了父母对自己的恩情，感恩了父母。现在请大家回忆，除父母之外，还有哪些亲人（如祖父母、外祖父母、兄弟姐妹、师长、好友、其他人）有恩于你？他们为你做了什么，你的感受是什么；你为他们做了什么，你的感受是什么。请你拿一张纸写下来，并分享。（组员撰写值得感恩的人、事和感受）

大家写得差不多了，请大家找一位搭档分享。（组员互相分享）

请每对搭档中的一位在大组里分享。（大组内分享）

刚才大家都分享了除父母之外，还有其他有恩于我们的人，他们为了我们的健康成长、成才与幸福付出了很多心血，使我们很受感动。

现在，请大家再用一张纸写出他们的名字或称谓，放在靠近椅子靠背的地方，让我们一起向他们深深地鞠躬，感谢他们对我们的知遇之恩，感谢他们对我们的爱护、帮助、支持、鼓励和鞭策。

活动五：心理联结

方式： 播放《新世代-默林斯魔术-恰克拉》冥想音乐，与此同时，伴随冥想引导组员和祖父母、父母、师长、朋友与大自然进行联结。

引导语：好的，现在，请大家舒服地坐好，双脚自然平放在地面上，然后做一次深而缓慢的呼吸，放松自己的身心。（播放冥想音乐《新世代-默林斯魔术-恰克拉》）现在，请你想象，你的父母就在你身后站着，他们把手放在你的肩上，他们的手很温暖，带着浓浓的爱意，使你感受到了这份爱的能量；请你想象你的祖父母、外祖父母站在你父母的身后，想象他们温暖的手正放在你父母的肩上，给父母和你传递温暖和爱的能量；再想象，你的祖父母、外祖父母的背后站着更多代的父母，他们是你的祖先，他们把对后人的爱的能量通过他们的手源源不断地传给你，你感受到了这份浓重的爱，让这份浓重的爱流遍你全身，滋润着你的每一个细胞；请你对你的亲人们默默地说一声"感谢你们，我的祖辈亲人们！"你现在会感到身体更加放松了，更加舒服了，更加温暖了……

我请你再想象所有于你有恩的其他人，包括你的亲戚、师长、朋友，他们也在你身边站着，通过他们不同的身体语言和你联结着，也带给你正能量，你感到身体里的能量很足，感觉更安全，有支持感和依靠感，感到更加满足和喜悦。请你默默地说一声"感恩你们，谢谢你们"。

最后，请你再想象很多与你认识和不认识的人，他们给你生产五谷杂粮、水果、鸡蛋、蔬菜以及其他食品；不计其数的陌生人给你提供衣食住行的方便；大自然为你提供空气、水和土壤，给人们带来很多美好的事物，让我们能够在地球上生存，以各种方式支持着我们；我们从内心里向他们说一声感谢，感恩为我们提供支持的一切。

现在，我们还有一个特别需要感谢、要深深去爱的人，那就是我们自己。现在，伸出你们的双手，给自己一个拥抱！对自己说："我深深地爱和接纳我自己，我接受我现在的状态，我接受以前自己认为不好的地方，因为那是我的一部分，我爱他，我也希望我可以让自己的这一部分变得更好。我喜欢自己，因为我身上还有那么多的优点，如坚强、执着、努力等，我欣赏自己，现在，让我们对自己说："谢谢你，感谢你一直以来的坚持和努力。"

让我们继续进行，感谢生命中的逆境，对它们说："谢谢你，因为有你，所以我成长了。"请你对整个世界，包括你，心里默默地说一句"感恩，谢谢你，真的非常感谢你……"感觉你的内心充满感恩、温暖和爱。

请你慢慢地睁开眼睛，分享自己的感受。（感受分享）

我们和亲人、不认识的人们发生着千丝万缕的联系，正是因为有了他们，才会有我们的今天，让我们心怀感恩之心、感恩之情来感谢他们吧！

活动六：绘画

引导语：下面，请组员每人拿一张纸和一支彩笔，画出你刚才在体验完之后想画的东西，也许是你的感觉、感受，也可能是一些想法。（组员绘画）

现在，请你们找到自己的搭档，彼此分享一下自己所画的内容和感受。（分享）

大家把自己的画放在地面上，互相观看一下，然后分享一下自己的画和感受。（大组分享）

感谢大家的分享，从大家的绘画中我们可以看出整个画面所呈现的元素，从中我们也可以看出大家的心理能量状态。

活动七：分享与小结

分享：今天，我们进行了感恩与心理联结的活动，请大家分享感受和感想。（分享）

小结要点：咨询师归纳组员的感受，对组员在活动中很投入表示赞赏。同时，指出家人之间的情感关系好像是大树内部供给养分的脉络，个人就好像是家族树上的一片叶子或一朵花，情感通道畅通才能从根部汲取足够的心理能量。感恩是促使自己与家族，甚至与民族、人类情感通道更加畅通的重要方法。希望组员今后把感恩当成生活的一部分，每天晚上睡觉前回想和感谢生命中值得怀念与感恩的人与事。

引导语：时间不知不觉过去了，今天的内容到此结束，下次请大家记得把自己所有的绘画与撰写的作品、装碎纸片的信封都带来。谢谢大家！期待下次再见！

课后作业：①组员把今天在课上写好的想对父母说的话说给父母听，想为父母做的事，如果现在能做的，就立刻去做，不要让爱去等待。②利用下面的表格（表 30-2），用一周左右的时间，以年龄段为限，每天至少用半小时的时间仔细回想和记录以下 4 个问题：父母（或其他抚养人，如爷爷奶奶等）为我做了什么？我为父母（或其他抚养人，如爷爷奶奶等）做了什么？我带给了父母（或其他抚养人，如爷爷奶奶等）哪些困扰？有什么想法和感受？

注意事项：①咨询师在讲解活动的内容、要求和规则时，一定要清楚、明晰，以利于组员操作；②保证有足够的分享和讨论时间，尽可能使讨论深入、具体，让组员在体验和分享中获得正确的认知和成长。

相关表格："与亲人情感联结辅助用表"（表 30-2）。

表 30-2　　与亲人情感联结辅助用表

时间	年龄段	联结人	他（她）为我做了什么？	我为他（她）做了什么？	我带给他（她）哪些困扰？	现在的想法和感受
周一	0—6 岁					
周二	7—12 岁					
周三	13—18 岁					
周四	18 岁后					
……	……					

注意：组员每天只和父母或其他抚养人中的一位发生心理联结，写出自己当下的想法和感受。案例如表 30-3 所示。

表 30-3　　与亲人情感联结示例

时间	年龄段	联结人	他（她）为我做了什么？	我为他（她）做了什么？	我带给了他（她）哪些困扰？	现在的想法和感受
周一	0—6 岁	母亲	喂我吃奶，教我说话……	给她带来了欢笑，打坏了东西，弄脏衣服要她洗，惹她生气……（也可以写具体的事情，如第一次给她洗脚）	担心我生病；我拿别人的东西，让她难堪……	养育我这个孩子，母亲很不容易……

如案例所示，周一这一天只记录 0—6 岁这一段时间里和母亲一人之间发生的联结事件以及想法和感受，不涉及其他年龄段，也不涉及父亲或其他任何人；周二只记录 0—6 岁时和父亲（或母亲以外的其他任何人）之间发生的联结事件及感受，以此类推。

（七）第七单元：能量汇聚

目标：①组员重新认识自己面临的挑战和可利用的资源；②提升正能量，转变对困难和挑战的信念；③利用资源，勇于面对和应对挑战。

方式：①冥想；②撰写自己的故事第三章"利用资源，迎接挑战"；③故事分享及表演；④以碎纸片作为原料进行创作；⑤自我感觉绘画及进行作品对比；⑥音乐舞动；⑦回顾及分享；⑧祝福礼。

课时安排：3 课时。

所需材料：播放器；音乐 *BodyParts*、《朋友》、《新世代-默林斯魔术-恰克拉》冥想用音乐等；装在信封里撕碎的纸片；粘胶；彩笔；A4 纸（每人至少两张）；小镜子（每人一面）。

引导语： 欢迎大家来到活动现场，首先请大家一起做简短的冥想，请跟随我的引导做一次冥想练习。

活动一：放松冥想

引导语： 请调整你们的坐姿，让自己坐得舒服，然后轻轻地闭上双眼，很好。现在，请把注意力放在呼吸上；觉察自己的身体，是收紧的呢？还是放松的呢？如果是收紧的，就让自己放松，同时可以调整一下坐姿，让自己再一次放松，很好，非常好。接着，请你吸进新鲜的空气，把它带到身体的每一个细胞…很好…脖子和双肩…如果觉得不舒服，你可以动一动，前后左右轻轻地转一转脖子，让脖子放松…哪些地方不舒服，你在呼气的时候就将那个不舒服呼出去，对，很好，非常好。请再一次吸进新鲜的空气，让它滋养你身体的每一个细胞，你的心脏，胃，你的脾脏…都得到滋养。如果你感觉哪个地方发紧，或者哪些地方不舒服，你可以在心里跟那个地方对话，告诉它"谢谢你，提醒我"，然后将那个不舒服随着呼气把它呼出去…很好…非常好…继续将新鲜的空气送到你的上肢、上臂、胳膊肘、前臂，最后到指尖…很好…如果还有些不舒服，就将那个不舒服随着呼气将它再一次呼出去。下面，我再请你将新鲜的空气送到你全身从头到脚的每一个部分，你的骨骼、肌肉及每一个细胞…将不舒服和紧绷感随着你的呼气呼出去…很好。下面我从 9 数到 1，如果你准备好了，就可以慢慢地睁开眼睛，回到这里来，9，8，7，6，5，4，3，2，1…如果你准备好了，就可以随着自己的呼吸睁开双眼，搓搓双手，然后干洗脸，双手拥抱你自己，双手拍拍你自己，说："谢谢我自己今天能来，谢谢我那么爱自己。"让自己的身体尽量放松，然后跟你左边的同伴说："今天真开心啊！"跟你右边的同伴说："要好好爱自己啊！"

活动二：撰写自己"利用资源，迎接挑战"的故事

目标： 让组员看到自己可以利用的资源，勇敢面对现实。

方式： 组员采用叙事的方式撰写自己面对的困难，进行自我调整，想方设法迎接挑战、利用资源，提升自己，战胜自己的故事。

引导语： 请大家想想我们当下面临哪些挑战，我们拥有哪些资源可以应对当下的挑战。然后，轻轻地闭上眼睛，察觉一下自己当下面临哪些挑战，有哪些资源和方法可以应对这些挑战。根据你所想到的挑战和资源，拿一张纸撰写自己的故事的第三章，重点是写有哪些资源可以支持自己面对挑战，给大家××分钟时间。（组员撰写故事）

活动三：故事分享及表演

目标： 将自己撰写的故事用艺术的形式表达出来，加深印象。

方式： 两人为一组，与搭档相互读对方的故事，各自用身体语言表演出来。

引导语： 大家都写好了吗？很好。大家都很认真。现在请大家自由组合，两人一组。找到自己的搭档后，先为搭档读自己的故事，然后让搭档带着感情读你的故事，同时自己用身体语言来表演，可以借助道具来表演自己的故事，让你的故事里的能量随着表演、律动表达出来。（10分钟，各组读故事和表演）

现在还有2分钟，我看见大家都这么投入，不忍心打断大家。好的，时间到了，请大家回到自己的座位上。现在请每个组读和表演一个人的故事。哪一个组先开始？好的，这个组准备好了，大家欢迎。（每组上场表演）

活动四：能量绘画对比

目标： 将故事第三章带给组员的能量形象化，以加深记忆。

方式： 组员用镜子观察自己的表情、精神面貌或能量状态，画出自己的能量，和第二次课的自画像做对比，分享其变化和自己的感受。

引导语： 好的，经过这些活动，身心的能量可能会有些变化。现在请大家拿一面镜子（或拿出手机当作镜子），从镜子里观看、觉察自己对自己的感觉（观察1分钟）。然后，请大家画出自己的能量或感觉。（组员观察和绘画）

好，现在，大家拿出自己在第二次课上的画和这次的画进行对比，看看自己这两张画中的能量前后一样吗？有变化吗？有什么感觉呢？请分享一下。（组员分享）

好，很多组员都说感觉到……这说明你的心理能量是有改变的。

活动五：重构希望

方式： 组员利用碎纸片进行创作。

目标： 通过利用碎纸片创作，组员看到新的希望，促进心态及观念的改变。

引导语： 好的，刚刚大家做得非常好。现在请大家拿出原来撕碎了的、写着或画着过去情绪的那些碎纸片，看看怎样利用这些碎纸片进行创作，将其做成艺术品。可以用粘胶或胶水把它们粘在一起，让碎纸片变成有欣赏价值的艺术品，欣赏它，感受它带给你的感觉。（创作过程）

我看到大家都专心地投入到创作中，很有创意，将碎纸片变成了富有美感的艺术品，你们自己有什么感觉呢？（组员分享）

通过创作，大家的心态、观念都发生了可喜的变化。看到大家标新立异的作品就可以看出大家心态的改变。我很开心，非常欣赏大家。

活动六：音乐舞动

目标： 组员用肢体表达内心，使能量贯通流动起来。

方式： 咨询师播放音乐 *BodyParts*，带动组员随音乐的节奏舞动身体。

引导语： 现在请大家一起跟随体内能量的流动走动，慢慢地一边走一边晃动身体，轻柔地舞动手臂，使整个身体跟随能量动起来。（带领组员一起缓步行进）

好，非常好。现在请大家回到座位上。

活动七：回顾与分享

目标： 通过回顾，帮助组员记忆和巩固已经学过的内容。

方式： 带领组员回顾学过的内容及做过的活动。

引导语： 现在请大家闭上眼睛，身体放松。让注意力集中在双肩，让双肩放松，将放松的感觉往下传递，带动全身放松。现在请大家一起回忆，在前面的 7 次活动中，我们都做了什么？大家还记得吗？通过讲述自己姓名的来历、表演关于自己姓名的故事，我们更加接纳和爱自己；我们通过声音、乐器来表达自己的心声，通过身体语言、身体雕塑来察觉和释放情绪；通过绘画、触摸、品尝物品来帮助我们回忆，觉察我们曾经有过的感受，释放过去创伤带来的感觉和感受；通过感恩活动，疏通我们和家人的关系；通过表演自己成长故事中可能遇到的挑战和资源、绘画的碎片再创作等活动与练习，增强了我们的正能量。我和大家在一起感受和成长，一起快乐和开心，能和大家在一起，我真的很快乐。

天下没有不散的筵席。现在，我们的活动已经接近尾声。我希望大家好好分享一下自己的感受，从我左边的组员开始好吗？（组员分享感受）

大家有这么多的收获和感受，太棒了！我也非常感谢大家的配合。

活动八：祝福礼

目标： 话别，彼此祝福，留下美好的回忆。

方式： 组员面对面地站成两排，一人闭上眼睛，从头走到尾，接受两排的每一位组员的祝福。在这期间，播放音乐 *Let It Be*。

引导语： 我们一起再做一个活动。活动的要求是：①大家相对地站成两队；②左侧队列中第一位组员闭上眼睛，走到两排队员之间，在路经各位时，请组员靠近他（她），用说悄悄话的方式表达对他（她）的肯定、赞美和祝福；③走到后，就站在自己那一排的最后面；④右侧队列中的一位组员像这位组员一样，跟着接受祝福。这样进行下去，每位组员陆续地都接受了同伴的祝福。（播放音乐，如 *Let It Be*，全体陆续接受祝福）

好的，大家做得很好，最后请大家把这个充满爱意与惜别之情的时刻像照相留影一样，"咔嚓"一声镌刻在我们的脑海中，镌刻在我们的心中。（播放音乐《朋友》）。

好，表达性艺术治疗的全部课程就结束了，很荣幸和大家度过了这段美好时光。希望各位永远保持阳光心态，把阳光和正能量带回到生活中的每一刻，预祝大家戒毒、事业、家庭成功！

课后作业：结合7次活动内容，组员写一篇心得体会，可以写参训的认识、收获、感受或今后的打算等，也可以是某一次触动较大的活动，谈谈对自己的心路历程、变化及成长的影响。字数不限，但求表达真情实意。

注意事项：在撰写和表演挑战与资源的故事时，咨询师要讲解资源、挑战的内涵和外延，澄清组员在认识和理解方面的误区，并对组员自身的能量、挖掘到的资源予以肯定和欣赏。在回顾7个单元的活动时，咨询师要把握好每个单元的重点和活动之间的衔接，注意觉察组员的感受和收集对活动的反馈信息，及时调整和改进，为日后的培训工作提供借鉴。

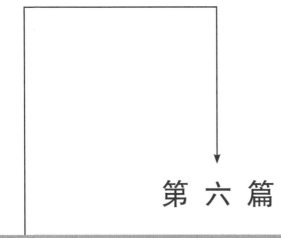

第 六 篇

家庭治疗与社会支持

第六篇

第三十一章　家庭治疗前深度访谈[①]

一、目标

1）与患者及其家庭成员建立良好的咨询关系。

2）深度了解患者的成长经历及家庭关系状况。

3）了解患者的家庭系统发生的重大事件及其对患者的影响。

4）建立患者吸毒与复吸背后深层次原因关系的假设。

二、基本理念

　　家庭问题的产生和持续存在与家庭成员的心理健康状况有密切关系。在原生家庭中，如果个体遭受过心理创伤，出现了心理问题而没有得到妥善解决，这些心理问题可能会被带进其自己的家庭；家庭成员也会用原有的思维模式或生存姿态影响家庭关系的建立与维系。此外，代际创伤也会给人的潜意识留下印记，影响家庭成员的心理状态和行为模式。

　　越来越多的研究者意识到，毒品成瘾的治疗对象应包括患者和家庭。因为患者的负性情绪、低自我效能感、社会期待效应等与复吸相关的因素往往来自社会支持系统中的关键人物（如父母、配偶、子女、亲戚）。有研究者（Brakenhoff & Slesnick，2015）认为，吸毒让整个家庭遭受痛苦，因此整个家庭都需要治疗和康复。毒品成瘾者的家庭治疗是指以患者的家庭关系网络为基础来进行心理干预，主要通过强化家庭成员之间的良性互动，改善家庭系统的功能，从而提高成

---

① 本章作者：王增珍。

瘾患者的治疗效果。研究表明，接受美沙酮维持治疗的患者，通过家庭治疗可以有效地降低患者成瘾的严重程度，并能改善其就业、社会支持和心理状态（王军等，2015）。亨德里克斯等（Hendriks et al.，2012）的研究表明，17—18 岁吸食大麻的青少年从认知行为疗法中获益更多，而 17 岁以下的青少年从多维度的家庭干预中获益更多，尤其是有敌对情绪和叛逆的青少年。有研究表明，在一年的随访结果中，多维度家庭干预组的治疗强度与保留率都显著高于认知行为治疗组。组间比较发现，问题更严重的亚组从多维度家庭干预中的获益也较认知行为治疗组多（Hendriks et al.，2011）。一项荟萃分析研究表明，针对亲子的广泛家庭干预可有效预防和减少青少年使用大麻（Vermeulen-Smit et al.，2015）。有研究者对基于成瘾的家庭干预、成瘾个体干预以及小组认知行为疗法干预等几种方案进行了成本效益对比分析，结果显示家庭干预是最经济而有效的方式（French et al.，2008）。

在开展家庭治疗之前，咨询师必须了解患者个人及其家庭情况、家庭关系状况、家族几代发生的重大事件及其影响，以便为患者的问题或困扰找出相关原因，为家庭治疗奠定良好的基础。此外，咨询师也必须了解患者戒毒后复吸的直接或间接原因、影响因素，患者及其家庭希望达到的目标和期待，以帮助患者锁定关键目标，制定解决问题的计划和方案。在深度访谈过程中，利用真诚、积极关注、共情等基本心理咨询技术，与患者的家庭建立信任与合作的良好咨询关系是首要的。

三、计划

1）与患者及其家庭建立信任与合作的咨询关系。

2）了解患者个人及其家庭的基本情况、家庭关系的状况、家庭重大事件及其对患者的影响。

3）了解患者各成长阶段的经历、重大事件及其影响。

4）了解患者最想解决的问题、与预防复吸有关的问题、目标和期待。

四、操作方案

（一）建立关系

目标：建立相互信任与合作的咨询关系。

方式： 采用基本的心理咨询技术（如温暖、尊重、真诚、积极关注、共情等），通过谈话、询问、探讨等方式与患者家庭建立咨询关系。

引导语： 你们好！很高兴认识你们。我叫×××，在×××单位从事心理咨询及家庭心理治疗工作。我们的工作目标是促进家庭关系融洽与和谐。

（根据具体情况对家庭成员进行逐个询问）请问怎么称呼您？成家了吗？（如果成家了）爱人也上班吗？有孩子吗？

您对参加家庭心理辅导、家庭治疗有什么想法？（如果其回答愿意参加，表明其对心理辅导有正确的认识）

小结要点： 肯定患者对家庭治疗活动的正面看法，对其希望家庭和睦、坚持戒毒表示赞赏。告知患者，在治疗活动中，需要相互配合、积极参与，并向其提出希望，预祝他们在家庭治疗活动中有所收获。

（二）了解患者家庭的基本情况、家庭关系状况、家庭重大事件及其影响

目标： 对患者的家庭情况，尤其是对家庭关系状况和家庭重大事件有充分的了解，为患者个人、家庭及代际创伤的修复提供可利用的信息。

方式： 通过谈话、询问等方式了解患者的家庭基本情况、家庭关系状况等信息。

引导语： 为了让我们的家庭治疗取得良好效果，让大家有更多收获，我需要了解你们的家庭情况，可以吗？（如果回答"可以"，则可根据情况对每位家庭成员进行逐一询问）

接下来，我会提到"原生家庭"这个词。首先给大家解释一下，"原生家庭"是指你们夫妻双方成长所在的家庭（如果组员已经结婚）。在您的原生家庭中有几口人？都有哪些人呢？

爷爷、奶奶健在吗？姥姥、姥爷健在吗？

父母年龄多大？他们是做什么工作的？他们各有什么优点与特点？

父母的关系怎样？他们平时有没有吵架、打架的情况？对于他们两位的关系，你是怎样看的？

父母的关系对你有什么影响呢？

就你所知，爷爷、奶奶之间的关系怎样？姥姥和姥爷之间的关系怎样？

父母和爷爷、奶奶之间的关系怎样？父母和姥姥、姥爷之间的关系怎样？

每个人一生中都会经历一些重大事件，每个人所经历的重大事件可能都不一

样，同一件事情给不同的人带来的影响也不尽相同。我们这里所说的重大事件是指曾经给你、你的家庭造成比较大的影响的事件，特别是那些在一段时间内给你或家庭带来较大痛苦和烦恼的事件。

就你所知，在你的原生家庭的三代之间，是否发生过什么重大事件？例如，在社会变革中受冲击、亲人亡故或情感纠葛等。（如果有）那是什么事件呢？那个或那些事件当时给你带来的最大的感受是什么呢？

你当时感觉对自己造成了什么影响？对你的家人造成了什么影响？

现在回顾那些事件，你觉得那些事件对你这些年的生活造成了什么影响呢？（探讨过程）

小结要点：肯定患者家人的优点、特点和某些过人之处，指出患者和家人的关系状况、重大事件可能带来的影响，期待这些事件的负面影响能够通过家庭心理治疗得到排解。

（三）了解患者的成长经历及其配偶的情况

目标：了解患者成长历程中的有利因素和不利因素，让患者对自身的成长经历、目前情况与存在的问题之间的关联性有所认识，为修复其心理创伤奠定基础。

方式：通过谈话，逐条询问有关情况。

引导语：幼年时，你有没有在爷爷、奶奶或姥姥、姥爷的家或其他亲戚家中寄养过？（如果有）那是你几岁到几岁之间的事？那些亲人对你怎样？你和他们的关系如何？有没有发生过什么重大的事件？有没有印象很深刻的事情？（如果有）那是什么事情呢？对你有什么影响？那些事情发生的时候，你有什么感觉呢？现在想起来，你又有什么感觉呢？

你几岁上的幼儿园？和小朋友的关系怎样？有没有发生过印象深刻或不开心的事情？（如果有）那是什么事情呢？这些事情发生的时候，你有什么感受？现在想起来，你有什么感受？你是否是留守儿童？（如果是）你和父母长期不在一起，那时候你有什么感觉和想法吗？当时谁照顾你？照顾者对你如何？有什么感觉和想法呢？

你几岁上小学？和老师的关系怎样？和同学的关系怎样呢？有过印象深刻或不开心的事情吗？（如果有）那是什么事情呢？你有没有被同学欺负过呢？（如果有）那些事情发生的时候，你有什么感觉和想法呢？现在想起来，你又有什么感觉呢？你在学校的成绩如何？家人对你的学习成绩满意吗？他们对你的态度怎样？家人打骂过你吗？（如果有）当时你有什么样的感觉和想法？

你几岁上中学？你与老师的关系怎样？和同学的关系好吗？发生过印象深刻或不开心的事情吗？（如果有）那是什么事情呢？有没有被同学欺负呢？这些事情发生的时候，你有什么感觉呢？现在想起来，有什么感觉？你当时的学习成绩如何？家人对你的学习成绩满意吗？他们对你的态度怎样？有没有因为上网时间太多而影响学习的情况？（如果有）他们的态度怎样？（如果有）你当时有什么想法和感受？

你上过高中吗？（如果上过）你和老师的关系怎样？和同学的关系如何？有印象深刻或发生过不开心的事情吗？（如果有）那是什么事情呢？有没有同学欺负你呢？那些不开心的事情发生了，你有什么想法？现在想起来，你有什么感受呢？你高中的成绩怎样？家人怎样看待你的学习成绩呢？他们对你的态度怎样？高中阶段有没有恋爱或暗恋的经历？（如果有）恋爱或暗恋经历给你带来了什么不利影响？

（如果没有上高中）初中毕业或肄业后，你经历过一些什么事情？你和社会上的什么人交往最多？他们教会了你什么？你当时有什么感受呢？（如果有上大学及以上学历，则继续询问，内容同高中阶段）

（如果有配偶）你是怎样认识你爱人的？是什么时候结婚的？有孩子吗？（如果有）是什么时候有孩子的？你知道你爱人的家庭情况吗？（如果知道）请你谈一谈。

你知道你爱人的成长经历吗？（如果知道）请你谈一谈。

你爱人家里发生过什么重大的事情吗？对他（她）有什么影响呢？对你们夫妻关系有什么影响呢？

你是怎样看待自己和爱人之间的关系的？他（她）对你吸毒和戒毒的事有什么看法？

他（她）知道了你吸毒有什么反应？现在有什么反应？

你过去戒过毒吗？戒毒出院或出所后，他（她）对你是什么态度？用什么方式和你沟通？

关于他（她）对你的态度以及和你沟通的方式，你有什么感受和想法呢？

（如果没有配偶）你和父母的关系怎样？父母对你现在的吸毒、戒毒情况有什么看法？

父母知道了你吸毒时，有什么反应？现在有什么反应？

你过去戒过毒吗？戒毒出院或出所后，父母对你的态度怎样？用什么方式和你沟通？

关于父母对你的态度、和你沟通的方式、管教你的方式，你有什么想法和感受？（探讨过程）

小结要点：归纳患者个人成长历程中的重要情况和重大事件及其所造成的影响。给患者指出：每个人都要经历许多事情，印象深刻的事情可能对人的一生都会有影响，影响着我们对事物的看法和思维模式；在遇到不顺心的事情时，可能会产生负面的想法、感受和反应，这种反应在事件未得到圆满解决的情况下尤甚。因此，需要心理辅导、家庭治疗配合患者自己的努力，使患者达到内心平衡，与他人和谐相处。

（四）了解患者及其家人当前存在的问题、困惑与目标

目标：了解患者及其家庭成员当前存在的问题与困惑，或当前要解决的个人或家庭中的关键问题，给家庭治疗活动指明方向，确定治疗计划的重点内容。

方式：询问与讨论。

引导语：你认为，对你戒毒后的操守造成困扰或影响的个人问题有哪些？影响操守的家庭问题又有哪些？你最想解决的是哪个或哪几个问题？你希望达到什么目标？如果目标实现了，对你的戒毒或生活会有什么影响？你有什么期待？你希望我怎样为你提供帮助？（探讨过程）

小结要点：归纳患者当前感到困扰、最想解决的问题及其治疗的目标和期待。给患者指出：家庭治疗需要家庭成员相互配合，方可解决问题，并向患者表达其目标实现的可能性。

（五）分享感受和总结

方式：成员分享感受，咨询师对本次治疗活动进行回顾和总结。

引导语：通过今天的讨论，你有什么觉察、想法或感受呢？请你分享一下。（患者分享）

总结要点：归纳患者及其家庭成员的觉察、想法或感受，肯定他们的觉察能力、积极参与的程度和美好的愿望。归纳讨论所获得的重要内容，对吸毒、戒毒有关因素之间的逻辑关系进行梳理；肯定患者及家庭成员的戒毒目标和期待，提出和他们共同合作、达到目标的建议。

注意事项：本章内容仅作为家庭治疗之前访谈时的参考，每次仅提出一个问题来进行探讨。当遇到敏感问题或患者家庭不愿意作答的问题时，不可继续追问，后续治疗过程中，患者如果认为有必要会主动披露。

第三十二章 认识家人的心理需要与内在"冰山"[1]

一、目标

1）让家庭成员了解自己和家人的心理需要。

2）了解自己和家人的心理深层次内涵——内在"冰山"。

3）增进家庭成员彼此间的深层次理解，激发满足彼此需要的动机。

二、主要理念

家庭的和谐需要家庭成员之间相互理解、谅解和支持。每一位家庭成员都有各自的需要。美国心理学家马斯洛（Maslow，1943）的需要层次理论认为，人的需要从低层次到高层次有生理需要、安全需要、归属与爱的需要、自尊需要和自我实现需要五大层次，依次由最低层次到最高层次排列（图32-1）。在家庭里，每个人都希望通过家人满足自己的部分需要，也希望通过自己的努力满足家人的部分需要。如果个人的需要没能及时或恰当地向家人表达，或者已向家人表达，但家人没有理解并予以满足，那么就可能会产生误解、负面情绪和继发家庭矛盾。如果家庭成员了解彼此的需要，必将有助于增进彼此之间的理解和支持。

每个人的内心世界都有丰富的内涵，怎样才能够深层次地理解家人的所思、所想、感受和行为方式呢？著名的家庭治疗专家萨提亚（V. Satir）女士的"冰

---

① 本章作者：王增珍。

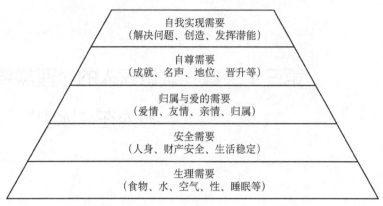

图 32-1　马斯洛需要层次理论示意图

山"理论帮助人们清晰地梳理了这个问题。她认为，人的自我就像一座"冰山"，我们能看到的只是上面的一部分——人的行为，而更大的一部分——内心世界，却隐藏在不为人所知的层次，犹如那不为人所见的冰山下部，被我们长期压抑和忽略的"内在"。她还指出，"冰山"的内涵自下而上分别为自我、渴望、期待、观点、感觉、感受及其应对方式、行为（图 32-2），揭开"冰山"的秘密，我们就能知晓人的心理机能活动的机制。

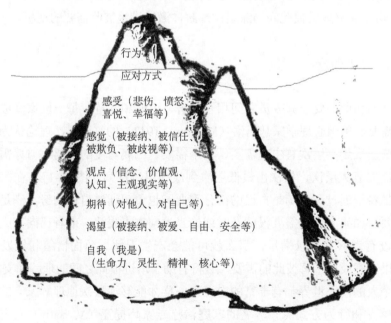

图 32-2　萨提亚的"冰山"理论示意图

资料来源：维吉尼亚·萨提亚，约翰·贝曼，简·格伯等. 萨提亚家庭治疗模式[M]. 聂晶译. 北京：世界图书出版公司，2007，27

在与人沟通时，人们容易忽略对方行为下面的内在"冰山"，甚至也不能觉察自己"冰山"的下层，因而导致沟通不畅。如果在与家庭成员进行沟通时，做到在觉察自己内心的"冰山"的同时，也觉察对方内心的"冰山"，就能感知自己和对方的渴望、期待、感受、应对方式和行为，有助于深入了解和理解对方。如果在沟通中能够体现出双方心理活动的成分，达到充分沟通的效果，也就容易达成共识，预防与化解家庭矛盾，减少患者的负面情绪以及由此而引发的吸毒借口。

三、计划

1）建立关系（如果是由多个新的家庭组成的团体）。
2）通过音乐治疗平复情绪。
3）探讨家庭成员的内心需要。
4）分析家庭成员的内在"冰山"。
5）探讨家庭成员解决毒品问题的期待、渴望、感受与行为方式。
6）当渴望暂时得不到满足时，觉察到自己的感受和努力的方向。

四、操作方案

（一）开场和建立关系（如果是由多个家庭组成的家庭治疗小组）

方式：引导组员进行自我介绍，分享对戒毒的态度、目标和期待。

引导语：欢迎大家参加今天的家庭治疗活动。请每人拿一张 A4 纸，将纸折叠成三折，在中间部分写上自己的名字，作为简易的桌签，放在自己面前，然后逐个进行自我介绍。在每一个家庭介绍完毕时，都请大家鼓掌，向他们表示欢迎。（组员自我介绍）

每一位组员的家人都是很不容易的。他们时刻经受着压力，即便心情不好，也时刻关注和关爱着家人。请大家再给他们一些热烈的掌声。（鼓掌）

请组员向自己的家人说一声"辛苦了，谢谢您！"请组员和自己的家人握握手，感谢他们的不离不弃，感谢他们一如既往地鼎力支持和爱护。（相互握手）

请问我们的组员，到目前为止，你们对戒毒这件事情持怎样的态度？有什么打算呢？（组员表明态度和打算）

　　组员向我们表明了自己的态度。（如果患者认为毒品有害，愿意戒毒）从他们的表态中可以得知，他们已经认识到毒品的危害，愿意远离毒品。他们有这样的觉悟，我们都很高兴，让我们给予他们热烈的掌声！（鼓掌）

　　请每一位家人对我们的组员说："我对你的吸毒行为很生气，但因为你是我的××，我仍然是爱你的。"然后，请给他们一个拥抱或和他们握握手吧！（拥抱或握手）

　　大家还有什么愿望和期待吗？（分享各自的愿望或期待）

　　小结要点：对组员及其家人所分享的目标和期待表示肯定。引导家庭成员达成相对一致的共同目标和期待，即共同努力，让患者回归正常的生活轨道。向组员和家人强调家庭治疗活动中的注意事项，如保密、相互尊重、积极参与相关活动、分享感受等。

　　（二）平复情绪

　　目标：使家庭成员的负面情绪得到释放，心情得到改善，能够全身心地参与治疗活动。

　　方式：第一，音乐治疗。组织全体组员与家人欣赏音乐，跟随音乐的节奏进行冥想。第二，手部操练。带领全体组员与家人进行手部操练，步骤如下：①双手对拍；②两手背对拍；③十指交叉对拍；④手掌外侧对拍；⑤手掌内侧对拍；⑥神门穴位对拍；⑦内关穴位对拍。以上步骤分别进行 4 个 8 拍。

　　引导语：现在，请大家听一首音乐，这首音乐的名字是《雨滴清灵》。在乐曲中，有下雨的声音。请大家一边听，一边想象这样的场景（缓慢地说）：下雨了，自己坐在门口，面前是玻璃门，雨点飞飘到玻璃上……大家想象自己在用手点击那些飘到玻璃上的雨点，并伸出手指做出点击雨点的动作。（播放音乐及想象活动）

　　大家感觉怎样呢？（组员与家人回应）

　　下面我带领大家再做一次手部操练，让大家气血更加通畅，有益于身心放松。（带领全体组员及家人做手部操练）

　　大家感觉怎样？（组员及家人回应）

　　小结要点：患者及其家人一般都积累了较多的负面情绪，甚者会出现精神崩溃。通过音乐治疗，他们的负面情绪得到释放与缓解；通过手部操练和按拍穴位，其气血畅通，正能量得以提升。

（三）体验内心需要

目标： 通过了解内心需要的体验式活动，使全体人员认识到自己和家人内心的真正需要。

方式： 根据马斯洛的需要层次理论，引导组员觉察自己和家人各层次的需要，具体方式如下。

1）每人取 5 张稍大的白纸，按图 32-3 所示在每张纸上分别写上相应的一类需要，并在地板上依次摆放。

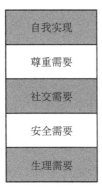

图 32-3　觉察需要层次示意图

2）从写有生理需要的纸开始，依次站在代表不同需要层次的纸张上。觉察自己在各类需要层次里的具体需要，并记在心里（如水、食物、衣服等）。

3）（如果只是组员在场，其家人没到场）组员自己甩一甩双手，甩掉自己的角色。扮演一位家人的角色，心中默念自己当下就是家人×××。依次站在写有各类需要层次的纸张上，感受在各类需要层次里的具体需要，并记在心里。

4）（如果只是组员在场，其家人没到场）组员自己继续甩一甩手，甩掉上一位家人的角色，用与上述相同的方法，依次觉察每一位家人（如父母、配偶、孩子等）的具体需要，并记在心里。

引导语： 我们每个人都有自己内心的需要，家人也有自己内心的需要。但是，我们平时并不一定都关注到了别人的心理需要。心理学家马斯洛认为，人人都有五大层次的需要，从低到高依次为生理需要、安全需要、归属与爱的需要、尊重需要和自我实现的需要。今天，我们要采用体验式的活动，让大家觉察一下自己和家人的需要。这个活动的具体方式是……（咨询师介绍活动流程）。

请大家用 5 分钟的时间，依次站在写有各类层次需要的纸张上，闭上眼睛，用心去体验自己和家人的需要，然后记在心里。（组员进行体验式的活动）

请大家分享，你们所觉察或体验到的自己的需要是什么呢？家人的需要是什么呢？（如果个别组员的家人未到场，则由组员分享自己所觉察到的家人的需要）你有什么感想呢？（需要和感受的分享）

小结要点：归纳组员及其家人各自的需要和感受，指出组员及其家人最为关切的需要（例如，组员需要家人的信任；家人需要组员不再吸毒，以获得安全感）。告诉全体组员，每个人都希望自己拥有和睦的家庭关系，应当关注和了解家人彼此的需要，努力满足彼此的需要，从而帮助吸毒的家人康复，促进家庭关系和谐。

（四）探讨在内心需要得到满足和得不到满足时的感受与信念

目标：让组员及其家庭成员初步了解内心需要得到满足和得不到满足时的感受，激发他们关注家人的内心需要。

方式：讨论内心需要得到或得不到满足时的感受，介绍萨提亚的"冰山"理论（见本章第二部分）。

引导语：作为患者或其家人，如果自己的需要得到满足，会有什么感受呢？会产生什么信念呢？如果自己的需要没有得到满足，又会有什么感受和信念呢？请大家分享一下各自的感想。（分享感受）

小结要点：归纳组员及其家人的需要得到满足或未得到满足时的感受。向全体组员指出，无论需要是否得到满足，人的内心深处都发生了一系列变化，继而引出萨提亚的"冰山"理论，与组员及其家庭成员一起学习。

引导语：人们的内心世界都有丰富的深层次内涵，怎样才能够深层次地理解家人之所思、所想，理解他们的感受和行为方式呢？著名的家庭治疗专家萨提亚女士的"冰山"理论帮助我们清晰地梳理了这个问题。下面我给大家介绍萨提亚的"冰山"理论……（咨询师借用图 32-2 介绍"冰山"理论）。

（五）体验内在"冰山"

目标：让组员及其家人体验到彼此的内心世界，体验自己的渴望得到或未得到满足时的感受，并体验可能采取的应对方式。

方式：组员觉察自己和家人的内在"冰山"。具体步骤如下。

1）各自在 7 张白纸上分别写上自我、渴望、期待、观点、感觉、感受、应对方式（图 32-4）（内在"冰山"的各层次）。

2）将写好了的内在"冰山"各层次的纸张从个人的跟前开始依次摆在地面上，参照图 32-4，相距半步远，代表内在"冰山"。

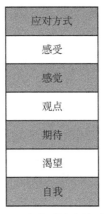

图 32-4　个人"冰山"示意图

3）每个人从自我（人之初、性本善的自己）开始，依次站在标明内在"冰山"的各个层次的纸上进行感受或体验。

4）首先感受"自我"的力量，然后依次感受出所（或出院）后自己渴望什么？期待发生什么？回家之后，情况应该是怎样的？有什么观点或立场？如果自己期待的情况发生了，有什么感觉？有什么感受？采取什么应对方式？将觉察到的感受都记在心里。

5）（如果家人不在场）甩一甩手，甩掉自己的角色，然后让自己作为父母、配偶、孩子的代表，想象自己当下就是家人×××。依次站在"冰山"的各层次，感受家人的内心世界。

引导语：每个人都有丰富的心理内涵，我们自己或家人的内心深处到底是怎样的呢？一般情况下，我们对此不一定关注。现在，就让我们再进行一次体验活动，体验一下自己和家人的内在"冰山"，进一步增强我们对自我以及家人内心深处的了解。这个活动的具体方式是……（咨询师介绍活动流程）。

请大家用 10 分钟的时间来体验。完成之后，大家分享自己的感受。（组员进行活动及分享感受）

小结要点：对组员及家人分享的内容进行归纳，指出认识自己和家人内心世界的重要性——每个人都有丰富的内心世界，通过觉察自己和家人的内心深处，了解自己和家人的心理状况，促使大家在沟通时能关注彼此的感受，这对于改善家庭关系极为重要。

（六）探讨彼此在无法满足渴望时所产生的矛盾及解决办法

目标：让组员及其家人在渴望暂时得不到满足时有清醒的认识，促使他们继续努力去满足自己或家人的渴望。

方式：

1）讨论渴望未得到满足时的感受和发生的矛盾。

引导语： 现在，请大家设想一下，如果自己的渴望没有得到满足，会有什么感觉呢？继而可能还会有什么感受呢？你打算采取什么应对方式呢？请大家再次站在"冰山"上去感受。（组员再次站在"冰山"上去体验）

（活动完成之后）请大家分享一下各自的感受。（组员分享感受）

小结要点： 对于组员来说，他们渴望得到家人的信任。他们过去因吸毒而说谎、欺骗家人，因而失去了家人的信任。在家人对自己的信任尚未重新建立时，组员想要满足被信任的渴望，难度是有的，因为让家人重建对自己的信任需要时间；如果被信任的渴望得不到满足，心里会很难受，这是可以理解的。对于家人而言，他们渴望组员不再吸毒，只有这样他们才有安全感。可是，吸毒是慢性疾病，需要接受长期的心理治疗，在还未得到彻底治疗之前就迫切要求患者戒毒成功，自己获得安全感，这种需求的满足也需要有一个过程。然而，组员家人的这种心情，同样也是可以理解的。

2）讨论渴望未得到满足时的解决办法。

引导语： 大家通过分享，发现了彼此间的矛盾。患者的矛盾是：家人对自己的信任尚未重建，却时刻渴望得到信任。家人的矛盾是：患者还没有得到足够的心理治疗，对于能否完全戒毒有怀疑，想获得安全感的需求还没有得到满足。怎样解决这些矛盾呢？让我们大家一起来想想办法，请各抒己见。（讨论）

小结要点： 若组员表示"自己虽然暂时未得到信任，但不会气馁"，那么对组员决心让家人重建对自己的信任的态度予以肯定；如果组员表示"得不到信任，内心痛苦，自己就可能再度复吸"，那就要帮助组员明确复吸导致再次失去家人的信任的严重后果，让组员认识到，只有好好表现，才能逐步赢得家人的信任。如果组员的家人对彼此的矛盾有所认识，也愿意做出改变，则予以肯定，给组员以鼓励和支持。对组员及其家人所提出的好的解决办法予以肯定，并对他们提出合理化建议。

（七）分享感受和总结

方式： 组员分享感受，咨询师对本次治疗活动进行回顾和总结。

引导语： 今天的活动内容包括觉察自己和家人的内心需要，觉察自己和家人的内在"冰山"，明确了在渴望或需要一时还得不到满足时的努力方向。通过这

些活动，大家有什么收获呢？有哪些感受呢？请大家分享。（组员分享感受）

总结要点：归纳组员分享的内容，回顾本次治疗活动的主要内容、组员及其家人觉察到的五层次需要、内在"冰山"等。建议组员和家人彼此沟通时，对各自的内心需要和内在"冰山"进行觉察；强调组员要及时觉察家人的内在"冰山"，对家人的心理需要和渴望应尽可能地做出适当的反应，以满足对方的需要或渴望；满足对方的需要或渴望也有助于对方满足自己的内心需要。所以，要从自己做起，争取主动，先行一步做出满足对方需要的行为改变。在沟通时，也应该提出自己的需求、希望或期待，让家人了解和满足自己的需求。

（八）布置作业

方式：要求组员觉察家人的内心需要和内在"冰山"，并将觉察结果记录下来（如果组员的家人不在场，则要求组员将觉察结果写成信件）。

引导语：今天的作业是把你们觉察到的家人的内心需要和内在"冰山"的结果记录下来，如果家人今天不在场，请你们通过信件或微信发给他们，并就如何满足他们的需要表明你的态度和说出你的想法。下次活动，我们对作业进行分享和讨论。

（九）注意事项

1）在触及有价值取向的问题时，应以引导为主，不予以评判。

2）侧重引导组员用心深入觉察与体验。

3）强调遵守保密原则，特别是涉及他人家庭隐私的内容。

4）本次作业交流，可以单独安排一次分享和讨论。

第三十三章　理清家庭矛盾背后的互动成分①

一、目标

1）找出家庭存在的矛盾或问题。

2）认识矛盾背后的一系列互动成分。

3）厘清矛盾及其与互动成分的关联性。

4）促进矛盾的转化。

二、主要理念

情绪问题是吸毒患者复吸的关键危险因素之一，感情问题或家庭矛盾则是情绪问题的重要来源。患者内心痛苦，可能会做出貌似无关的决定，与触发因素相遇，继而产生借口、渴求，导致复吸。

预防和化解家庭矛盾需要认识清楚矛盾产生的来龙去脉。可以采用家庭治疗专家萨提亚女士建立的家庭治疗方法——互动成分来分析家庭矛盾。互动成分包括：①听到和看到了什么；②对听到的和看到的作何解释；③对于这些解释，你有什么感觉；④对于这些感觉又有什么感受；⑤运用了哪些防御机制；⑥在评价时，采用了哪些规则。

互动成分的分析方法是基于本书第三十章所提到的萨提亚的"冰山"理论。该技术旨在关注人们在信息加工时所进行的一系列内部精神和情绪活动的模式。萨提亚认为，人们在遇到问题或困惑时，会依照内心对问题的理解或诠释（如"她不想理我"）做出反应（如内心痛苦），而不是去确认接收信息的现实性或意

图。内心的诠释可能是也可能不是建立在现实的基础上。实际上大多数人的信息加工模式是稳固地植根于过去的经历，这些经历（如认为父母不喜欢自己）会影响到个体今后对事物的判断。

互动模式有两个主要影响因素：一是信息加工时所遵循的家庭规则（如"小孩子要听大人的话，不听话的孩子不是好孩子，父母就不喜欢"）；二是应对风格（压抑或升华等），反映了人们的自我价值感。人们在过去，尤其是在早年家庭三角关系中所学到的生存技能，会在潜意识中继续发挥作用。这是在沟通过程中聆听、感受、反应、防御和评价的基础。

通过互动成分技术，咨询师可引导组员及其家人分析通过感官系统搜集信息（或问题）后进行怎样的诠释，带来什么感觉和感受；运用了什么防御机制来保护自己；评价时采用了什么规则（如不能与父母顶嘴）。通过厘清这些要素之间的内在联系，帮助组员及其家人理解问题产生的前因后果，明白家庭中这样、那样的矛盾都不是彼此孤立的，不是只要他人改变就可以解决问题的；而是每个人都必须反思，认识到自己在家庭问题或矛盾发生过程中所起的作用。这样可以促进组员及其家人提高自我觉察能力，明确矛盾产生的关键所在，促使矛盾向正确的方向转化。

三、计划

1）思考目前存在的家庭问题，回忆通过感官系统收集到的信息。

2）回想自己对收集到的信息所做的解释。

3）觉察由于自己所做的解释而产生的感觉。

4）觉察由于这些感觉而产生的感受。

5）回顾对于这些感受所采取的防御机制。

6）回想评价时所采用的规则，理清这些成分之间的关系。

7）分析已经收集到的信息，挖掘其他可能的解释。

8）释放过去的负面解释和感觉产生的负面感受，促使矛盾转化。

四、操作方案

（一）开场

方式：组织组员及其家庭成员进行队名和口号展示；带领全体人员进行手部

操练。

引导语：欢迎大家参加今天的家庭治疗活动。请大家将手叠在一起，高呼队名和口号，振奋精神，给自己和团队提升正能量。（高呼队名和口号）

（二）聚焦问题和相关信息

目标：探讨引发复吸常见的家庭矛盾，为进一步分析作准备。

方式：通过提问与讨论，引导患者思考目前存在的家庭问题，回顾感官系统收集到的信息。

引导语：每个人都希望过上平静的生活，但家庭问题或矛盾总是会有的。大家过去有没有下面的情况：因家庭矛盾而心情不好，决定去找毒友排解情绪，继而产生吸毒渴求或受毒友诱惑而引发复吸？（组员回应）

大家认为自己的家庭有哪些方面需要改变？或者说，为了让自己远离毒品，你希望哪位家人在哪些方面应该改变？（组员回应）

请回顾曾经导致你想吸毒的一次家庭矛盾。请你回忆，当时你看到了什么、听到了什么？（组员分享）

小结要点：咨询师对组员分享的看到或听到的信息进行归纳。提醒组员，其看到的、听到的或通过其他感官获得的信息和真实信息之间可能有差异；差异的原因和个体的兴趣爱好有密切关联，其特别关注的信息，往往会过目不忘；而不太关注或不感兴趣的信息，则往往视而不见。

（三）探讨对收集到的信息所给予的解释

目标：让组员了解负面的解释是导致情绪问题及后续一系列问题的根源所在。促使组员在将来面临情绪问题时，回顾自己产生负面情绪之前对事情的解释或想法。

方式：提问与讨论。

引导语：刚才大家提到，在发生家庭矛盾时，曾经看到一些情况或听到一些信息。大家可以回顾一下，对于听到、看到的信息，你们当时做出了怎样的解释呢？或者说，你认为某位家人的某些言行意味着什么呢？（组员分享）

小结要点：对组员的真诚分享表示肯定。指出组员对既往信息的负面解释（如家人不相信自己）可能是受到早年经历的影响。告诉组员，他们所看到或听到的信息可能具有特别的意义。在做出反应之前，应该核实他人的真实想法，避免曲解他人的原意而造成矛盾和冲突。建议组员今后再遇到同类事情时，平心静气地询问对方，以了解对方的真实想法。

（四）探讨因负面解释而产生的感觉

目标：引导患者觉察因负面解释而产生的感觉。

方式：提问与讨论。

引导语：刚才大家提到，你们对自己看到、听到的信息做了一些负面的解释。那么，对于这些解释，你们又产生了一些什么感觉呢？（讨论）

小结要点：归纳组员所提到的因自己的负面解释而产生的负面感觉。

（五）探讨因负面感觉而产生的感受

目标：使组员认识到负面感受是引发复吸的导火索。通过对负面感受的探讨，使组员提高对情绪的觉察能力，在出现负面感受时，能及时发现和处理。

方式：提问和讨论。

引导语：对事情的负面解释，给人带来了负面感觉。那么，负面感觉继而带来什么感受呢？（讨论）

小结要点：归纳组员分享的负面感觉带来的负面感受。引导组员去接纳或表达这些感受（如，接纳与承认自己有痛苦的感受，并表达出来）。告诉组员，如果拒绝接纳或拒绝表达自己的感受（如隐忍），就会产生情绪障碍；正确的处理方式是不带任何评判地接纳和包容自己的感受，以积极、开放的态度感受它、表达与释放它，使自己不被负面感受所控制，避免做出非理性的决定。

（六）探讨防御机制（自我保护免受伤害的机制）

目标：人们时刻都开动着防御机制，消极的防御机制是导致情绪障碍的原因之一。通过对防御机制的探讨，让组员觉察到家庭矛盾产生时所采用的防御机制，以利于转换为更加积极有效的防御机制。

方式：给组员介绍防御机制的有关知识，通过提问和讨论，引导组员回顾自己所采取的防御机制。

引导语：大家对家庭问题产生了负面感受之后，有没有和家人进行及时的沟通，说出自己的感受呢？（例如，没有及时向家人说出自己的感受，或者已向家人传达，但没有取得效果，也就没再沟通了）

为什么没有及时向家人表达自己的感受，或者为什么没有继续进行沟通呢？（例如，因为担心家人再次责备自己，所以不想再沟通，以免自己再次受伤）

你没有或者没有继续和家人沟通，也就是说，你采用了防御机制（如，压抑自己），以此来保护自己免受更大的伤害，是这样吗？（组员回应）

下面我就和大家分享关于"防御机制"的知识（见下面的知识点）。

【知识点：防御机制】

概念： 防御机制是个人在精神受到干扰时，用以避开干扰，保护自己及防护自己免于受伤害，保持心理平衡的一种心理机制，通常在无意识或部分无意识的状态中发挥作用。借着歪曲知觉、记忆、动作、动机及思维，或完全阻断某一心理过程而进行的自我防御。

主要的防御机制类型如下：

1）否认：指对某种痛苦的现实无意识地加以否定。如失联的 MH370 航班乘客的亲属在听到飞机失联的消息时，认为"这不可能"，从而暂时缓冲突如其来的精神打击。

2）压抑：指将意识所不能接受的观念、情感或冲动抑制到无意识中去。例如，面对妻子的指责和抱怨，丈夫很生气，但是他将之压抑到潜意识里，表现为不予理会。

3）移置：是无意识地将指向某一对象的情绪、意图或幻想转移到另一个对象或替代的象征物上，以减轻精神负担、取得心理安宁。例如，某戒毒人员受到批评后，对周围无关的人说："哼，我才不在乎呢！"并在生活中有意无意地摔打东西，以消心中之愤。

4）忽视：虽然承认某个不利的情景或模式存在，却避免面对。例如，有些人虽然认识到吸烟有害健康，对控烟宣传不予理睬，对控烟标识视若无睹。

5）投射：是指自己将不愿接受的冲动、欲望或观念归因（投射）于客观或他人。例如，某人努力学习，刻苦钻研，有了创新性成果，并获得国家有关部门的认可。但是有些人不了解其研究成果背后的艰辛，认为他的发明是瞎搞的，将自己的观念投射到他人身上。

6）反向形成：把无意识之中不能被接受的欲望和冲动转化为意识中的相反行为。例如，张三感觉到自己受到了李四的歧视，对李四很愤怒，恨不得打李四，希望李四尊重他。但是，现实生活中张三却对李四格外殷勤，说李四的好处，掩饰对李四的愤怒。

7）过度代偿：又称过度补偿，是指一个真实的或幻想的躯体或一种心理缺陷可以通过代偿而得到超乎寻常的纠正，以减轻焦虑，建立自尊。例如，上海戒毒学员叶女士，原有严重的毒瘾，身心、名誉受损，但是她努力刻苦，不但远离毒品，而且还获得社工与心理咨询师资格证书，帮助了很多吸毒患者回归社会，得到了社会的认可，获得多项荣誉。再如，盲人通过努力发展出非常敏锐的听力和觉察能力，帮助维持了正常的生活。

8）升华：是一种最积极的、富有建设性的防御机制。它是指把社会不能接受的行为（如攻击性冲动）伴有的能量转向更高级的、社会能接受的目标或渠道而开展的各种创造性活动。例如，戒毒患者将自己寻求毒品的冲动转化为绘画、舞蹈或其他创作活动。

引导语：刚刚给大家介绍了什么是防御机制及常见的防御机制类型。这些防御机制都是人们最常用的防御机制。请你对照自己的情况，谈一谈在发生了家庭矛盾，你心情糟糕时采用过的防御机制。（组员分享）

小结要点：归纳组员对负面感受所采取的防御机制。告诉患者消极的防御机制导致情绪郁结。建议多采用积极的防御机制——升华，将不良情绪或寻求毒品的冲动转化为绘画、写作、运动等积极的有创造性的活动；如果限于某种特殊情况，压抑了自己的情感或情绪，也可以转而用升华的防御机制来排解；还可采用过度补偿的机制，向正确的方向超乎寻常的努力，拥有更持久坚定的意志力，得到社会认可、接纳和肯定。

（七）探讨评价问题时所采用的规则

目标：找出阻碍沟通的规则。

方式：咨询师给组员介绍"规则"的知识，通过提问与讨论，引导其回顾自己在评价问题时所采用的规则。

【知识点：规则】

规则是事物运行所遵循的法则。一般情况下，规则是指由群众共同制定、公认或由代表者统一制定并通过，由群体所有成员共同遵守的条例或章程。规则有明规则、潜规则和元规则之分。明规则是有明文规定的规则，具有需要不断完善的局限性；潜规则是没有明文规定的规则，约定俗成，无局限性，用以弥补明规则的不足之处；元规则是一种以暴力竞争来解决问题的规则，善恶参半，非道德之理的文明之道。每个家庭里都有一些规则，那就是家规，例如不能和父母顶嘴等。

引导语：下面我和大家分享关于"规则"的知识（见知识点）。在和家人沟通时可能会产生负面情绪，但是没有及时说出自己的感受（或者已经说出自己的感受，但没有取得成效，因而没有继续沟通）。这可能是由于担心再次沟通招来家人的一通更严厉的说教或责骂，让自己再受到伤害，因此压抑了自己；此外，是否由于大家想到了过去的一些家规或观念（例如不能说出自己的感受；不能和父母顶嘴；男不跟女斗等），所以就不再继续沟通了。具体来说，你们当

时想到了一些什么规则或条条框框，就不和家人继续沟通了呢？（组员分享）

小结要点：归纳组员在停止和家人沟通之前采用的有关规则。提醒组员，社会规则和家规都有助于个体社会化，但是，对于某些不够人性化的规则，可以进一步完善和优化。例如，不能和长辈顶嘴，但可以表达自己的不满情绪，也可以表达自己的需求；沟通不是顶嘴，我们可以和父母交换意见。

（八）理清六大成分之间的关系

目标：从视觉、听觉等感官获得的信息，到产生情绪郁结，是一系列从思维运作到情绪运作的复杂过程。通过理清六大成分（信息、解释、感觉、感受、防御机制和规则）之间的关系，找出问题的关键，使组员清楚地认识到，在产生吸毒借口之前自己的心理上发生了什么变化。

方式：提问及讨论。

引导语：在对家庭矛盾产生原因进行分析时，我们讨论了看见或听见的信息、解释、感觉、感受、防御机制、家规或潜规则。这些成分之间的关系是怎样的？关键是哪个成分呢？（组员分享）

小结要点：大多数情况下，家庭矛盾的发生是由于组员对自己看到、听到的绝大多数信息做了负面解释。这些负面解释直接导致负面感觉的产生，负面感觉又带来负面感受。本来应该通过和家人沟通来化解，但由于采用了消极的防御机制和沟通规则，故导致沟通障碍，产生情绪郁结，引发家庭矛盾（见示意图 33-1），这样的状况一方面可能容易导致新的家庭矛盾，使患者产生更多的情绪障碍，另一方面可能会使患者误用毒品消除心结。这就是由家庭矛盾演化而成的复吸反应链条，问题的关键在于对问题的负面解释。负面解释往往是片面的，它带来负面感受。因此，应该改变这种情况；负面感觉和感受应当释放，改变阻碍正常沟通的消极防御机制和沟通规则，以利于沟通，而良性的沟通可以预防和化解家庭矛盾。

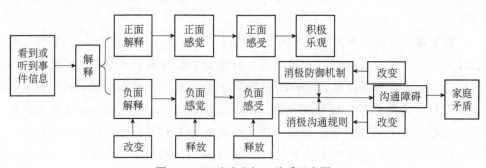

图 33-1　互动成分相互关系示意图

（九）探讨对信息所有可能的解释

目标：引导患者进行思维发散，让他们认识到，对于听到、看到的信息，可能具有负面的解释，而实际上这些信息也可以有更多的正面解释，进而使患者用更开阔的视野去解释信息的真实意义。

方式：通过启发式提问和引导、角色扮演和情景再现、觉察信息发出者内心真正的想法，引导组员思考信息的正面意义。

引导语：你曾对自己听到、看到的信息进行了负面的解释，所以心情不好。除这个负面解释之外，还有没有其他的解释呢？可不可以问问你的家人，确认他们的真实意图。（组员回应）

现在请大家进行一个角色扮演的活动，体验家人的真实意图。以两人为一组，自由组合进行角色扮演，一人扮演家人的角色，另一人扮演自己，再现过去的情境，重演家人对你所说所做的事，从中觉察家人的真实想法或意图，然后角色互换。（角色扮演，情境再现）

在扮演家人的角色时，你体会到他们真实的意图是什么。（组员分享感悟）

小结要点：归纳组员原来对看到、听到的信息的解释和角色扮演后感悟到的家人的真实意图之间的不同。让组员明白，自己对信息的解释实际受个人经历的影响；因此，组员在做负面解释时，需要进一步求证自己所做的解释是否正确。

（十）处理负面解释和感觉所带来的感受

目标：引导患者释放情绪，以利患者今后在遇到同类事情时能自觉地进行理性分析和自我疏导。

方式：引导患者进行内观，觉察自己内在的情绪，再引导其释放。

引导语：如果曾经为自己的负面感觉而难过，就可能会有情绪困扰、内部冲突、躯体反应或心理症状。下面我带领大家做练习，使压抑的负面感受得到释放。

现在请大家闭上双眼，做3次深呼吸，深深地吸气，慢慢地呼气，按自己的节奏进行。（停顿2分钟）把注意力放在双肩上，让双肩放松……（按前面章节里提到的放松引导语进行引导）。如果你们之前所提到的伤心、愤怒等负面感受那时没有得到表达和释放，可能还留在身体里。现在我提悲愤、悲愤、悲愤这些词，请你觉察一下，身体哪个部位有触动。如果某个部位有触动，如心里咯噔一下，悲愤的感受可能就在那里。请你下意识地觉察那个部位的感受，让这个感受形象化。下意识地看看这个悲愤的感受是什么颜色？像什么呢？有多大？什么质地？如果像是一团黑气充满胸膛，或者像别的什么东西，然后就与这个感受的意象（如黑气）进行对话。如，问"这团黑气，你与什么有关呢？"用几分钟或更长的时间关注这个感受，与这个感受对话，让这个感受自己找到通道释放出去。请大家跟着我的引导，再次进行觉察和释放。（组员觉察与释放）

请分享各自的感受。（组员分享）

小结要点：对来自家人的信息的负面解释所带来的感觉和感受需要得到表达和释放。当释放掉负面感受之后，组员就能够进行理性的思考，促进问题的解决与转化。

（十一）分享感受与总结

方式：组员分享感受，咨询师对本次活动做回顾和总结。

引导语：我们通过对家庭矛盾的六大成分的分析，明确了应有的正面解释，继而进行了情绪释放。现在请大家分享感受。（组员分享感受）

总结要点：咨询师归纳组员分享的内容，指出家庭矛盾的互动成分是相互关联的，若未能及时纠正自己的负面解释，就必然导致负面感觉和感受；如果采用消极防御机制和规则，就会引起沟通障碍，导致情绪郁结和继发家庭矛盾或冲突。如果患者情绪释放的出口是寻求毒品，就会导致复吸；相反，如果采用积极的、创造性的活动方式（如绘画）进行释放，则比较安全。告知组员，对自己看到、听到的信息，应做多种解释，理解对方信息的真实意图；对信息的解释要尽可能积极；如果有负面情绪，就要及时释放，采用积极的防御机制和规则，找到自己正确的努力方向，制定目标和计划并予以实施。

（十二）布置作业

如实地觉察与记录内心的活动，每当有人发出信息使自己产生负面情绪时，就要及时觉察自己对信息的解释、感觉、感受、防御机制和规则，并详细地记录在日记本上。

第三十四章　提升自尊增强沟通勇气[1]

一、目标

1）让患者认识沟通的勇气与自尊的关系。

2）觉察吸毒对自我资源和自尊的负面影响。

3）认识戒毒对自我资源和自尊的恢复作用，以帮助患者认识、保护和利用资源，提高自我价值感和自尊，勇于和家人进行一致性沟通。

二、主要理念

家庭治疗的关键是让家人能够采取表里一致的生存姿态，关注自己、他人和环境，充分地和他人沟通。然而，不少吸毒患者的内心处于低自尊状态，虽然他们已经学习了一致性沟通技能，但在实际的沟通中，除了建设性的防御机制和规则阻碍其沟通之外，还有其他阻碍沟通的因素，如低自我价值感、低自尊与勇气不足等。他们认为，由于吸毒对家人造成了伤害，家人不喜欢自己，在家人面前感到理亏，没有勇气进行表里一致型沟通。因此，咨询师首先需要提高患者的自尊水平，促使他们接纳自己、爱自己；虽然自己吸过毒，但只要努力戒毒、好好生活，仍然是一个有用的人；提升自我价值感和自尊水平，使其在处理家庭矛盾时勇于应用表里一致型沟通方式。

家庭治疗专家萨提亚将提高个人的自尊水平作为主要的治疗手段之一。她设计了很多提高自尊水平的治疗措施，其中之一称为"曼陀罗"，目的在于提高来

――――――――――――

① 本章作者：王增珍。

访者的自尊水平。"曼陀罗"是梵语的音译，是一种花，意为"悦意花"。曼陀罗在印度被视为一种神圣的植物，栽培于寺院。萨提亚借助曼陀罗来比喻人是神圣的，每个人身上都有自己的资源——这是萨提亚的核心理念。萨提亚认为，人们持有的基本资源是相同的，包括八大资源。她还认为，接纳并记住自己的八大资源及其联系，可以提升自尊水平。萨提亚采用八个同心圆作为曼陀罗示意图，分别代表八个资源，圆心是"我"，是神圣而有尊严的"我"（维吉尼亚·萨提亚等，2007）。

八个资源由圆心向外分别是躯体、大脑、感受、感觉、交互作用、养育、情境与灵性。这八个部分的资源都具有同等重要的价值，彼此依赖，相互联系（图34-1）。

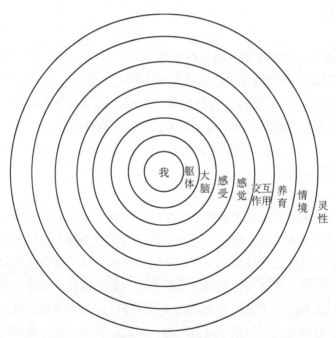

图 34-1　曼陀罗示意图

对于戒毒患者而言，展示自我资源（曼陀罗）可使其觉察自己八种资源的存在以及彼此间的联系，接纳和感激自己具有的八种资源，从而获得被支持感、自尊和自信，进而为建立表里一致型生存模式奠定心理基础。展示与讨论吸毒前后自己八种资源的变化，使患者感受到吸毒使自己的资源和自尊受损，而戒毒可以保护自己的资源，让自己重新找回自尊。

三、计划

1）让组员认识曼陀罗，记住自身的八大资源及其相互关系。

2）展示曼陀罗的存在和运转，使组员对自身的资源更有感觉，提升被支持感、自信和自尊水平。

3）展示由吸毒与戒毒导致的八大资源和自信、自尊水平的变化。

4）深刻认识吸毒对八大资源的深层次损害，以及戒毒对于提高自尊水平的重要性，自觉提升自尊水平。

四、操作方案

（一）开场

方式：咨询师带领组员高呼队名和口号，展示风采；全体组员做拉伸活动和手部操练。

引导语：请大家高呼队名和口号，振奋精神，给自己和团队带来正能量。（高呼队名和口号）

下面，我们一起做拉伸运动，让我们的气血通畅，有益于放松身心。（共同进行拉伸运动）

（二）上次活动回顾与作业交流

方式：咨询师回顾上次活动的内容，交流和讨论作业，引入本次活动的主题。

引导语：请大家回顾一下上次活动的内容。（组员回顾上次活动内容）

上次布置的作业是做内心活动日记，请各位和大家一起分享、交流自己的作业。（组员分享和交流作业内容）

小结要点：咨询师根据患者的分享和交流内容进行归纳与总结，对做得好的表示肯定。

（三）熟悉曼陀罗的含义及自我的八个资源

目标：引导患者绘制自己的"曼陀罗"，诵读八大资源，掌握其内涵，进行八大资源的角色扮演，让患者强化对自身资源的认知，帮助患者提升自尊水平。

活动一：知识分享

方式：分享关于曼陀罗的知识。

引导语：戒毒、事业成功和家庭和谐，都是我们期望的。要实现这些目标，我们需要什么资源呢？请分享一下。

小结要点：归纳组员在分享中提到的资源，指出还有一些资源，组员没有提到，可能被大家忽略了。

引导语：在找出容易被忽略的资源之前，我们先了解一种花，这种花叫曼陀罗，大家听说过曼陀罗吗？（组员回应）

萨提亚女士借助曼陀罗来比喻人都是神圣的，每个人的基本资源都是相同的。下面我和大家分享关于曼陀罗的知识。

知识点：关于曼陀罗的知识（参照"基本理念"部分）。

活动二：绘制曼陀罗图

方式：让每位组员取一张白纸，绘制 8 个同心圆，每个同心圆代表自己的一种资源；从里到外在每个同心圆部分写上其代表的资源，并在各部分之间画上等号，代表同等重要和相互联系；用 2 分钟的时间观看自己的曼陀罗图，并一起朗读以下内容，重复 3 遍。

我是一个神圣而有尊严的我。①我居住在一个躯体的圣殿里；②我被装备了一个大脑——包括思维、逻辑、感性和创造力；③我拥有感受和情绪；④我拥有感觉，包括五官、皮肤等感觉通道，用来接收和发送信息；⑤我和他人可以交互作用；⑥我通过摄入营养得到养育和成长；⑦我在一个情境中——空气、温度、光线、氛围等，它们可能会发生变化并作用于我；⑧我是有灵性的、有存在于宇宙的生命力、可以和他人及宇宙相互连接；我的八大资源具有同等重要的价值，彼此依存，相互联系。

引导语：下面，我们要进行一个"绘制曼陀罗"的活动。每一位组员都去拿一张白纸。请大家跟随我的引导进行操作……（咨询师引导组员绘制曼陀罗图和朗读八大资源的名称）请大家记住自己的八大资源及其相互之间的联系，觉察自己拥有这些资源的感觉和感受。

小结要点：咨询师归纳组员分享的感受。再次强调，每个人都是神圣的，都是独一无二的，都拥有相同的八大资源。

（四）展示自我曼陀罗——生命力

目标：通过展示自我曼陀罗和角色扮演，加深"我"对八大资源的认识；加深对自身能量的感知，认识到八大资源之间的相互联系。

方式：（清理出一块长、宽均为 4—6 米的场地）请出一名组员作为"我"的扮演者，站在场地的中心位置，再由 8 名成员分别扮演"我"的八大资源，以"我"为起始，在同侧呈"一"字形排开，每名组员间相距 10—20 厘米（不宜相隔太远），比邻而站（按照躯体、大脑、感受、感觉、交互作用、养育、情境及灵性的顺序），互相拉着手，以表示相互联系。专心地体会在过去正常的生活中，"我"的八大资源围绕着同心圆顺时针地向前运转，它们的地位平等，展示"我"有能力保持它们和谐运动。同时，请"我"感觉自己的八大资源的存在，接纳和感激它们，并表示感恩，说："我的躯体、大脑、感受、感觉、交互作用、养育、情境和灵性，谢谢你们！"

引导语：下面，我们要做一个活动，请大家按规则进行角色扮演。

首先，让我们手拉着手，代表生命线。一名志愿者站在圆心位置，作为"我"的扮演者，拉起来的手一头连着"我"。

8 个志愿者代表"我"的 8 个部分，手拉着手，代表相互联系。

展示在过去正常的生活中，"我"的 8 个部分围绕着想象的 8 个同心圆轨迹顺时针地运动，他们的地位平等，表示"我"有能力保持和谐的运动。

"我"感觉"我"的八大资源，接纳和感激"我"的八大资源，"我"向八大资源表示感恩："我的躯体、大脑、感受、感觉、交互作用、养育、情境和灵性，谢谢你们！"

然后，请排序为 1、2、3、4 的资源按顺时针走动，排序为 5、6、7、8 的资源则逆时针运行，去感受不协调运动时的感受。

然后，请大家轮流做"我"的代表。

大家明白怎么做了吗？（组员回应）

现在请一名组员作为"我"的代表，站在中间，其他组员分别代表"我"的八大资源，手拉手。"我"说："我是一个神圣而有尊严的我。"其他资源的代表则逐一说："我是你的躯体"，"我是你的大脑"，"我是你的感受"，"我是你的感觉"，"我是你的交互作用"，"我是你的营养"，"我是你的情境"，"我是你的灵性"。

八大资源围绕着"我"顺时针地走一圈，让"我"感觉到自己有能力保持资源的正常运行。现在，请大家走动起来。（组员围绕"我"顺时针走动）

接下来，请靠近"我"的四种资源顺时针走动，靠外面的四种资源则逆时针走动。（4 名组员围绕"我"顺时针走动，另外 4 名组员则围绕"我"逆时针走动）

请大家互换角色，而且每个人都要扮演一次"我"，体验自己作为"我"而拥有这些资源时的感受。（组员角色互换，轮流扮演"我"）

现在，每个人都扮演了一次"我"。请大家分享各自的感受。（分享感受）

小结要点： 咨询师归纳患者展示八大资源后的良好感觉，强调每个人都有能力保持八大资源的和谐运行，支持"我"的生命中的方方面面，但是，如果有不和谐的资源，其他资源就会受到影响。

（五）自我资源（曼陀罗）因吸毒和戒毒而发生的变化

目标： 加深患者对自我资源的感受，使其认识到自己决定着所拥有资源的运行状况，体会到吸毒与戒毒对自我资源的影响。

方式： 由位于中心的"我"和分别代表八大资源的组员围成一个圈，进行角色扮演。"我"主述一段过去吸毒的情境，代表八大资源的组员则分别表演吸毒前后的变化。例如，"躯体"的代表在吸毒之前应该表现出健壮的体形，而吸毒之后则表现出萎靡不振的病态；又如，"情境"的代表在"我"吸毒时演绎出（口述或形体动作均可）此刻的吸毒环境。八大资源的代表分别演绎自己所代表的资源。吸毒的情境演绎完毕后，"我"幡然醒悟，彻底戒毒，摆脱毒品，再由八大资源的代表分别演绎成功戒毒后的状态。

引导语： 下面，我们再做一个与吸毒、戒毒相关的活动，请大家各自选择角色，然后根据参考的台词，进行即兴表演。

第一场即席表演—吸毒对曼陀罗的负面影响

"我"讲述一段过去吸毒的经历，八大资源的扮演者进行表演。

某年某月的某一天，我偶然走进吸毒的场所（"情境"扮演者表演）；

我受到毒友的诱惑（"交互作用"扮演者表演）；

我感觉不吸毒就会被冷落（"感觉"扮演者表演）；

我脑海中一下子就冒出尝试毒品的想法（"大脑"扮演者表演）；

我接过了毒品，开始吸食（"躯体"扮演者表演）；

我产生了兴奋、嗨等感受（"感受"扮演者表演）；

后来我整日沉迷于毒品中（"躯体"扮演者表演）；

营养差了（"营养"扮演者表演）；

身体虚弱不适，不能再继续工作了（"躯体"扮演者表演）；

脑子不好用，记忆力减退了（"大脑"扮演者表演）；

我感觉到没有人喜欢我了，没有人信任我了（"感觉"扮演者表演）；

我的心情很坏、郁闷难受（"感受"扮演者表演）；

我的灵性和生命力都在衰退（"灵性"扮演者表演）。

第二场即席表演——戒毒对曼陀罗的正面影响

我幡然悔悟（"大脑"扮演者表演）——毒品太害人了！我决定拒绝诱惑，不再使用毒品了；

我要给自己好好补充营养（"营养"扮演者表演）；

使身体强壮起来（"躯体"扮演者表演）；

建立正常的朋友圈，和正常的朋友来往（"交互作用"扮演者表演）；

到大自然中去，到学习、工作场所中去（"情境"扮演者表演）；

感觉自己逐渐获得信任（"感觉"扮演者表演）；

感受到小小的成功感，心情一天天好起来了（"感受"扮演者表演）；

灵性和生命力都慢慢地旺盛起来了（"灵性"扮演者表演），我非常开心（"感受"扮演者表演）；

"我"要对自己的八大资源表示感谢，要和我的资源拥抱（感谢与拥抱）。

让八大资源的扮演者体验被珍惜、被尊重的感觉。（组员分享）

小结要点：咨询师归纳患者所分享的感受，指出吸毒不仅会使其资源受损，也会使其自尊受到严重的打击，戒毒则可以重建其资源和自尊。

（六）分享感受和总结

方式：组员分享感受，咨询师对本次治疗活动进行回顾和总结。

总结要点：咨询师归纳患者分享的感受，指出人是神圣的，每个人都拥有相同的基本资源，八大资源都很重要，是相互联系的。吸毒会对患者的资源造成不同程度的损害，戒毒则能使自我资源得到修复。

（七）布置作业

要求患者牢记、背诵自己的八大资源。

第三十五章　认识与调整生存姿态[①]

一、目标

1）了解不同类型的生存姿态。

2）认识不同生存姿态带来的后果。

3）熟悉表里一致型生存姿态，掌握一致型沟通技术，调整生存姿态。

二、主要理念

家庭问题的产生和人的生存姿态有密切关系。在家庭生活中，若经常隐忍、指责、讲大道理，或他人说话时自己心不在焉等，对家庭关系都是有害的。家庭治疗专家萨提亚总结出了 5 种生存姿态，包括讨好型、指责型、超理智型、打岔型与表里一致型（维吉尼亚·萨提亚等，2007）。**讨好型**的人容易忽略自己，他们在生活中对他人和环境都给予充分的关注，却不在意自己的真实感受，以牺牲自我价值为代价，否定自己的尊严，传递出"我不重要"的信息。讨好型的人自我价值感和自尊水平较低，其行为上表现为过分和善，习惯向人道歉和乞怜。**指责型**是一种与讨好型截然相反的生存姿态。这种类型的人通常不接受他人的批评，也决不示弱。为了保护自己，他们总是指责他人、藐视他人，重视自己和互动时的情境。指责者除了不断地挑剔、苛责他人，还惯于拒绝别人的请求。如果夫妻双方均是指责型的人，那么他们之间的沟通不但毫无结果，还会闹得天翻地覆。**超理智型**的人则极度客观，他们只关心事情合不合规定、是否正确，不热衷

---

① 本章作者：王增珍。

于和个人或情绪相关的话题。他们常常告诫自己："人一定要有理智"，"要不惜一切代价保持冷静、沉着，绝不慌乱"。属此类型的人表面上很优秀，举动也文雅大方，但他们的内心却很敏感，有一种空虚和疏离感，表现为过于强势、刻板、循规蹈矩、好为人师以及漠视自己与他人的感受。**打岔型**的人往往抓不到事情的重点，喜欢不适时地插嘴和干扰他人，不直接回答问题或文不对题。他们内心焦虑不安、哀伤颓丧，精神状态紊乱，没有归属感，缺乏存在感，感觉没有地位，常不被人关注，也常常被人误解。对他们来说，自我、他人以及周围环境都没有什么意义。上述四种生存姿态的人都不能和他人进行良好的沟通。

人的生存姿态并不是绝对的，他们会根据对象的不同而进行弹性调节，例如，可以对一些人讨好，对另一些人批评；对一些人有时讨好，有时指责。最理想的生存姿态是表里一致型。它是指个人所表达的言语信息和非言语信息是一致的。表里一致不仅仅是一种开放的生存姿态，而且是一种力量的体现。当人们处于表里一致的状态时，自我、他人和情境全部都得到了应有的尊重。在行为上，表里一致型的人表现为有活力、有创造力、有生命力，自信、能干、负责、接纳、包容、有爱心；在自我方面，他们具有较高的自我价值，他们欣赏自己、爱自己，能干、巧干，欣赏自己的独特性，接纳人际价值的平等，和生命力相连接。

帮助家庭成员了解不同生存姿态的特点，就有可能促使他们从原有不健康的生存姿态转变为表里一致型的生存姿态，也就有利于促进家庭和睦，减少负面事件与负面情绪以及复吸问题的发生。

三、计划

1）介绍沟通与家庭结构的关系。

2）介绍不同类型的生存姿态与沟通方式，用身体雕塑与体验不同生存姿态所带来的感受。

3）练习使用表里一致型沟通技术。

四、操作方案

（一）开场

方式：带领组员进行风采展示，并进行一个名叫"不一致"的活动。

引导语： 欢迎大家参加今天的家庭治疗活动。请大家先将手叠在一起，高呼队名和口号，振奋精神，给自己和团队带来正能量。（高呼队名和口号）

下面，我带领大家做一个叫"不一致"的活动。当我说"大西瓜"的时候，大家马上用手比画"小西瓜"的动作；我说"小西瓜"的时候，大家怎样呢？请大家比画"大西瓜"的动作；当我说"高"的时候，请大家蹲下；当我说"矮"的时候，请大家站起来，双手高举。（带领组员进行"不一致"活动）

请大家分享各自的感受。（组员分享）

小结要点： 归纳通过"不一致"活动带给组员的感觉。

（二）了解沟通与家庭结构的关系

目标： 通过让组员了解沟通与家庭结构之间的关系，明白家庭结构的问题会导致很多家庭矛盾或冲突以及家人的情绪障碍，从而重视沟通方式。

方式： 询问和探讨。

引导语： 为了找到问题的根源，我想了解一下你们家人之间的关系和沟通情况。

在你的家人中，谁和谁走得近一些？你的父母如果有心里话，通常会和谁说呢？如果你的父母发生争吵，你会站在哪一方呢？如果你站在父亲或母亲一方，另一方有什么感受和表现呢？

（对于已婚并有年长孩子的家长）如果你们夫妻吵架，孩子会站在哪一方呢？你或者你爱人会有什么感受呢？

现在请你用几件物品（如水杯、眼镜盒等）代表家中的几位成员，请跟着你的感觉摆出这几位家人的位置。

请你看看哪几位家庭成员代表之间的距离近，哪几位家庭成员代表之间的距离远。距离远近投射了你心中的家庭关系。请你看看哪位家庭成员被疏远？也请你觉察被疏远的他（她）是什么感受？你在当下的位置是什么感觉和感受？你的配偶或其他家人是什么感受？请分享。（分享感受）

小结要点： 咨询师归纳组员的家庭关系状况，并指出如果某家庭成员（如父亲）听不进他人（如母亲）讲话，总是指责他人，或者不能恰当地回应他人的讲话，别人与他的沟通就会减少甚至停止，他可能会有被疏远的感觉；三口之家中，如果父母之间停止沟通，父亲或母亲与孩子的沟通多，心理距离近，就会导致不平衡的三角关系。图 35-1 是常见的不平衡的三角关系之一，这样就会出现家庭结构问题。这种关系隐藏着许多后患，被疏远的家人会出现情绪障碍，这些积压的情绪导致的问题是多方面的：可能发泄到其他家人身上，进而会导致新的家庭矛盾或冲突；在外界寻找慰藉，如找第三者，这个第三者可能是成瘾物质、异性、工作、朋友、宠物等，久而久之，导致对第三者的心理依赖，若是毒品，危害则更大，会导致心身疾病等。因此，需要高度重视沟通问题及其带来的隐患。

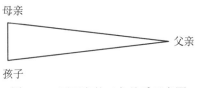

图 35-1 不平衡的三角关系示意图

（三）介绍不同的生存姿态

目标： 由于人的自尊水平不同，在适应环境的过程中逐步形成了个人独特的生存姿态，但个体自己不一定能觉察到。本次活动的目的是通过介绍五类生存姿态，让家庭成员学会觉察自己的生存姿态。

方式： 介绍生存姿态的相关知识；让患者用身体雕塑和体验不同的生存姿态所带来的感受。

引导语： 萨提亚通过多年的家庭治疗经验，总结出人的五种生存姿态。为了帮助大家更好地理解生存姿态，萨提亚设置了相应的典型身体姿态。下面给大家做详细的介绍。（见"基本理念"部分与知识点）

【知识点：不同生存姿态的表现】

1. 讨好型生存姿态的内在与外在表现

言语：道歉（"都是我的错"），贬低自己，抬高别人。

情感：祈求、无助、恳求的表情与声调，软弱无力的身体姿态。

行为：过度和善与让步，请求宽恕、谅解、哀求与乞怜。

内心经历：无价值，一无是处。

心理状况：神经质、忧郁、自杀倾向。

生理状况：上消化道不适、胃疾、恶心、呕吐、糖尿病、偏头疼、便秘。

内在资源：关心、敏感。

沟通中：忽略自己，重视他人和环境，跪求的身姿（图 35-2）。

2. 指责型生存姿态的内在与外在表现

言语：不同意；你永远做不好任何事；你到底怎么搞的；都是你的错。

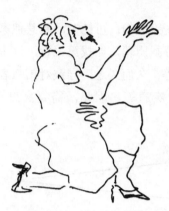

图 35-2　讨好型示意图

资料来源：维吉尼亚·萨提亚，约翰·贝曼，简·格伯等. 2007. 萨提亚家庭治疗模式[M]. 聂晶译. 北京：世界
图书出版公司，36

情感：指责，在这里我是老板；很有权力的身体姿势、僵直。

行为：攻击；独裁、批判、吹毛求疵。

内心经历：隔绝，孤独而失落。

心理状况：妄想；疑心病；违法；犯罪杀人。

生理状况：肌肉紧张、背部不适、循环系统障碍、高血压、关节炎、便秘、
气喘。

内在资源：自我肯定。

沟通中：忽略他人，重视自己和情境，用一个手指狠狠地指着他人的身姿
（图 35-3）。

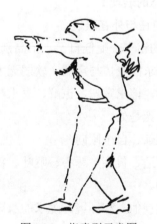

图 35-3　指责型示意图

资料来源：维吉尼亚·萨提亚，约翰·贝曼，简·格伯等. 2007. 萨提亚家庭治疗模式[M]. 聂晶译. 北京：世界
图书出版公司，40

3. 超理智型生存姿态的内在与外在表现

言语：极端客观；只关心事情合不合规定、正不正确；言谈中多用抽象字眼，冗长的解释；凡事都和学术有关；口若悬河。

情感：顽固，疏远；不论代价，保持冷静、沉着，绝不慌乱；身体姿势僵硬；自我优越感（时而外露）。

行为：权威十足；清高，顽固，不肯变通；举止合理化；操纵的。

内心经历：空虚与隔绝，不能露出任何感觉。

心理状况：强迫心理；社会性病态；社交退缩；僵直不动。

生理状况：内分泌疾病；淋巴及各种腺体疾病；癌症；单核白细胞增多症；心脏病；脊背痛。

内在资源：理智。

沟通中：重视情境，忽略自己和他人，面无表情，僵直的身姿（图35-4）。

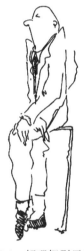

图35-4 超理智型示意图

资料来源：维吉尼亚·萨提亚，约翰·贝曼，简·格伯等. 2007. 萨提亚家庭治疗模式[M]. 聂晶译. 北京：世界图书出版公司，44

4. 打岔型生存姿态的内在与外在表现

言语：无主题；漫无边际；抓不住重点；无理可言。

情感：紊乱不清；心不在焉；身体姿势特征是爱动。

行为：注意力转移；不恰当的举动；过动；插嘴；打扰他人。

内心经历：没有人在意自己；这里根本没有我的位置；打扰别人以求获得关注。

心理状况：心理失衡；不合适；不满意；精神不集中。

生理状况：中枢神经系统问题；胃疾；眩晕；作呕；糖尿病；偏头疼；便秘。

内在资源：有趣、自发性、创造力。

沟通中：忽略情境、自己和他人，左右摇摆的身姿（图 35-5）。

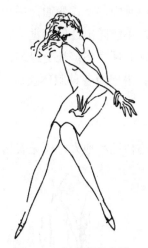

图 35-5　打岔型示意图

资料来源：维吉尼亚·萨提亚，约翰·贝曼，简·格伯等. 2007. 萨提亚家庭治疗模式[M]. 聂晶译. 北京：世界图书出版公司，48

5. 表里一致型生存姿态的内在与外在表现

言语：正当的言语和身体姿势，音调与内在感受相吻合；言语表现出自己对内在感觉的觉察。

情感：和言语一致；表情流露。

行为：活生生的；独特的；有能力的。

内心经历：和谐、平衡、自我价值感和自尊水平较高。

心理状况：健康；精神集中。

生理状况：健康、良好。

内在资源：有联系的、有真正接触的、高自尊的。

沟通中：顾及自我、关注情境和他人，淡定、自信的身姿。

6. 五种生存姿态示例

引导语：想象你刚才不小心碰疼了别人，你会怎么处理呢？

讨好型会说，"请原谅，我真的太莽撞了！对不起！对不起！"

指责型会说，"你是怎么搞的！你要好好走路，我就不会碰着你了！"

超理智型会说，"我无意中碰到你了，如果真的受伤了，请联系我的律师。"

打岔型会说，"咦！有人发了疯。"

表里一致型会说，"对不起，我一不小心碰了你，碰疼了吧？很抱歉！"

现在，请大家根据上述介绍和对四种生存姿态的理解来进行生存姿态的雕塑和感受。请大家分成四组，第一组成员进行指责型的身体雕塑，第二组进行讨好型的身体雕塑，请第一组和第二组面对面；第三组进行超理智型的身体雕塑，第四组进行打岔型的身体雕塑，也请第三组和第四组面对面。在做雕塑的过程中，请大家用心体会自己的感受。现在，请大家听我的口令，开始摆出各组不同的身体姿势。（带领组员进行身体雕塑活动）

请大家分享各自的感受。（分享感受）

每次和家人发生冲突时，你自己或对方通常采用了哪一种生存姿态呢？请你回想一下当时的感受。（分享感受）

小结要点：归纳和他人发生冲突时常见的生存姿态，指出这些表里不一致的生存姿态会给人带来不良感受及产生负面影响。

（四）练习表里一致型沟通技术

目标：让患者了解表里一致型生存姿态的优点，帮助大家尝试、练习、接纳、采纳这一种生存模式。

方式：介绍表里一致型生存姿态以及和他人沟通的具体步骤，通过角色扮演练习表里一致型的沟通技能。

引导语：前面我们介绍了五种生存姿态，大家喜欢哪一种呢？（组员回应）

家庭治疗专家萨提亚提倡采用表里一致型生存姿态，这是一种健康的生存模式，受自我价值感、自尊水平、文化、防御机制和规则的影响，要想做到并不容易。我们怎样才能把这种健康的生存模式落实到日常生活中呢？下面跟大家分享十个步骤。

【知识点：家庭关系修复的十个步骤】

采用表里一致型生存姿态对某件事情进行沟通的具体步骤如下：第一步，先给对方打招呼（让座、递茶水或水果，营造良好的氛围）。第二步，为以前对方帮助过自己表示感谢（谢谢你曾经为我……）。第三步，慢慢说出双方有争议的某事。第四步，对有争议的某事是什么想法（站在自己的角度和设身处地地站在对方的角度看）。第五步，对事情的感受（自己的感受和对方可能有的感受）。第六步，勇于承担应该承担的责任，对有过失之处表示真诚的道歉。第七步，对当前的某事，自己渴望什么。第八步，自己有什么期待，如果得到满足，会有什么感受。第九步，提出建设性的意见，征求对方的意见。第十步，感谢对方耐心聆听，感谢对方为解决好问题所做的努力。

引导语： 下面，请大家想出一件需要沟通的事情，两人为一组，自由组合。一人为自己，另一人扮演自己的某位家人，参考介绍的十个步骤，练习表里一致型沟通，并交换角色练习和分享感受。（沟通练习和分享感受）

小结要点： 对组员进行表里一致型沟通练习的效果、内心感受及其产生的远期影响进行归纳。建议组员有意识地用心尝试表里一致型沟通方式，直至其成为自己习惯的、自然的沟通模式。

（五）分享感受和总结

方式： 组员分享感受，咨询师对本次治疗活动进行回顾和总结。

引导语： 今天，大家一起学习了生存姿态的基本知识，进行了雕塑和练习，学习了表里一致型沟通步骤。请大家谈谈今天的收获和感受。（组员分享）

总结要点： 归纳组员分享的感受，回顾本次治疗活动的主要内容，希望大家学以致用，预防和化解家庭矛盾，搞好家庭关系。

（六）布置作业

方式： 要求患者在生活中尝试、练习和采纳表里一致型生存姿态，并详细记录自己的内心感受。

（七）注意事项

1）做生存姿态雕塑练习的目的是让组员通过亲身体验获得更丰富的内心感受。

2）有些组员可能会触动某些防御机制，无妨，允许他们出现这种状况。

3）提醒组员注意隐私保密规则，团体内的事情、说过的话，切忌在团体外作为谈资笑料，提醒组员要彼此真诚、尊重。

第三十六章　家庭关系投射与修复[①]

一、目标

1）了解图式和投射的概念。

2）感受家庭关系投射的存在。

3）呈现患者家庭系统中的困扰。

4）修复家庭关系，促进家人之间的心理连接，提升患者的心理能量。

二、基本理念

　　个体的心理状态与认知结构有关。图式（scheme）是一个有组织的、可重复的行为模式或心理结构，是认知结构的单元。个体的全部图式组成一个人的认知结构。例如，多次看到父母沟通时的画面，形成了对父母关系的图式和认知。在与环境相互作用的过程中，通过同化、顺应与平衡作用，图式不断得到改造，认知结构不断发展。家庭关系的状况、家人彼此交流的方式以及生存姿态在个体内心或潜意识中形成了一定的图式，影响了个体对相关信息的接纳与加工过程。若能通过积极的方式展示和改变个体内心的家庭关系图式，对于修复家庭关系可以起到促进作用。

　　投射是指个体将自己的思想、态度、愿望、情绪、性格等个性心理特征不自觉地反映到外界事物或他人的一种现象。利用心理投射技术展示家庭关系，可以外化家庭关系图式，有助于患者觉察到内心的家庭关系认知结构，促使患者采用

①　本章作者：王增珍。

心理投射技术改造自己内心原有的图式，修复家庭关系。心理学家所创立的投射技术（如沙盘、绘画、家庭雕塑等），对于展示、修复和重塑家庭关系可起到积极作用。

家庭系统排列的方法是德国心理学家伯特·海灵格（B. Hellinger）结合东方的哲学思想，尤其是中华传统文化中家庭序位的观念，开发出来的家庭治疗技术，也是投射和重构家庭系统原有图式的一种方法（伯特·海灵格等，2003）。家庭系统排列是让患者将潜意识中对家庭关系的认知结构投射出来，通过代表（人或小物件）予以呈现，进而帮助患者获得家庭系统里隐藏的信息，有助于患者对家庭问题的了解和解决。

海灵格发现，家庭系统中有一些隐藏着的、不易被人们意识到或觉察到的动力，这种动力主宰着家庭成员之间的关系，即"爱的序位"。如果跟随"爱的序位"和家人相处，家庭关系会很好，大家都能快乐和健康成长；如果忽略了它，家人会有困扰，其从幼年开始就可能会产生负面的思想、情绪、行为，以及出现人际关系欠佳、疾病和心理问题，且延续在其生命中。这些隐藏着的动力影响着人们。家庭系统排列就是通过角色扮演与互动，将困扰的原因显露出来，探讨人们所面临的心理困境，找出化解的可能。海灵格认为，家庭的问题和解决方法都源于爱。爱有两种表达方式，即盲目的爱和觉悟的爱。爱的方式不恰当就是盲目的爱，例如，父母给孩子准备好了一切，孩子会觉得父母不相信他的能力而自觉无能，感到自卑，其原因就这种爱是盲目的。如果给孩子应有的机会，让孩子经受身心锻炼并激励其成长，让孩子能应对未来的挑战，这就是一种觉悟的爱。家庭系统排列的关键是将问题背后"盲目的爱"暴露出来，将其转化为"觉悟的爱"，消除心理困扰，促进心理健康（伯特·海灵格等，2003）。

家庭系统排列的一般工作程序是：患者提出一个"处理事件"后，治疗师问其家庭过去两代或多代人中曾经发生的重要事件，患者凭直觉找到重要事件中人物的相关代表（在场的人或物件），自发地把他（它）们排列在相应的位置上，使家庭或家族中成员的关系外化。治疗师在患者把家庭或家族系统内部的问题呈现出来之后，了解其根源，询问代表们的感觉，引导不同角色的家人代表进行一致性沟通，朝着化解问题的方向稳步推进，最后呈现出问题化解后家庭关系的画面。这个沟通过程和化解后的家庭关系画面被患者整合到心中的家庭关系或家族关系的图式里，消除了困扰，促进了家庭关系的和谐，有助于增强来自庭支持的正能量。

三、计划

1）了解投射的概念，认识以小物件作为代表的作用，感觉投射的存在。

2）利用小物件和投射原理展示家庭成员的感受以及自己和家庭成员的关系状况。

3）利用小物件家庭系统排列的方法化解家庭问题，展现家庭关系的新画面，以及影响患者心中的家庭关系的图式和感受。

四、操作方案

（一）开场

方式：组织组员进行队名和口号展示，带领组员做放松活动。

引导语：欢迎大家参加今天的家庭治疗活动。请大家将手叠在一起，高呼队名和口号，振奋精神，给自己和团队带来正能量。（高呼队名和口号）

下面，请大家坐好，上半身自然挺直，闭上眼睛，跟着我的引导做放松活动。（引导组员放松）

大家慢慢睁开眼睛，搓搓手、搓搓脸，回到当下。

（二）上期内容回顾与作业交流

方式：回顾上期治疗活动的内容，交流和讨论上次布置的作业，引入本次治疗活动的主题。

引导语：现在请大家回顾上次活动的内容。（组员回顾上期活动内容）

上次布置的作业是练习表里一致型生存姿态或沟通模式，请每位组员和大家一起分享、交流自己的作业。（组员分享和交流作业内容）

小结要点：根据组员的分享和交流内容进行归纳、总结，强调应用表里一致型生存姿态或沟通模式的重要性。

（三）认识以小物件作为代表的作用

目标：使组员感受到投射的存在。

方式：让组员先选取一个小物件代表自己，体验自己对小物件投射的感受；然后，选择几个小物件分别代表自己的家人，再体验家人对小物件的投射感受。

引导语：我们今天要做的活动是请大家体验投射。请在已经准备好的小物件中，任选一个来代表自己。然后，请大家做三次深呼吸，将注意力转移到双肩，让双肩放松，下垂、下垂，带动全身放松。请你把代表自己的这个小物件放在桌子上，一只手放在它的上面或握着它，并体验它的存在。再和自己的感受进行对比，看看这是不是代表了自己的感受。如果你觉得这个小物件能够代表你自己，那么请你另选几个小物件代表几位家人，之后再做三次深呼吸，让自己的全身再次放松。然后，分别把自己的手指放在小物件上面，体验它们所代表的家人的感受。最后，请大家分享各自的感受。（活动及分享）

小结要点：对组员的感受力表示欣赏，指出这些感受都是其内心状况的投射，投射效应可以帮助其了解自己与家人内心的感受。

（四）介绍图式与投射的概念

目标：让患者掌握图式与投射的概念，避免将此概念与活动神秘化。

方式：咨询师以引入和互动的方式介绍图式和投射的概念。

引导语：我们对父母经常性的言行和动作有深刻的印象吗？对自己的经历和家庭状况又有什么记忆和印象呢？让我们回想一下父母的关系和家庭关系，脑海中呈现出一些什么画面呢？（讨论）

小结要点：我们个人的经历会在内心深处留下记忆，有些经历转瞬即逝，没有什么印象了，而有些经历却印象深刻。个人的内心深处对外部世界的印象或认知构成了自身内心的图式。

活动一：分享图式的有关知识

引导语：下面我将向大家介绍"图式"的相关知识。

【知识点：图式】

图式是人际关系状况、家人的相互作用方式及生存姿态在个体内心深处或潜意识中形成的一幅幅相对稳定的图案。例如，父母之间经常发生矛盾或相敬如宾，那么他们的言谈举止在孩子的内心里会留下相应的印记。通俗地说，图式就是外部景象在内心深处形成的印象或图像。图式可以随着外部世界的变化与个体接纳外部信息的变化而变化。纷繁多彩的内心图式构成了个体的图式系统。内心有什么样的图式系统，就会有什么样的思想、情感、态度与个性心理特征等。这些思想、情感与态度等都会在个体的日常言行中表露出来。

活动二：分享"投射"和投射实验的相关知识

引导语：下面我给大家介绍投射的概念和投射实验的相关知识。

【知识点：投射和投射实验】

投射：在心理学上是指个人将自己的思想、态度、愿望、情绪或性格等个性心理特征不自觉地投射到外界事物或者他人身上的一种心理作用。投射也是个体的内心图式在外部的展现。换句话说，投射效应就是"以己度人"，认为自己怎样，他人也一定会怎样。

投射实验：心理学家罗斯（Nisbett & Ross，1980）通过投射实验研究了投射效应。他向 80 名参加实验的大学生征求意见，问他们是否愿意背着一块大牌子在校园里走动。结果，48 名大学生同意背着牌子在校园内走动，并且认为大部分学生都会乐意这样做。拒绝背牌的学生则普遍认为，只有少数学生愿意背着牌子在校园内走动。由此可见，这些学生将自己的态度投射到了其他学生的身上。

引导语：听了对投射和投射实验的介绍，大家能理解吗？请大家分享你所理解的。（组员分享）

小结要点：归纳组员的分享，指出内心深处有什么（包括意识、潜意识里有什么图式、信念系统等），都会自觉或不自觉地投射出来，可以利用投射出来的内容了解自己的内心和化解内心的障碍。

（五）介绍小物件排列的基本知识

目标：让患者了解小物件排列的基本知识，以便用其化解家庭矛盾。

方式：介绍小物件排列的相关知识。

引导语：前面的练习中，我们了解到了以小物件作为代表的作用。下面和大家分享小物件排列的基本知识。

知识点：小物件排列。（见"基本理念"部分）

（六）介绍应用小物件排列化解家庭问题的方法

目标：让组员对应用小物件排列化解家庭矛盾的过程有所了解。

方式：通过案例介绍采用小物件排列化解内心家庭矛盾的方法。

引导语：下面给大家介绍一个案例，一起来了解家庭系统排列的过程。

【案例：她为什么吸毒，为什么复吸？——戒毒患者案例】

花花（化名），女，49 岁，大学学历，毕业于某音乐学院。

家庭情况：父母已故。父亲生前是大学老师，后来得了肝癌，发现案主在家里吸毒，当场倒地，5 天后父亲离开人世。母亲生前是一名医生。有一个妹妹，出国了，由于案主吸毒，母亲不让妹妹跟案主联系，从此与妹妹断了音信。

成长经历：花花无寄养史，在幼儿园里生活得顺利开心；小学阶段，成绩稍有下滑，母亲总说"看看隔壁的孩子"，总拿那个孩子与案主比较，案主不开心；中学、高中、大学基本顺利。

婚姻状况：花花 22 岁结识了男友，24 岁结婚。婚后与丈夫有些生活方面的矛盾，后来发现男方有出轨现象，认为不可原谅，27 岁离婚，女儿判给案主抚养。现在女儿 25 岁了，跟着花花生活，在一家公司上班。

吸毒情况：20 世纪 90 年代去广州走穴唱歌，曾看到鼓手吸食海洛因，说："你怎么吸毒啊？"鼓手说："这年头有钱、有品位、有档次的人才吸毒，你吸不起。"她听了这句话很是受不了，接过鼓手手中的海洛因，就吸了一口，后来便忘记了这件事。一次演出之后，她由于胃疼，请人救场，结果朋友给了她一支含有海洛因的烟，说吸了就不疼了。她也没有问那么多，就吸了。当时，她感觉胃好了（海洛因的麻醉作用），又继续进行演出。后来，每当身体不舒服的时候，她总要吸食或注射海洛因。当时她觉得凭借自己的意志力可以控制海洛因的使用，不料越吸越难以控制。父亲本身患有肝癌，但积极配合治疗，还比较乐观。有一天，花花在家注射海洛因时被父亲发现，父亲震惊万分，倒地不起，送医院急诊，5 天后过世。父亲离世前曾说："我家世代书香门第，从未播这个种，怎么就长了这样的苗啊！"母亲不能原谅她，切断了和她的联系，并将她的妹妹送到国外，不让妹妹和她联系。在绝望和愤恨之下，她觉得戒毒也没有意义，便继续吸毒。经第一次强制戒毒之后，她曾想过戒毒，再也不吸了，但出所后因受到朋友多次邀约，觉得不接受邀请，面子上过不去，最终还是继续吸毒。她的女儿因为自己的母亲吸毒，不敢恋爱成家，唯恐对方不接纳。

患者希望解决的问题是戒毒，但又担心自己经受不住诱惑。

小物件家庭系统排列操作过程：

1）询问两代人发生过什么事件。患者说没有发生过什么事情，父母恩爱，父母对自己都很好。

2）让患者用小物件摆出自己的家庭。患者摆出父母、女儿和自己（图36-1）。

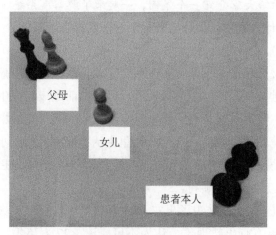

图 36-1　小物件家庭系统排列（显示三代人）

3）询问患者是否由于虚荣心而导致最初的吸毒，患者表示认同。让患者找物件代表自己的虚荣心（图36-2）。询问患者曾经发生过什么与虚荣心有关的事情。患者自述，她六七岁时，母亲经常对她说："大院里的某某某、某某某……学习成绩比你好，还当班长，你呢？"

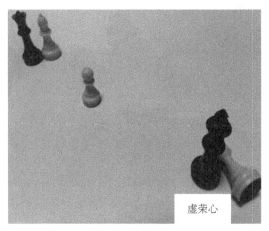

图36-2　在图36-1的基础上增加了患者虚荣心的代表

4）让患者找一个物件代表当年六七岁时的自己（图36-3）。患者想到了当时的自己，当时的自己对母亲有情绪。此时，引导患者对母亲的代表进行情绪表达，并引导其体验母亲代表的感受。患者感受到，母亲的代表听了患者的表达后也很难过，觉得对不起女儿。患者代表母亲对六七岁时的自己表达抱歉、难过、对不起。患者回头体验六七岁时自己的感受，感觉到可以原谅母亲，理解母亲是为了激励自己。询问患者，如果过去的虚荣心是100%，那么当下是多少？患者认为下降为50%。

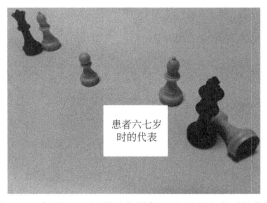

图36-3　在图36-2的基础上增加了患者六七岁时的代表

5）再次收集信息。患者回忆，22—23 岁时看到别人吃喝穿戴都很讲究，自己也希望赶上或超过别人，当自己达不到这种消费水平时，便产生了嫉妒，滋长了虚荣心。让患者找一小物件作为自己 22—23 岁时的代表（图 36-4）。

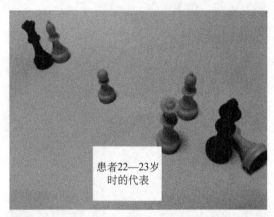

图 36-4　在图 36-3 的基础上增加了患者 22—23 岁时的代表

6）引导患者现在的自己和过去的自己对话，释放当时的感受，从正面认识当时的状态，再问其虚荣心的变化，患者报告下降为 10%。再次收集信息，患者表示回忆不起来，认为这个 10% 可带领她自己努力去争取成功。引导患者让过去的自己回到自己的内在，根据感觉移动自己的两个有虚荣心时的代表靠近自己的代表（图 36-5）。然后，她觉得对不起女儿，引导她与自己女儿的代表进行对话，表达歉意。体验女儿的感受，再次对话。患者觉得女儿的代表原谅了自己，相信自己能够戒毒成功，心情变好。

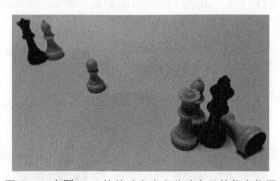

图 36-5　在图 36-4 的基础上患者移动自己的代表位置

7）最后，患者跟着感觉移动代表，将女儿的代表移动到自己身边，表示这样感觉最舒服、最温暖。将虚荣心的代表移动到前面（图 36-6），表示让 10% 的虚荣心带领自己努力奋斗，成功戒毒。患者表示，将来打算找一份工作，教授广场舞，还女儿一个温暖的家。

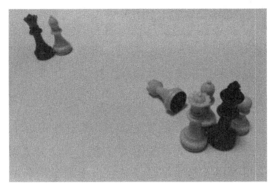

图 36-6　在图 36-5 的基础上患者移动女儿和自己虚荣心的代表位置

引导语：现在，大家是否对小物件排列的步骤有所了解呢？如果这个患者是你自己，当看到这个和谐的画面时，你会有什么感受呢？（组员回应）

那就让我们一起来进行练习吧！

（七）展示家庭关系状况并进行沟通与矛盾化解

目标：通过展示家庭关系状况及化解家庭矛盾，使患者内心深处的感觉和图式朝着和谐的方向发展。

方式：引导患者放松，展示家庭关系状况，引导患者改变自己的感受、和家人对话并展现和谐的画面。

引导语：请大家做三次深呼吸，全身放松。（引导组员进行放松活动）

请大家选择小物件，一件代表一位家人，根据自己的感觉摆放其位置。（组员采用投射原理摆放代表家人物件的位置）

请你将手放在某一位代表的上面，觉察一个代表对另一个代表的感受、想法，以及想说的话。（组员体验各个代表的感受）

请你代表小物件所代表的角色，采用表里一致型的沟通方式来表达事实、想法、感受、需求、希望、感谢等。（代表小物件所代表的角色，小声地说出或默默地对某位家人的代表进行表达）

请你再次体验表达之后双方代表的感受、想法以及想说的话。（组员感受）

请你代表双方，再次进行沟通。（代表小物件进行沟通）

请你觉察一下，经过充分表达之后，这些代表有没有想彼此靠近的愿望呢？（觉察代表的愿望）

如果有所觉察，请你跟随自己的感觉移动代表的位置，直至看到家庭和谐的画面。

如果做好了，请你体验当下的感觉，然后分享你的感受。（组员分享感受）

小结要点：归纳患者分享的感受，指出内心的困扰其实是可以通过代表之间的一致性沟通来化解的，化解后的和谐画面会影响患者内心原有的图式，使内心图式逐渐和谐，从而促进思想、情感和态度的转变。

（八）分享感受和总结

方式：组员分享感受，咨询师对本次治疗活动进行回顾和总结。

引导语：我们一起学习了图式和投射的概念。通过尝试展示，感觉到投射的存在；通过觉察、沟通和跟着感觉移动小物件，看到了新的图式。请大家分享各自的感受。（组员分享感受）

总结要点：归纳组员的分享，指出本次课程的主要内容和方法是利用投射的原理将心中的家庭关系图式、思想、情感和态度等投射出来，借助代表之间的一致性沟通引导外部新图式的建立，从而带动了内心原有图式和内心感觉的改变。由此可见，问题存在于内心，随着内心的改变，对外界的看法也会发生改变，对他人的态度也会随之改变，这样积极的改变必然会使家庭关系变得和谐。

（九）道具准备

小物件（每一组员不少于 5 个）；每一个组员面前摆放一张小桌子。

（十）注意事项

1）系统排列并非"系统决定论"，也就是说，系统排列不是指人的父母或其他先人的命运或遭遇怎么样，他（她）也一定会怎么样。系统问题是可以复制的，也可能会影响其后人，但决定因素却是后人自己；已经发生的事情不能改变，但存留在后人内心中的图式是可以改变的。小物件排列、沙盘、家庭雕塑、重塑等是一类投射或使内心图式外化的方法，通过外化展示需要改变的地方，再通过代表间的沟通消除隔阂，以达到和谐状态。跟随感觉移动代表并将画面改变成和谐状态，是改变原有的内心图式的一种方法，应进行科学的解释，避免将其神秘化。

2）让患者进行感受之前，首先咨询师要引导其放松，静心去感受。家庭系统排列的练习要求患者有细腻的感受，比较费时，引导者要有耐心，不能急于求成。

3）引导者要有敏锐的觉察力，跟随患者去觉察和引导，对于患者的感受、代表的感受及其动力，要能准确地觉察和把控，推动治疗向着有效的方向发展。

第三十七章　随访与连续性激励[1]

一、目标

1）了解患者戒毒心理治疗的效果。

2）为患者提供连续性心理支持与指导。

3）帮助患者及其家人化解矛盾，解除困惑。

4）增强患者坚持戒毒的动力。

二、主要理念

　　患者在戒毒期间虽然接受了不同程度的心理辅导和行为训练，学会了一些戒毒技能，减压和解决问题的能力都有所提高，然而戒毒是一个长期的过程，患者需要得到长期的连续性心理支持。他们在回归社会的过程中，需要面对多方面的挑战，一是来自毒友及其他方面的诱惑；二是来自生活、就业、交友等方面的压力；三是因过去吸毒而导致周遭的歧视、不信任以及污名化等社交压力；四是戒毒期间家庭或情感变故带来的影响；五是戒毒回家后，近期无所事事带来的无聊、烦躁、烦闷等不良情绪。这些挑战都可能导致吸毒借口和渴求。面对上述挑战，如果患者得不到及时的心理支持，心理自控防线容易被突破。因此，经常为患者提供心理支持，是整个戒毒心理治疗的重要环节。

　　列联管理是根据操作性条件反射和行为列联原理建立起来的一种行为强化干预技术，即当某种行为出现时，给予正性激励（正强化），则将来发生该行为的

①　本章作者：王增珍。

机会就会增加。以此为依据而认为，咨询师或社工对患者的操守行为进行及时的正性激励，可以影响其继续操守的行为选择，从而增强患者内在的治疗动机。麦凯（McKay）提出，为了提高药物依赖者的长期操守率，治疗应将患者与正强化结局联系起来，使持续操守更具有吸引力（McKay，2017）。斯提策（Stitzer）等最早尝试了正性激励，将美沙酮给患者带回家服用，激励具有良好表现的美沙酮维持治疗患者，以此强化其减少非法药物的使用频率（Stitzer，Bigelow，1978）。列联管理在药物成瘾领域的干预效应在国外已得到了充分证实。荟萃分析研究显示，在众多心理干预措施中，列联管理较复吸预防训练、一般认知行为疗法具有更强的干预效应。随机对照临床试验结果显示，与常规治疗相比，列联管理更能提高患者的治疗保留率、尿检阴性率以及延长操守时间。研究表明，对于多药依赖的成瘾者，列联管理也能提高其操守率，甚至对有严重精神疾病的成瘾患者，列联管理依然有较好的干预效果。

王军等（2015）对上海市 30 名美沙酮维持治疗的患者进行了为期 12 周的列联管理干预，结果显示，相较于美沙酮常规治疗组，列联管理组的职业/社会支持状况、尿检阴性率及服药维持率都显著高于常规治疗组。但是，也有少量研究得出了列联管理效果不显著的结果。由此可见，在国内开展列联管理，必须充分考虑地区的经济水平、社会工作开展情况、戒毒文化、患者的整体特征等对结果可能造成的影响，从而制定切实可行的列联管理方案。

国内外绝大多数的研究者支持对患者进行正性激励。在患者回归社会的初期阶段，对患者进行随访和为其提供正性激励和指导，给患者带去温暖和精神支持，有助于患者增强面对压力和困难的勇气，让他们感觉到社会在关心自己，心中有温暖，脚下有力量，使他们和社会建立心理联结，增强戒毒的决心和坚持操守的意志力。

患者社会功能的康复是戒毒康复过程中的重要一环，能够让患者承担社会责任，发挥个人对社会的作用，对于促进他们的心理成长非常重要。如果患者找到了工作，不但可以解决生活问题，而且可以减少无所事事带来的孤独、烦躁和苦闷，也就减少了一部分复吸的内部触发因素。部分戒毒患者脱离了自己原来的工作岗位，回归社会后需要重新择业或创业，但均有一定的挑战。因此，需要鼓励患者鼓起勇气去面对各种问题和挑战。

家庭是患者身心康复的宝地，和谐的家庭氛围的创建和维护也需要患者做出应有的贡献。患者若能为家庭承担一定的责任，可让自己获得价值感和提升自尊水平，同时也能得到家人的肯定，改变家人对自己的看法。自我家庭功能的恢复也有益于和谐家庭氛围的创建和维护，从而患者可进一步获得家庭的支持。

三、计划

1）获得家人对随访的支持，询问患者的情况。
2）询问患者家庭和社会功能康复情况，给予适当的建议或指导。
3）了解患者的操守情况并给予反馈。
4）询问患者心中的困惑或困难，酌情给予指导。
5）探讨影响患者戒毒的关键人物，找到心理能量源。

四、操作方案

（一）获得家人对随访的支持，询问患者的情况

目标：和患者家人建立良好的关系。患者家人对外来人员拜访或电话都比较警惕，因此，需要消除他们对随访者的疑虑，让他们了解和支持随访工作。通过他们转达随访者对患者的关注和鼓励，给患者提供正能量，同时也能给予患者家人一定的心理支持。

引导语：您好！我是×××单位的咨询师，我叫×××，在您家的×××戒毒期间，曾经给他（她）做过心理治疗，现在我对×××进行随访和跟踪支持。请问您是哪位？怎样称呼您？您家的×××最近的情况怎样？我能和他（她）谈谈吗？（与家人交谈）

小结要点：若家人报告患者已在保持操守中，则咨询师应对其家人报告的情况表示肯定，同时要称赞其家庭为患者康复付出的努力。同时，指出家人是患者最好的支持者，家人与咨询师共同努力，患者戒毒成功的可能性会更大。如果家人报告患者有偶吸或复吸的迹象，则建议其家人对患者前一段时间的戒毒成绩表示肯定，对其偶吸或复吸的行为表示理解，指出戒毒的全过程一般是呈螺旋式上升的。因此，建议患者家人每逢觉察到患者出现偶吸或复吸迹象时，都及时寻求咨询师的帮助，让患者尽早回到戒毒道路上来。

（二）了解患者的社会功能情况，给予适当反馈

目标：鼓励和欣赏患者不断尝试找工作，体现社会价值，为患者找到并做好工作提供心理支持。

引导语：你最近日子过得怎么样？找到工作了吗？（若找到了工作便继续询问）是家人还是社区帮忙找的？工作顺利吗？心情怎样？和领导、同事相处得怎样？（与患者交谈）

小结要点：对于目前还没有去找工作，或曾经尝试去找过，但还没有找到合适工作的情况表示理解，并肯定患者所做的尝试，鼓励其去寻求多方帮助；对已经找到了工作的患者表示祝贺，赞赏其所做的努力；对于在新的岗位上干得好，与上级、同事相处融洽的患者表示赞赏，提醒患者遇事要和上级与同事及时沟通，预防和化解矛盾；对于找到工作，但工作不顺利的患者，帮助他分析原因，提醒他从自身找原因，虚心学习，提高自己的整体素质和技能。

（三）了解患者的家庭功能情况，肯定其良好的表现

目标：了解患者在家庭中发挥的作用，肯定患者为家庭做出的贡献，协助患者解决家庭困难，促进患者的家庭功能进一步恢复。

引导语：你们的家主要是谁做家务？你承担一点家务吗？你每天花多少时间照顾或陪伴老人或孩子？你承担了一定的家庭责任后，有什么感受呢？（与患者交谈）

小结要点：咨询师对承担了部分或较多家庭责任的患者表示支持和赞赏，指出坚持承担家庭责任的重要性，共同展望承担家庭责任可能带来的良好的远期效应；对于没有承担或者很少承担家庭责任的患者也表示理解，但要强调承担家庭责任对身心健康、心理成长和形成良好家庭氛围的重要性，让患者明白只有主动承担一定的家庭责任，才能实现自己在家庭中的价值。

（四）了解患者的操守情况，给予其适当的鼓励与指导

目标：了解患者对吸毒的想法、渴求出现的频率以及维持操守的情况，询问患者是否记得并采用在心理治疗过程中学过的技能来避免与触发因素相遇、应对借口与渴求。肯定患者的正面行为，让患者对戒毒更有信心，对坚持操守更有动力。通过尿样测试见证戒毒取得的成绩，让患者有成功感，增加亲属对患者的信任感。

引导语：最近你是否有过吸毒的想法或渴求？出现的频率有多高？是否用过学到的那些技能进行应对？效果怎样？是否有偶吸现象，出现过几次？现在是否已经复吸，是否感觉离不开毒品了？如果你一直坚持远离毒品，通过尿样测试来见证你近一段时间的成功，让家人更加信任你，如何？（与患者交谈或进行尿样检测）

小结要点：对患者出现吸毒的想法及渴求表示理解；对患者记得应用学过的

技能来应对吸毒渴求和借口表示欣赏；给尿样检测结果为阴性的患者发放戒毒操守证书，以认可他们的努力，并向患者和家人表示祝贺；若患者自诉目前偶吸或复吸，感谢其坦诚；对其偶吸或复吸行为表示遗憾和理解；对其前段时间能成功远离毒品予以肯定，告诉患者偶吸或复吸都不是失败，而是成功道路上的曲折，激励患者迅速回到戒毒道路上，不要半途而废。

（五）了解患者的心理困惑并给予支持

目标：心理困惑可能会成为复吸的触发因素。通过随访，了解患者的心理困惑及其根源，帮助其疏导与化解，减少复吸风险。

引导语：你最近的心情如何？有没有什么心理困扰？（与患者交谈）

小结要点：如果患者有心理困扰，和患者一起分析问题的实质，协助其改变负面信念，正确评价问题的正面价值，鼓励患者采用头脑风暴法找出所有可利用的解决方法，从中选择最有效的方法消除心理困扰；提醒患者保持良好的情绪有利于坚持操守。

（六）增强患者坚持戒毒的动力

目标：患者的戒毒动力和关键家人有密切关系，如可爱的子女、最疼爱自己的父母等。通过询问某位或某几位对患者而言至关重要的家人，谈论他们的特别之处，他们对患者的支持和帮助以及他们使患者感动的地方，戒毒和不戒毒对这些关键家人的影响，提升患者增强戒毒动力和信心。

引导语：每当你想到家人时，有什么感受吗？你想起家中哪位或者哪几位家人时戒毒的决心会更大？他们有什么特点呢？他们说过什么或者做过什么对你的影响最大或最让你感动？你坚持远离毒品对他/她有什么影响呢？（与患者交谈）

小结要点：对患者家人良好的品质和表现表示极大的赞赏，强调家人彼此之间都需要相互支持，提出特别关键的亲人对患者以及患者对他们的重要性；提示坚持戒毒对患者本人、家人，特别是对关键家人的重要意义；建议患者经常想想他们说过的哪些话、做过的哪些事对患者特别有激励作用，并做成戒毒动力卡（表 37-1），将卡片和他们的照片随身携带，便于时时想起。

表 37-1　戒毒动力卡

亲人	曾经说了什么、做了什么或什么表现最令我感动，使我的戒毒决心更大
我的亲人×××的照片	

续表

亲人	曾经说了什么、做了什么或什么表现最令我感动，使的戒毒决心更大
我的亲人×××的照片	
我的亲人×××的照片	

（七）分享感受

引导语： 今天很高兴与你见面和交谈，通过今天的交谈，你有什么感受呢？请分享。（患者分享）

（八）总结

总结要点： 归纳总结患者的情况和分享的感受。若患者远离了毒品，应肯定患者在戒毒、承担家庭责任和社会责任方面取得的成绩，给家人带来的良好影响；再次提醒患者戒毒对家人，特别是对关键家人（孩子、父母）的影响。给他们赠送激励卡片（图 37-1），鼓励他们继续坚持。如果患者有偶吸或者复吸现象，则表示理解并修正患者戒毒失败的观念，提醒患者要总结经验教训，接受更多的戒瘾心理治疗，认真按照戒毒人员制定的社区康复计划执行。

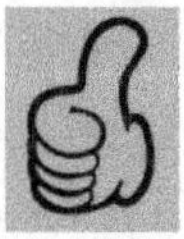

激 励 卡

成功远离毒品×××天！

本人： "我很棒，谢谢我自己一直以来的坚持，看起来我真行！"

咨询师： "祝贺你，朋友！ 我们相信你一定行！"赠给你每日一智：

在必要的时候，我们都能忍受灾难与悲剧，并且战胜它们。我们常以为自己做不到，其实我们内心拥有强大的力量，只要懂得善加利用。因为，我们其实比自己想象的要强大得多。

——美国成功学家　戴尔·卡耐基

图 37-1　激励卡示意图

（九）布置作业

1）组员在日历上记录成功远离毒品的天数，能按时完成时间和金钱管理计划的月数。

2）组员观察和记录家人为自己做的事情，包括子女值得家人骄傲的表现，写在动力卡片上。

（十）准备

随访调查表、随访提纲、激励卡片。

随访和连续性激励可参考以下时间间隔：心理治疗与行为训练后，或者出戒毒医院/所第 1 个月内每周或每 10 天打 1 次电话，上门随访 1 次；第 2 与第 3 个月，每月打两次电话，上门随访 1 次；第 4—12 个月，每月打 1 次电话或上门随访 1 次；1 年后，每逢节假日或患者生日都打电话祝贺，每次均应按随访提纲进行询问或心理辅导。

第三十八章　预防戒毒后复发的家庭教育[①]

一、目标

1）让患者的家人了解吸毒是一种慢性脑病并具有可治性。

2）让亲属们知晓复发的常见原因和相关影响因素。

3）帮助患者的家人掌握科学的帮教方法，给患者提供适当的支持。

4）促使患者的家人参与家庭治疗，并支持患者接受系统的心理治疗。

二、基本理念

患者亲属一般会认为患者吸毒是他个人的错，戒毒后复吸也是他本人的错。但大量研究显示，导致患者误入吸毒歧途的原因，不仅有环境因素，对毒品的好奇、无知等浅层的个人因素，还有更深层的原因，即家庭关系问题。正是这种原因，让患者在吸毒前就已经处于一种心理、行为的异常状态，使他们比别人有更多的机会接触到毒品，且一旦遇上毒品具有更高的易感性。因此，我们需要认识到，具有吸毒行为的患者需要进行深度心理治疗。

如果患者在戒毒机构接受了增强戒毒动机、提高戒毒技能、提升正能量和脱心瘾等完整疗程的治疗，心理上会发生很大的变化，渴望自己重新做一个正常人，做好自己该做的事情，在家庭和社会中发挥自己的作用。但是，他们出院或出所回到家里后，如果发现家人仍然以过去的眼光看待他们，以过去的方式管教他们，就会感到很苦闷。同时，他们也会感到自己曾经因吸毒伤害了家人，与家

① 本章作者：王增珍。

人发生矛盾后没有辩解的资格，即使想辩解，觉得也没有什么用，有可能反而造成更大的冲突，于是会采用压抑的防御机制来保护自己。但是，他们心中却留下了郁结，埋下了渴求毒品的隐患。

患者的亲属非常想帮助患者快速康复，但对于如何针对复发因素更科学地帮助患者，并不是十分清楚。他们以为用说教、严加管控、打骂、不停地说等管理方式能够解决问题，结果却可能导致更多的问题，例如，患者认为自己不被理解、接纳和信任，觉得自己再努力也没用，产生压抑、逆反甚至破罐子破摔的心理，在戒毒和复吸之间徘徊。因此，除对患者进行生理脱毒与心理治疗之外，让亲属了解复发的原因，使他们更有针对性地帮助患者，对于患者保持操守也有重要意义。

很多患者的亲属对患者的康复做出了巨大的努力，但没有得到期望的结果，甚至还导致自己身心疲惫、失望甚至绝望。不少患者的亲属长期生活在焦虑、恐惧、愤怒和羞耻感中，甚至患上了严重的身心疾病。患者亲属自己也需要得到心理辅导，只有这样才能有足够的精力、良好的心态和科学的方法来帮教患者。因此，有必要让患者的亲属参加学习，接受心理辅导，转变观念，学习方法，与患者一起接受家庭治疗，预防吸毒问题给患者带来毁灭、给亲属造成更多心理创伤和给家庭带来灾难。

三、计划

1）建立与患者亲属的关系，对他们进行情绪疏导。

2）提供科学资料，让患者的亲属认识到吸毒是一种疾病。

3）讨论吸毒的可治性，分享科学帮教理论和策略。

4）分享复吸事件链及相关影响因素，使患者掌握复吸规律和预防策略。

5）探讨让患者获得适度支持的具体措施。

四、操作方案

（一）与患者的亲属建立信任关系并对他们进行心理疏导

目标：患者的亲属长期处于焦虑、恐惧、痛苦等不良情绪中，影响了心理健康教育的效果。因此，首先授课教师与患者亲属建立信任关系和疏导患者亲属的负面情绪，让患者的亲属能够安下心来接受关于如何让患者戒毒的家庭教育。

方式：授课教师自我介绍，并请患者的亲属进行自我介绍；采用绘画、音乐等治疗方法，疏解患者亲属的情绪。

引导语：大家好！我是×××单位的心理咨询师×××。从××年到××年进行戒毒心理治疗方面的研究，今天跟大家分享一些帮助患者戒断的方法。在座的各位因为有家人吸毒而导致长期不安、焦虑、抑郁和痛苦，是不是这样？我理解你们，愿意支持你们，和你们一道帮助你们的亲人远离毒品。咱们结成抗毒的同盟军，共同帮助走错路的亲人远离毒品，你们觉得怎样？（亲属回应）

下面我们先做一些活动，让大家的情绪得到释放，感觉轻松一些。我给每人发一张纸，请大家拿起面前摆放的彩笔，在纸上跟着自己的感觉随便画。（亲属们绘画）

现在我再让大家听听音乐，各位跟着音乐的节奏，手指交替做出点击雨点的动作，并想象点击雨点。（播放音乐"雨滴清灵"）

再给大家播放一首音乐，请大家把手做成鸭嘴状，两只手扮演两个人，跟随音乐的节奏，进行手语对话。一只手代表自己，另一只手代表你家的那位吸毒患者或其他家人。（播放手鼓与风琴对话的音乐）

大家感觉怎么样？请分享。（分享）

小结要点：授课教师对亲属的积极参与和分享表示肯定。告诉患者亲属，音乐与绘画可以帮助其疏导情绪，往后要经常进行自我心理疏导，使自己心态良好，只有这样才能理性地帮助家人。

（二）让亲属认识吸毒原因和影响复吸的因素

目标：让患者亲属对患者的吸毒与复吸行为及影响因素有全面的了解和客观的认识。

方式：讨论和提供科学资料。

引导语：你们认为吸毒与复吸是一个什么样的问题？是意志力薄弱问题？还是认为他（她）不争气，管不住自己？还是认为吸毒是一种疾病？就你们的观察和推测，患者戒毒后是什么原因或因素导致他（她）复吸的呢？（讨论）

小结要点：归纳家人讨论的要点，肯定家人对患者的关爱和关心，肯定他们对该问题分析和推测的正确方面。

信息分享：吸毒的学术定义。吸毒是俗称，学术上称作"药物依赖"，是慢性反复发作性脑病。个体不可自制地反复渴求滥用某种药物或从事某种活动，虽然已经知道会给自己带来不良后果，却无法控制，导致脑部受损，造成精神、心理与人格障碍。吸食甲基苯丙胺类（冰毒、麻古等）新型毒品的人，表现出暴躁、易激惹、情绪激昂、冲动、记忆力下降，严重者会出现幻觉、妄想、好斗、性格改变、攻击行为等症状。个体长期吸食这类毒品（就算停止吸食或戒断很久以后），容易出现幻听、幻觉、被害妄想等精神症状。吸食K粉（氯胺酮）会导致迷幻，个体产生错觉、幻觉、妄想等精神症状，记忆和思维活动受到严重损害，甚至会造成心力衰竭、呼吸衰竭，产生尿频、尿急、尿血，严重者膀胱功能丧失，极度尿频。若吸食海洛因，会导致个体昏睡、恶心、记忆力受损、意志消沉，有强烈的戒断症状，若长期使用会破坏人的免疫功能，使心、肝、肾等主要脏器受损。

　　吸毒与个人和家庭因素有关。促使患者走上吸毒道路的个人因素有：①学习成绩不良。有些学生在小学或者中学初期成绩还比较好，但是后来因为上网、贪玩，认为家人不理解自己，对读书没有兴趣，心中积怨等原因，成绩就开始慢慢下滑。他们大多数在学校里经常有逃学、上网、溜冰、玩游戏、打架斗殴等行为。②心理问题。主要表现在性格上，如要强、倔强、固执、叛逆、感觉寻求，不愿意和父母或其他长辈沟通。有些人在幼年时性格内向，有些人由于童年的不幸遭遇而自我认同度低，从而产生自虐倾向或自残行为；有些人因为内心空虚、寂寞、逃避现实而选择使用毒品；有些人把吸毒当作一种精神寄托；还有些人是为了追求吸毒之后的那种"过瘾"的感觉。③交友不慎。这是导致青少年滥用新型毒品的一个重要原因。早恋是导致未成年人沾染毒品的一个原因。对女孩而言，如果她们交的男朋友是吸毒者，那么她们在男朋友的影响下便会开始吸毒。由于青少年对毒品缺乏防御能力，也经不起毒品和毒友的诱惑，加上他们有强烈的好奇心，更容易吸毒。有些人由于自我调节能力不足，在情绪低落甚至高兴时也会选择使用毒品。④对毒品危害性的认识不足。有些人只知道海洛因是毒品，有些人甚至在接触毒品前头脑中根本就没有毒品的概念。不少人认为使用新型毒品不会上瘾，对身体也没有什么危害。有些人原来是排斥新型毒品的，当看到身边的人使用新型毒品的早期阶段没有明显危害时，他们就突破自己的心理防线而选择使用新型毒品。减肥是女性滥用新型毒品的一个重要原因。有些人是为了提神，还有一些人认为使用新型毒品是一种时尚，是身份、地位的象征。还有一些人存在侥幸心理，认为自己吸毒不会被公安机关抓获。

　　影响吸毒的家庭因素有：①家长的育儿知识、技能或时间不足，对孩子的教育和引导不够。②对孩子不信任，过度干涉孩子的生活，打骂孩子，导致亲子关系不良，孩子的情绪、情感发展出现障碍。③溺爱孩子，包办孩子自己能做的事情，使孩子意识不到自己存在的意义，容易让孩子形成感觉寻求的人格特征、任性、难以管教。④父母有不良习惯，如外出打麻将，半夜不归；参加黑社会组织或有吸毒行为，表率作用欠缺，让孩子从他们身上效仿了错误言行。⑤父母缺乏家庭责任感，对孩子的关爱少。⑥父母关系不和，吵架甚至打架，使孩子缺乏安全感。⑦家庭发生的重大负面事件，如亲人病故、父母关系破裂、父母离异、重组家庭等，可能会对孩子产生较大的负面影响。父母离异是孩子产生心理阴影的一个重要原因。父母离异之后，无论缺少"父爱"还是"母爱"，孩子都会产生孤独感，归属感减弱，甚至会产生无价值感。⑧对孩子的陪伴少。父母重组家庭或父母忙于工作，对孩子陪伴较少，感觉亏欠孩子，就用钱来补偿，结果可能适得其反。⑨对孩子的学习成绩关注多，对品行管教少，没有花时间给孩子讲毒品的危害，对孩子的不良品行管教不力。上述家庭不良因素若积重难返，就可能会导致孩子出现人格与情绪、情感障碍，容易被他人诱惑而误入吸毒的歧途。

导致复吸的因素有：①生理因素。稽延性戒断症状（传统毒品吸食者戒毒半年内存在的症状）、心瘾强烈、病理性渴求。②心理因素。有戒毒动机不强、戒毒信心不足、孤独、无助、焦虑、抑郁等负性情绪，用毒品麻醉自己，逃避现实。③社会与环境因素。日常生活环境中有潜在的毒品提供者；毒友诱惑，曾经吸毒、买毒品的环境可唤醒吸毒相关记忆，导致对线索敏感，诱发渴求；加上工作难找，患者可能认为社会不接纳自己，在家无聊，便用吸毒来打发时间。④家庭缺乏有效的支持和帮助。家人处于紧张、焦虑、恐惧等情绪中，很难以平和的心态营造温暖、理解、信任与关爱的家庭氛围。从可以改变的方面来看，关键的复发原因和危险因素有：患者缺乏戒毒的信心和动机，缺乏对诱惑、借口、渴求、负面情绪、困境、无聊的应对技能，缺乏对时间、金钱的管理技能，缺乏对人生的规划，对吸毒相关线索敏感，缺乏正能量以及与患者的需求相匹配的家庭支持。

（三）让亲属了解预防复吸的策略

目标：让患者亲属了解预防复吸的策略，使其对如何科学帮教患者有新的看法和想法。

方式：讨论与信息共享。

引导语：如果你们已经了解了患者复吸的原因和相关影响因素，你们认为应该采取什么策略来帮助他（她）呢？（讨论）

小结要点：归纳和肯定亲属谈到的好策略。

信息提供：

1. 相信患者能够改变

亲属要用积极的、发展的眼光看待患者，相信患者可以改变，这样会给患者带来改变的动力。一位智者曾经说过，如果你把一个人当成是他自己来看待，他将继续是他自己，但是如果你把他当成是他应该成为或可以成为的那个人来看待，那么，他将会变成他应该成为或可以成为的那个人（Miller & Rollnick，2013）。这句话的意思是，不能用固定的眼光看一个人，相信一个人是不断成长和发展的，能够成长为应该成为和可以成为的人。作为患者亲属，如果相信患者不但可以戒掉毒品，而且相信他可以发挥自己的潜力，患者就会对成功戒毒充满信心，这就是皮格马利翁效应（周围的人相信你，你就会变得相信自己）。如果患者相信自己可以戒掉，就会强化戒毒动机而努力戒毒；如果他没有得到来自周围人的信任和支持，结果则可能相反。

2. 接纳、理解和尊重患者

亲属应接纳患者当下的状况，珍视其固有价值和潜能；理解他的难处和苦衷，站在他的角度看问题；尊重他拥有的权利。心理学家罗杰斯认为，人的本质是积极的、向前进的、建设性的、现实的、值得信赖的，给予他选择的自由，通常能舒缓其防卫心理，从而促使其改变（卡尔·罗杰斯等，2013）。

3. 支持患者接受系统心理治疗

亲属应带领患者接受心理咨询，让患者接受脱除心瘾、提高戒毒信心、强化戒毒动机以及提高戒毒技能和正能量的心理治疗，陪同患者一起接受家庭治疗，帮助患者找到吸毒深层次的原因，并予以心理治疗。

4. 增强患者改变的动力

亲属应从对戒毒问题的认知、信念、目标、价值观、技能、外界影响、承诺等多方面，给患者提出恰当的问题，这样可以帮助患者发现差距（例如，吸毒者与不吸毒者相比，未来前途有何不同）。如果亲属能提出一系列正确的问题，并对患者的话洗耳恭听，就会激发患者改变的动力。

（四）让亲属认识复吸事件链

目标：让患者亲属认识复吸发生的规律，以便为患者提供适时、适度的帮助。

方式：讨论和信息共享。

引导语： 除上述的复吸原因、相关因素之外，推想一下，复吸前患者的身体和心理经历了什么呢？（讨论）

信息提供： 复吸前，患者会有渴求，心里像猫爪抓挠一样难受，恨不得能马上吸到毒品；在渴求之前出现借口（如"只最后吸一次"），借口出现之前可能会遇到触发因素，如诱惑或者和吸毒相关的情境，也可能什么都没有遇到，只是心里突然想吸。患者为什么突然想吸，或遇到触发因素就想吸呢？主要是由于个人的吸毒记忆产生了作用，使其想起了吸毒的感觉，对相关情境敏感，容易触景生情而想吸。之前也可能发生了突发的生活事件，使其产生了情绪或压力问题，想出门排解，做出与复吸貌似无关的决定，如"外出溜达一会儿"。可是，恰恰是这个好像和复吸无关的因素，却导致遇见毒友等吸毒触发因素。复吸是一系列事件综合作用的结果（参见图 12-1）。

（五）让亲属了解帮助患者预防复吸的措施

目标： 让患者亲属掌握不同阶段支持患者戒毒的措施，在戒毒的各阶段都可以给予患者正能量。

方式： 互动式介绍。

引导语： 上面我们已经了解了复吸前患者的身心变化过程，我们应该怎么帮助他们呢？（互动）

小结要点： 归纳和肯定亲属谈到的正确措施。

信息提供：

1. 出院或出所前，患者亲属怎么面对患者？

患者出所（出院）前，心情一般比较复杂，一方面他们对即将回到自己的家和亲人团聚非常向往，甚至觉得激动；另一方面，他们中的多数人有戒毒、重新做人的想法，但是一些人还有"还愿（再吸一口）"的想法。因此有必要通过提出问题及与患者讨论，了解他们对戒毒的看法及打算，强化患者的戒毒动机。下列问题可供参考：

你的人生目标是什么？若再吸，是否会影响你实现这个目标？（了解患者的目标）

你认为出去再吸会把你带到何种境地？（了解患者对毒品危害的认知）

关于戒毒与否，你的决定是怎样的？（了解患者关于戒毒的承诺）

（若患者决定戒断）做出彻底戒断这个决定对你来说有多重要？（了解患者关于戒毒的价值观）

你知道怎样做才能预防复发吗？你打算怎样做使自己戒毒成功？（了解患者掌握的戒毒技能）

你希望家人怎样支持和帮助你呢？（了解患者对外界的期望）

通过与患者进行互动或讨论，患者亲属可以激发患者自发的戒毒动力。

2. 如何协助患者管理时间与金钱？

患者知道金钱的诱惑和无所事事都会导致复吸。因此，亲属需要和他们协商时间与金钱管理的策略。通过提出问题和讨论，使患者自觉配合管教。下列问题可供与患者讨论时参考：

你实现目标的计划是怎样的？

每晚制定次日计划，次日按计划实施有利于目标的实现。你每晚制定计划，次日执行，让我作为见证人可以吗？（若患者每天能按时完成，应给予奖励，以表扬为主，如口头表扬，或竖起大拇指、鼓掌等）

金钱对复吸有诱发作用，不利于戒断成功，我帮你管钱可以吗？（如果患者同意）我每天按照你的生活实际需要给你提供费用，如果你有新的需求，也可以随时告诉我。

亲属通过与患者协商，减少患者的抵触情绪，促进患者主动配合管控。

3. 如何帮助患者解决困难或问题？

如果患者有困难，亲属需要提出问题与其协商，表达对其的信任，开发患者的智慧，培养患者解决问题的能力。亲属可以真诚地告诉患者，"我相信你的智慧，相信你能用正确的方法解决，办法总比困难多"，启发患者发挥主观能动性，开发潜力。如果患者自己能够解决问题，则会提高有能感、价值感、成就感和感到快乐，这些良好的感觉能帮助患者增强生活信心和戒断信心。

下列问题供参考（若看到患者愁眉不展或叹气，说明患者有了问题需要解决）：

你有什么困难或问题需要解决呢？可以给我说说吗？（若患者说出问题）

对这个问题，你可能有些畏难情绪或发愁，都是正常的。但是，我相信你是有潜力解决的。你有什么打算？可否试试头脑风暴法？即想出来一条解决办法马上记录下来，将可能的解决方法都写下来。（当他想出了一些办法，鼓励他可以想出更多的办法）

网上或其他媒体上可能有供你参考的资料，可否试试查找一下？（补充方法）

你已经想出这么多方法了，看起来方法比困难多，说明你的潜力很大。请你比较一下，哪几个方法比较好，可以组成第一套应对方案？哪几个方法可以组成第二套应对方案？需要什么帮助吗？

（如果有了备选方案）你可否把备选的方案在心里推演一遍，看看哪个方案最优？

（如果患者选出了最优方案）可否用最优方案去实施？我相信你在实施过程中还可以想出更好的主意。如果万一不成，也没有关系，再试用第二套方案，重在过程，经历就是财富。

4. 如何预防患者的情绪和压力问题？

"己所不欲勿施于人"，这是儒家思想的精华之一。没有人愿意听唠叨，翻旧账会激活患者的吸毒记忆和不良情绪。所以，建议亲属像平常一样过日子，不表现出焦虑和紧张，也不表现出过度的关注或关心，减少患者的压力或压抑感。

当亲属想教导患者的时候，最好先觉察自己的情绪状态，如果自己的情绪不是那么平静，则暂时不沟通。当自己平静的时候再协商事情，避免在沟通中因情绪化引发冲突。沟通时亲属要先肯定患者，使患者有好的感受和意愿进行沟通。

5. 有毒友上门怎么办？

毒友上门是诱发因素，应尽量避免。如果有难以推辞的拜访，则对患者是一个较大的挑战。一是因为毒友会刺激患者想到毒品，造成线索敏感反应，激发患者的渴求；二是患者生怕失去朋友或玩伴，不敢表明自己拒绝的立场；三是患者没有拒绝的习惯，容易顺从朋友的邀约，放纵自己。因此，亲属需要事先与患者协商好类似情况的处理办法，双方配合好，妥善应对。亲属要提醒患者，果断拒绝诱惑是上策，建议通过下列问题与患者讨论。

××要来，你怎么看这件事？你也知道他的出现及他的言语、表情是一种刺激诱发的因素，对你来说是一个较大的挑战。

我知道你想成功实现自己的目标，如果他诱惑你，你打算怎样果断地拒绝他的诱惑呢？（如果患者说不上来，告诉他）如果他有诱惑的意思，你看着他的眼神，坚定地告诉他"我戒了，别提了，我需要实现自己的价值，今天我还有事，就不留你了"，让对方尽快离开。

（如果患者犹豫）你拒绝了那个人，会得罪他吗？如果你拒绝了，他认为你不是"墙头草"，随风倒，他是不是更佩服你？

（如果患者拒绝了对方的诱惑）你今天拒绝了他，是不是让你更加坚定了自己的目标？现在有什么感受？

如果患者分享自己的感受，亲属可以提炼患者分享的内容，马上用言语、表情、手势肯定患者的良好表现。

6. 他有借口和渴求时怎么办?

如果看到患者有点不对劲,有坐立不安或想吸的苗头时,亲属应主动找他谈一谈。可与他共情,即设身处地地站在他的角度思考和体验他的感受,并说出他的感受,也让他分享自己的感受,通过谈话降低渴求感。例如,"你现在心里是什么感觉?什么感受?有什么想法?不管你有什么想法和感受,都是可以理解的""你是不是心里很不舒服、难受,像猫爪抓挠你的心一样?我理解你!"

另外,建议亲属安排一个活动,与患者共同做点什么,以体现患者的价值和转移患者的注意力。可以提议:

你能不能帮我一个忙?我想去×××,请你陪同我,可以吗?

我今天想去×××尝尝鲜,或去×××玩一玩,咱们一起去好吗?

(递给他一杯水或一个水果)我看得出你在努力控制自己,是不是?

坚持这么多天是很不容易的,成绩不小,你是不是也感受到了坚持的好处?

可否再回顾一下你的生活目标?坚持下去对实现你的目标有什么帮助?

你想一想,对自己说哪些话有助于提升正能量,给自己增强坚持的动力?

对你来说,现在安全的地点有哪些?例如图书馆、公园、江滩、博物馆、艺术馆,现在你想去哪里?

我相信你会努力坚持的,只是当下有一点困难,是不是?

你相信自己能够克服眼前的困难,加油!(看着患者的眼睛,坚定地告诉他:我相信你)

如果患者挺过去了,亲属要马上给予精神或物质奖励,让患者产生良好的感受。让患者吃含有优质蛋白的食物,促进脑内合成兴奋性的神经递质,如多巴胺等,支持患者继续坚持戒毒。

7. 患者偶吸了怎么办?

偶吸不等于复吸,复吸是再次成瘾,偶吸一次不一定成瘾。因此,亲属不必惊慌,首先要稳定自己的情绪,不生气,不焦虑,主动找患者谈一谈,重新把他拉回到戒断的道路上。可以借助下列问题让他总结经验教训:

请你回忆一下,在偶吸之前,有多少天没有吸了?那是怎样做到的?(肯定患者在偶吸之前的操守成绩)

你坚持了这么久,心情怎么样?是不是距离自己的目标更近了?

是什么原因导致你偶吸呢?

做出什么样的计划和方案能够避免再次偶吸呢?

我们以后怎么做才能帮助你预防偶吸呢?

如果患者进行分享，亲属应提炼患者分享的有助于以后坚持的内容，强调偶吸不可怕，可怕的是自责、否定自己、信心下降、心情变得糟糕甚至绝望。让患者看到成绩，看到光明的前途，总结经验教训，鼓起继续戒毒的勇气，帮患者回到戒毒的道路上。同时，亲属也要有必胜信念。

最后，请亲属分享学习这些方法之后的感受和感想，并提炼患者亲属分享的有正能量的部分。向亲属指出，对于吸毒这个问题，需要全家人共同面对，采取有效措施：一是全家统一意志、统一思想，坚定必胜信念，共同努力；二是尽早让患者身体脱毒；三是全家人要支持患者接受全疗程的心理治疗，全家人也都要接受家庭治疗，因为吸毒问题可能是家庭问题的产物，改变家庭关系是促使患者改变的根本；四是家庭要给予患者科学的支持，创造接纳、理解和信任的氛围，在复吸事件链上的每一步都激发患者的正能量，共同预防复吸。

（六）分享与总结

分享： 请患者亲属分享通过以上内容的学习有什么感想、感受或问题。

总结要点： 归纳患者亲属分享的内容，回答他们的问题。同时指出，作为患者的亲属，首先要自己保重身体，让自己乐观看待问题，用科学的方法解决问题，情况一定会逐步好转。另外，要觉察自己的情绪，进行自我调节，让自己理性看待和处理问题，相信患者愿意向好的方向发展；如果患者戒毒信心和动机不足，鼓励他们通过接受提升戒毒信心和动机的心理干预，增强戒断动力；如果患者有毒瘾或心瘾，容易产生过敏反应而出现渴求和复吸，鼓励他们接受脱心瘾治疗；戒毒需要技术或技能，因此鼓励患者学习戒毒技能。另外，患者容易受到情绪困扰，可能也需要治疗人格方面的问题，鼓励患者接受深度心理辅导。家庭关系、沟通、相处模式会影响家庭氛围，因此建议家人共同参与家庭治疗，使全家人达成共识、步调一致，共同努力，帮助患者戒断毒瘾，让全家获得安宁和幸福。

参考文献

Miller W R，Rollnick S. 2013. 动机式访谈法：帮助人们改变[M]. 郭道寰，王韶宇，江嘉伟译. 上海：华东理工大学出版社

Perkinson R R，Jongsma A E. 2005. 成瘾者治疗指导计划[M]. 2版. 洪炜，石川，徐红红译. 北京：中国轻工业出版社.

爱米丽·辛格尔. 2010. 记忆操控[J]. 科技创业，（7）：44，45-49.

芭芭拉·弗雷德里克森. 2010. 积极情绪的力量[M]. 王珺译. 北京：中国人民大学出版社.

伯特·海灵格，根达·韦伯，亨特·博蒙特. 2003. 谁在我家：海灵格家庭系统排列[M]. 张虹桥译. 北京：世界图书出版公司.

陈家言，王云翠，李帅奇等. 2020. "五步脱敏疗法"在甲基苯丙胺成瘾患者中的应用效果初探[J]. 中国药物依赖性杂志，（2）：117-123.

陈晋东，严虎. 2018. 精神康复艺术治疗实务[M]. 北京：人民卫生出版社.

崔莉莉，盛利霞，汤宜朗. 2015. DSM-5物质相关及成瘾障碍诊断标准的变化及影响[J]. 中国药物依赖性杂志，（3）：165-168.

丁成标. 2005. 催眠与心理治疗[M]. 武汉：武汉大学出版社.

盖笑松. 2020. 积极心理学[M]. 上海：上海教育出版社.

高天. 2007. 音乐治疗学基础理论[M]. 北京：世界图书出版公司.

哈里·契克森米哈赖. 2017. 心流：最优体验心理学[M]. 张定绮译. 北京：中信出版社.

郝伟，赵敏，李锦. 2016. 成瘾医学：理论与实践[M]. 北京：人民卫生出版社.

洪汉林，苏亚玲，黄劲等. 2007. 音乐辅助疗法对海洛因依赖者脱毒疗效观察[J]. 中国药物滥用防治杂志，（5）：269-272

胡文富，傅先明，钱若兵. 2010. 药物依赖者额叶功能失调的脑功能成像研究进展[J]. 立体定向和功能性神经外科杂志，（5）：309-312.

黄希庭，张志杰. 2001. 论个人的时间管理倾向[J]. 心理科学，（5）：516-518.

江开达. 2010. 精神病学[M]. 北京：人民卫生出版社.

卡尔·古斯塔夫·荣格. 2018. 原型与集体无意识[M]. 徐德林译. 北京：国际文化出版公司.

卡尔·罗杰斯等. 2013. 当事人中心治疗：实践、运用和理论[M]. 李孟潮，李迎潮译. 北京：中国人民大学出版社

克里斯托弗·彼得森. 2021. 打开积极心理学之门[M]. 侯玉波，王非，等译. 北京：机械工业出版社.

李勇辉，韩锦，隋南. 2008. 成瘾相关记忆的表观遗传学机制——药物成瘾研究的新视角[J]. 心理科学进展，（3）：424-429.

李中莹. 2003. NLP 简快心理疗法[M]. 北京：世界图书出版公司.

理查德·怀斯曼. 2012. 正能量[M]. 李磊译. 长沙：湖南文艺出版社.

琳达晓乔. 2018. 舞动：以肢体创意开启心理疗愈之旅[M]. 北京：中国人民大学出版社.

马丁·赛利格曼. 2010. 真实的幸福[M]. 洪兰译. 沈阳：万卷出版社.

迈克尔·萨缪尔斯，玛丽·洛克伍德·兰恩. 2021. 艺术心理疗法[M]. 傅婧瑛译. 北京：人民邮电出版社.

毛泽东. 1975. 矛盾论[M]. 北京：人民出版社.

美国精神医学学会. 2015. 精神障碍诊断与统计手册（第五版）[M]. 张道龙，等译. 北京：北京大学出版社.

莎拉·鲍文. 2016. 基于正念的成瘾行为复发预防：临床医生指南[M]. 北京市教育矫治（戒毒管理）局主译. 北京：人民卫生出版社.

山中康裕. 2018. 表达性心理治疗[M]. 穆旭明译. 北京：中国人民大学出版社.

世界卫生组织. 2023. ICD-11 精神、行为与神经发育障碍临床描述与诊断指南[M]. 王振，黄晶晶主译. 北京：人民卫生出版社.

苏珊·卡罗尔. 2007. 青少年小组游戏治疗师手册[M]. 刘梦，冯杰，朱凯译. 北京：中国人民大学出版社.

泰勒·本-沙哈尔. 2013. 幸福的方法[M]. 汪冰，刘骏杰译. 北京：中信出版社.

滕少冬，王志良，王莉等. 2007. 基于心理能量思想的人工情感模型[J]. 计算机工程与应用，（3）：1-4.

童欣. 2019. 绘画心理调适——表达人设外的人生[M]. 北京：机械工业出版社.

王军，江海峰，杜江等. 2015. 动机强化治疗提高美沙酮维持治疗效果的随机对照研究[J]. 上海交通大学学报（医学版），（10）：1497-1501.

王云翠，陈家言，李帅奇等. 2020. "五步脱敏法"对甲基苯丙胺依赖患者成瘾记忆及自尊水平的影响[J]. 中国心理卫生杂志，（10）：810-816.

王增珍. 2012. 成瘾行为心理治疗操作指南与案例[M]. 北京：人民卫生出版社.

王增珍，严薇荣，王大山等. 2003. 吸毒者脱毒后复吸的直接因素和返回社会后的心理需求

[C]. 第七届全国药物依赖性学术会议论文摘要汇编.

威廉·哈特. 2009. 内观——葛印卡的解脱之道[M]. 台湾内观禅修基金会翻译小组译. 海口：海南出版社.

维吉尼亚·萨提亚，约翰·贝曼，简·格伯等. 2007. 萨提亚家庭治疗模式[M]. 聂晶译. 北京：世界图书出版公司.

维克多·弗兰克尔. 2018. 活出生命的意义[M]. 吕娜译. 北京：华夏出版社.

西格蒙德·弗洛伊德. 2010. 弗洛伊德文集7——达·芬奇对童年的回忆[M]. 车文博主编. 吉林：长春出版社.

习近平. 2020. 习近平谈治国理政（第三卷）[M]. 北京：外文出版社.

习近平. 2022. 习近平谈治国理政（第四卷）[M]. 北京：外文出版社.

徐汉明，盛晓春. 2010. 家庭治疗——理论与实践[M]. 北京：人民卫生出版社.

薛铁成，孔祥平. 2016. 对司法行政机关强制隔离戒毒工作的思考——以强制隔离戒毒人员回归社会就业情况为视角[J]. 云南警官学院学报，（1）：25-31.

严海，王学. 2021. 德育培养人幸福能力的三重维度[J]. 教育研究与实验，（6）：26-33.

严虎，陈晋东. 2015. 艺术治疗在精神疾病治疗中的前景[J]. 国际精神病学杂志，（2）：143-144.

阳志平等. 2010. 积极心理学：团体活动课程操作指南[M]. 北京：机械工业出版社.

杨龙雨，张辉，曾军莉等. 2016. 快速动眼脱敏治疗对甲基苯丙胺依赖者敏感和渴求的干预效果[J]. 中国药物依赖性杂志，25（3）：260-266.

张刃，吴丽花. 2014. 鼓圈音乐治疗对新型毒品女性成瘾者心理干预的研究[J]. 中国药物依赖性杂志，（6）：443-447.

张怡筠. 2012. 幸福其实很简单：最温暖的幸福EQ提升宝典[M]. 桂林：漓江出版社.

赵辉，张卓，杨波. 2011. 强制隔离戒毒人员冲动性和非理性信念的特点分析[J]. 中国药物滥用防治杂志，（4）：225-228.

赵旭东，张亚林等. 2020. 心理治疗[M]. 上海：华东师范大学出版社.

中国就业培训技术指导中心，中国心理卫生协会. 2005. 心理咨询师（基础知识）[M]. 北京：民族出版社.

中国心理学会临床心理学注册工作委员会伦理修订工作组，中国心理学会临床心理学注册工作委员会标准制定工作组. 2018. 中国心理学会临床与咨询心理学工作伦理守则[J]. 心理学报，（11）：1314-1322

朱建军. 2021. 意象对话心理治疗[M]. 北京：中国人民大学出版社.

朱志伟，张刃，范丹丹等. 2013. TC模式下打击乐对女性甲基苯丙胺依赖者情绪障碍的干预治疗[J]. 中国药物依赖性杂志，（3）：203-208.

Ahmad K Z. 2011. Alternatives to simply forgiving and forgetting：Comparing techniques in hypnosis，NLP and time line therapy （TM）in reducing the intensity of memories of stressful events[J]. Stress and Health，27（3）：241-250.

An H，He R H，Zheng Y R，et al. 2017. Cognitive-behavioral therapy[J]. Advances in Experimental Medicine and Biology，1010：321-329.

Berridge K C，Robinson T E. 2016. Liking，wanting，and the incentive-sensitization theory of addiction[J]. The American Psychologist，71（8）：670-679.

Bishop S R，Lau M A，Shapiro S L，et al. 2004. Mindfulness：A proposed operational definition[J]. Clinical Psychology：Science and Practice，11（3）：230-241.

Blum K，Simpatico T，Febo M，et al. 2017. Hypothesizing music intervention enhances brain functional connectivity involving dopaminergic recruitment：Common neuro-correlates to abusable drugs[J]. Molecular Neurobiology，54（5）：3753-3758.

Bowen S，Chawla N，Collins S E，et al. 2009. Mindfulness-based relapse prevention for substance use disorders：A pilot efficacy trial[J]. Substance Abuse，30（4）：295-305.

Brakenhoff B，Slesnick N. 2015. "The whole family suffered，so the whole family needs to recover"：Thematic analysis of substance-abusing mothers' family therapy sessions[J]. Journal of Social Service Research，41（2）：216-232.

Burch A E，Morasco B J，Petry N. 2015. Patients undergoing substance abuse treatment and receiving financial assistance for a physical disability respond well to contingency management treatment[J]. Journal of Substance Abuse Treatment，58：67-71.

Carletto S，Oliva F，Barnato M，et al. 2018. EMDR as add-on treatment for psychiatric and traumatic symptoms in patients with substance use disorder[J]. Frontiers in Psychology，8：2333.

Carroll K M. 1998. A cognitive behavioral approach：Treating cocaine addiction[EB/OL]. https://www.ojp.gov/pdffiles1/Photocopy/180294NCJRS.pdf.

Cavicchioli M，Movalli M，Maffei C. 2018. The clinical efficacy of mindfulness-based treatments for alcohol and drugs use disorders：A meta-analytic review of randomized and nonrandomized controlled trials[J]. European Addiction Research，24（3）：137-162.

Chen J Y，Cao J P，Wang Y C，et al. 2018. A new measure for assessing the intensity of addiction memory in illicit drug users：The Addiction Memory Intensity Scale[J]. Journal of Clinical Medicine，7（12）：467.

Chen J Y，Yu J C，Cao J P，et al. 2019. Abstinence following a motivation-skill-desensitization-mental energy intervention for heroin dependence：A three-year follow-up result of a randomized controlled trial[J]. Current Medical Science，39（3）：472-482.

Davidson R J，Kabat-Zinn J，Schumacher J R，et al. 2003. Alterations in brain and immune function produced by mindfulness meditation[J]. Psychosomatic Medicine, 65（4）: 564-570.

Davis J P, Berry D, Dumas T, et al. 2018. Substance use outcomes for mindfulness based relapse prevention are partially mediated by reductions in stress: Results from a randomized trial[J]. Journal of Substance Abuse Treatment, 91: 37-48.

DiClemente C C, Prochaska J O. 1985. Processes and stages of self-change: Coping and competence in smoking behavior change[M]. In S Shiffman, T A Willis（Eds.）, Coping and Substance Use. New York: Academic Press, 319-343.

Dutra L, Stathopoulou G, Basden S L, et al. 2008. A meta-analytic review of psychosocial interventions for substance use disorders[J]. American Journal of Psychiatry, 165（2）: 179-187.

Fahmy R, Wasfi M, Mamdouh R, et al. 2018. Mindfulness-based interventions modulate structural network strength in patients with opioid dependence[J]. Addictive Behaviors, 82: 50-56.

French M T, Zavala S K, McCollister K E, et al. 2008. Cost-effectiveness analysis of four interventions for adolescents with a substance use disorder[J]. Journal of Substance Abuse Treatment, 34（3）: 272-281.

Garland E L. 2016. Restructuring reward processing with mindfulness-oriented recovery enhancement: Novel therapeutic mechanisms to remediate hedonic dysregulation in addiction, stress, and pain[J]. Annals of the New York Academy of Sciences, 1373（1）: 25-37.

Garland E L, Howard M O. 2018. Mindfulness-based treatment of addiction: Current state of the field and envisioning the next wave of research[J]. Addiction Science & Clinical Practice, 13（1）: 14.

Garrido-Fernández M, Marcos-Sierra J A, López-Jiménez A M, et al. 2017. Multi-family therapy with a reflecting team: A preliminary study on efficacy among opiate addicts in methadone maintenance treatment[J]. Journal of Marital and Family Therapy, 43（2）: 338-351.

Goldberg S B, Tucker R P, Greene P A, et al. 2018. Mindfulness-based interventions for psychiatric disorders: A systematic review and meta-analysis[J]. Clinical Psychology Review, 59: 52-60.

Goltseker K, Bolotin L, Barak S. 2017. Counterconditioning during reconsolidation prevents relapse of cocaine memories[J]. Neuropsychopharmacology, 42（3）: 716-726.

Grant S, Colaiaco B, Motala A, et al. 2017. Mindfulness-based relapse prevention for substance use disorders: A systematic review and meta-analysis[J]. Journal of Addiction Medicine, 11（5）: 386-396.

Hendershot C S, Witkiewitz K, George W H, et al. 2011. Relapse prevention for addictive behaviors[J]. Substance Abuse Treatment Prevention and Policy, 6（1）: 1-17.

Hendriks V, van der Schee E, Blanken P. 2011. Treatment of adolescents with a cannabis use disorder: Main findings of a randomized controlled trial comparing multidimensional family therapy and cognitive behavioral therapy in the Netherlands[J]. Drug and Alcohol Dependence, 119（1-2）: 64-71.

Hendriks V, van der Schee E, Blanken P. 2012. Matching adolescents with a cannabis use disorder to multidimensional family therapy or cognitive behavioral therapy : Treatment effect moderators in a randomized controlled trial[J]. Drug and Alcohol Dependence, 125（1-2）: 119-126.

Hofmann S G, Asnaani A, Vonk I J J, et al. 2012. The efficacy of cognitive behavioral therapy: A review of meta-analyses[J]. Cognitive Therapy and Research, 36（5）: 427-440.

Kabat-Zinn J. 1982. An outpatient program in behavioral medicine for chronic pain patients based on the practice of mindfulness meditation: Theoretical considerations and preliminary results[J]. General Hospital Psychiatry, 4（1）: 33-47.

Kelly T M, Daley D C, Douaihy A B. 2014. Contingency management for patients with dual disorders in intensive outpatient treatment for addiction[J]. Journal of Dual Diagnosis, 10（3）: 108-117.

Kramer M. 1993. The selective mood regulatory function of dreaming: An update and revision[M]. In A. Moffitt, M. Kramer, & R. Hoffmann（Eds.）, The functions of dreaming（pp. 139-195）. New York: State University of New York Press.

Lecomte T, Paquin K, Mueser K T, et al. 2013. Relationships among depression, PTSD, methamphetamine abuse, and psychosis[J]. Journal of Dual Diagnosis, 9（2）: 115-122.

Lenz A S, Rosenbaum L, Sheperis D. 2016. Meta-analysis of randomized controlled trials of motivational enhancement therapy for reducing substance use[J]. Journal of Addictions and Offender Counseling, 37（2）: 66-86.

Li L L, Zhu S M, Tse N, et al. 2016. Effectiveness of motivational interviewing to reduce illicit drug use in adolescents: A systematic review and meta-analysis[J]. Addiction, 111（5）: 795-805.

Li W, Howard M O, Garland E L, et al. 2017. Mindfulness treatment for substance misuse: A systematic review and meta-analysis[J]. Journal of Substance Abuse Treatment, 75: 62-96.

Littel M, van den Hout M A, Engelhard I M. 2016. Desensitizing addiction: Using eye movements to reduce the intensity of substance-related mental imagery and craving[J]. Frontiers in Psychiatry, 7: 14.

Marín-Navarrete R, Horigian V E, Medina-Mora M M, et al. 2017. Motivational enhancement treatment in outpatient addiction centers: A multisite randomized trial[J]. International Journal of Clinical and Health Psychology, 17 (1): 9-19.

Marlatt G A, Gordon J R. 1985. Relapse Prevention: Maintenance Strategies in the Treatment of Addictive Behaviors[M]. New York: Guilford Press.

Maslow A H. 1943. A theory of human motivation[J]. Psychological Review, 50: 370-396

McKay J R. 2017. Making the hard work of recovery more attractive for those with substance use disorders[J]. Addiction, 112 (5): 751-757.

Menon V, Levitin D J. 2005. The rewards of music listening: Response and physiological connectivity of the mesolimbic system[J]. NeuroImage, 28 (1): 175-184.

Misanin J R, Miller R R, Lewis D J. 1968. Retrograde amnesia produced by electroconvulsive shock after reactivation of a consolidated memory trace[J]. Science, 160 (3827): 554-555.

Mobasher M W, Enaba D, Khalil M A. 2017. Do motivational incentives facilitate drug addiction therapy? [J]. Addictive Disorders & Their Treatment, 16 (1): 13-19.

Monfils M H, Cowansage K K, Klann E, et al. 2009. Extinction-reconsolidation boundaries: Key to persistent attenuation of fear memories[J]. Science, 324 (5929): 951-955.

Moreno-Alcázar A, Treen D, Valiente-Gómez A, et al. 2017. Efficacy of eye movement desensitization and reprocessing in children and adolescent with post-traumatic stress disorder: A meta-analysis of randomized controlled trials[J]. Frontiers in Psychology, 8: 1750.

Naumburg M. 1966. Dynamically oriented art therapy: Its principles and practices[M]. New York: Grune and Stratton.

Nisbett R, Ross L. 1980. Human Inference: Strategies and Shortcomings of Social Judgment[M]. Englewood Cliff: Prentice-Hall.

Parnell L. 2007. A Therapist's Guide to EMDR: Tools and Techniques for Successful Treatment[M]. New York: W. W. Norton & Company.

Peterson C, Seligman M E P. 2004. Character Strengths and Virtues: A Handbook and Classification[M]. New York: Oxford University Press/Washington DC: American Psychological Association.

Petry N M. 2006. Contingency management treatments[J]. British Journal of Psychiatry, 189: 97-98.

Potter G. 2004. Intensive therapy: Utilizing hypnosis in the treatment of substance abuse disorders[J]. The American Journal of Clinical Hypnosis, 47 (1): 21-28.

Prendergast M, Podus D, Finney J, et al. 2006. Contingency management for treatment of substance use disorders: A meta-analysis[J]. Addiction, 101 (11): 1546-1560.

Prochaska J O，DiClemente C C，Norcross J C. 1992. In search of how people change-applications to addictive behaviors[J]. American Psychologist，47（9）：1102-1114.

Prochaska J O，Redding C A，Evers K E. 2008. The transtheoretical model and stages of change[J]. Health Behavior & Health Education，22（22）：97-121.

Robinson T E，Berridge K C. 1993. The neural basis of drug craving：An incentive-sensitization theory of addiction[J]. Brain Research Reviews，18（3）：247-291.

Sancho M，de Gracia M，Rodríguez R C，et al. 2018. Mindfulness-based interventions for the treatment of substance and behavioral addictions：A systematic review[J]. Frontiers in Psychiatry，9：95.

Sartor G C，Aston-Jones G. 2014. Post-retrieval extinction attenuates cocaine memories[J]. Neuropsychopharmacology，39（5）：1059-1065.

Shreder E，Streltsov S V，Svyazhin A，et al. 2008. Song-poetry as an expression of responding to and coping with addiction counselor stress[J]. Journal of Poetry Therapy，21（4）：237-245.

Silverman M J. 2014. Effects of music therapy on drug avoidance self-efficacy in patients on a detoxification unit：A three-group randomized effectiveness study[J]. Journal of Addictions Nursing，25（4）：172-181.

Smedslund G，Berg R C，Hammerstrøm K T，et al. 2011. Motivational interviewing for substance abuse[J]. Cochrane Database of Systematic Reviews，（5）：CD008063.

Stamou V，Clerveaux R，Stamou L，et al. 2017. The therapeutic contribution of music in music-assisted systematic desensitization for substance addiction treatment：A pilot study[J]. Arts in Psychotherapy，56：30-44.

Stitzer M，Bigelow G. 1978. Contingency management in a methadone-maintenance program-availability of reinforcers[J]. The International Journal of the Addictions，13（5）：737-746.

Taylor J R，Olausson P，Quinn J J，et al. 2009. Targeting extinction and reconsolidation mechanisms to combat the impact of drug cues on addiction[J]. Neuropharmacology，56：186-195.

Torregrossa M M，Taylor J R. 2013. Learning to forget：Manipulating extinction and reconsolidation processes to treat addiction[J]. Psychopharmacology，226（4）：659-672.

Vermeulen-Smit E，Verdurmen J E E，Engels R C M E. 2015. The effectiveness of family interventions in preventing adolescent illicit drug use：A systematic review and meta-analysis of randomized controlled trials[J]. Clinical Child and Family Psychology Review，18（3）：218-239.

West R，Brow J. 2013. Theory of Addiction[M]. 2rd ed. West Sussex：John Wiley & Sons，Ltd.

Wilson G，Farrell D，Barron I，et al. 2018. The use of eye-movement desensitization reprocessing

（EMDR）therapy in treating post-traumatic stress disorder: A systematic narrative review[J]. Frontiers in Psychology, 9: 923.

Windsor L C, Jemal A, Alessi E J. 2015. Cognitive behavioral therapy: A meta-analysis of race and substance use outcomes[J]. Cultural Diversity & Ethnic Minority Psychology, 21 (2): 300-313.

World Health Organization, United Nations Office on Drugs and Crime. 2020. International Standards for the Treatment of Drug Use Disorders: Revised Edition Incorporating Results of Field-testing[M]. Geneva: World Health Organization and United Nations Office on Drugs and Crime.

Xue Y X, Luo Y X, Wu P, et al. 2012. A memory retrieval-extinction procedure to prevent drug craving and relapse[J]. Science, 336 (6078): 241-245.